CHAPTER 1

看護業務管理の道しるべ

CHAPTER 2

人事・労務管理の道しるべ

CHAPTER 3

経営管理の道しるべ

看護師長 副看護師長 ベテランナースにやさしい

楽しくなる
看護管理の道しるべ

著
野中廣志
Hiroshi Nonaka

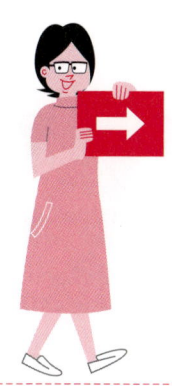

照林社

はじめに

　看護師長として13年間、副看護部長として6年間、看護部の最高責任者（看護部長）として8年間の年月が流れるなかでさまざまな看護に関する課題に遭遇し、そのつど解決を図ってきた。時代・世の中の動きを先読みし「先取りの管理」となるように努めてきた。

　「管理」という言葉は、ある枠の中に人々を閉じ込めて、がんじがらめにして、枠からはみ出さないように従わせるような固いイメージがあるが、実際に私が行ってきた管理は、「道しるべ」を皆に示しつつ、その根拠を理解してもらいながら皆が進むべき方向に一緒に歩んでいくことであった。

　イギリスの登山家ジョージ・マロリーが、ニューヨークタイムズ社の新聞記者の「あなたはどうしてエベレストをめざすのか」という質問に「そこに山があるから」と答えたという、このフレーズは誰もが耳にしたことがあるだろう。

　私はこの言葉を「好きだから登る。好きだから耐えられる。楽しいから登る」と解釈している。

　見えない山の頂上を目指す道程はつらくても、登り切ったときは、心が晴れ晴れとして大声で叫びたいような衝動に駆られ、何ともすがすがしい気持ちになる。達成感や充実感を存分に味わうことができるからだ。つまり目標に到達した後の「気分の変化（達成感や充実感）」が山に登らせると考えたのである。

　「管理」を行ううえで自分が達成感や充実感を味わえ、モチベーションを持ち続けるにはどうしたらいいか、何に達成感や充実感を見いだすか。私が行き着いた答えは、部下や患者・家族の喜ぶ笑顔や感謝の言葉、組織の看護部に対する称賛を感じることであった。そうなると、もっと喜んでもらおうという動機づけがなされることに気づけるようになって、管理を楽しめるようになった。もっと皆の喜ぶ笑顔が見たいと思いながら管理を行うなかで、管理者は、「自分が管理を好きになること」が重要なポイントだと思っている。

　「質の高い看護を行うために何をするのか、何ができるのか、何をしなければならないのか」が、管理者である私にいつも課せられている命題である。

　そこに向かって皆が動けるように、動きやすいようにするのが管理者の役割である。医療や人々の価値観などが刻々と変化するなかで、私の命題はとどまるところがない。

　本書が、管理者の皆様に「楽しく管理を行う」一助となることを願っている。

2013年11月末日

野中　廣志

〔著者紹介〕

野中廣志（のなか ひろし）

1953年（昭和28年）	宮崎県に生まれる
1972年（昭和47年）	宮崎県立高鍋高等学校卒業
1975年（昭和50年）	現国立国際医療センター国府台病院附属看護学校卒業、同病院就職
1985年（昭和60年）	現独立行政法人国立病院機構千葉医療センター看護師長
1998年（平成10年）	現独立行政法人国立病院機構千葉東病院副看護部長
2000年（平成12年）	現独立行政法人国立病院機構相模原病院副看護部長
2002年（平成14年）	現独立行政法人国立病院機構東京医療センター副看護部長
2005年（平成17年）	現独立行政法人国立病院機構新潟病院看護部長
2008年（平成20年）	現独立行政法人国立病院機構災害医療センター看護部長
2010年（平成22年）	現独立行政法人国立病院機構東京医療センター看護部長
2013年（平成25年）	現独立行政法人国立病院機構東京医療センター退職
2013年（平成25年）	キララサポート（株）モード・プランニング・ジャパン入社 エグゼクティブオフィサー

著書

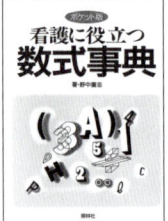
看護に役立つ
数式事典
（照林社、1996年）

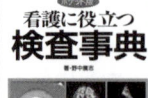
看護に役立つ
検査事典
（照林社、1997年）

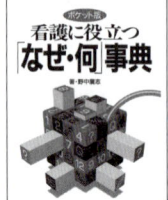
看護に役立つ
「なぜ・何」事典
（照林社、1998年）

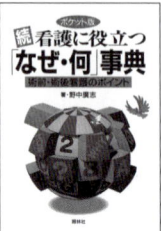
続・看護に役立つ
「なぜ・何」事典
（照林社、1999年）

看護研究Q&A
（照林社、2000年）

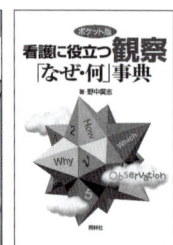
看護に役立つ観察
「なぜ・何」事典
（照林社、2003年）

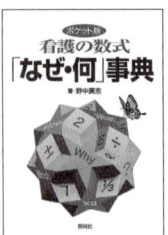
看護の数式
「なぜ・何」事典
（照林社、2005年）

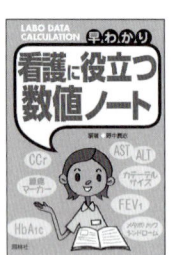
看護に役立つ
数値ノート
（照林社、2008年）

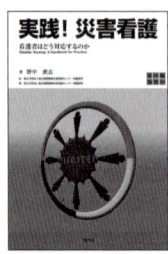
実践！災害看護
（照林社、2010年）

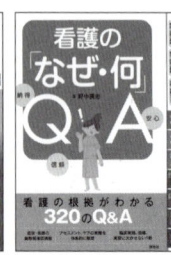
看護の「なぜ・何」
QA
（照林社、2013年）

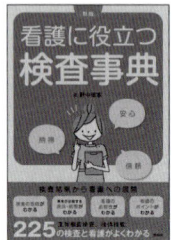
新版看護に役立つ
検査事典
（照林社、2015年）

この本の舞台は……

　ここは、とある地方の中核都市に位置する、病床数300床のA総合病院（7：1入院基本料）。東5F病棟は、消化器外科と消化器内科の患者さんが入院する病床数45床、看護スタッフ27名の看護単位です。

　東5F病棟の管理責任者は、臨床経験25年のカオリ師長。
　最近、リーダー業務が増えてきた臨床経験7年目の看護師メグミさんは、機会をみつけては、カオリ師長に看護管理について、質問しています。

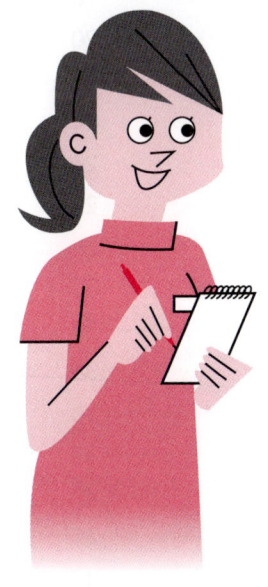

スタッフ看護師メグミさん
（臨床経験7年目）

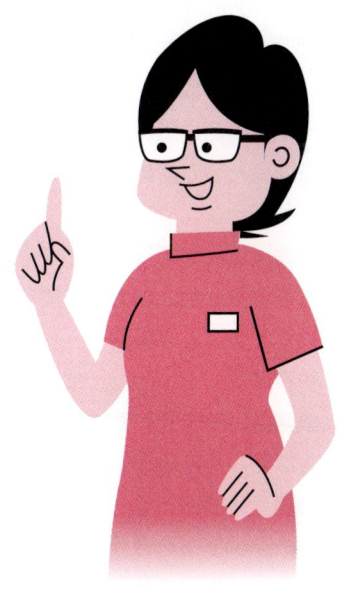

東5F病棟のカオリ師長
（臨床経験25年）

CONTENTS

CHAPTER 1　看護業務管理の道しるべ

- 01 管理のコツ — 2
- 02 問題の本質を探せ！ — 4
- 03 現状分析と問題解決のフロー — 6
- 04 目的、方法、条件の関係は？ — 8
- 05 3S を確認して業務改善をする — 10
- 06 問題解決とニーズを結びつける — 12
- 07 どうして「そこに山があれば登る」の？ — 14
- 08 管理者に必要な概念化能力 — 16
- 09 時間外労働を概念化する — 18
- 10 管理者に必要な要素とは？ — 20
- 11 100％完璧な人間はいない — 22
- 12 部下を大切に思い、愛しているから叱れる！ — 24
- 13 管理者として認められるには？ — 26
- 14 アサーティブって何？ — 27
- 15 管理はみんなで行う — 29
- 16 医療事故は個人の力だけでは防げない — 30
- 17 共有することが重要！ — 34
- 18 教育は「1 + 1 = 3」を目指す — 36
- 19 教育は「できる」と「わかる」を統合すること — 38
- 20 人は変わるから教育がある — 39
- 21 環境で人は変わる — 40
- 22 できない部下をどうするか？ — 41
- 23 教育を組み立てる要素 — 42
- 24 ほめて育てる：ピグマリオン効果 — 43
- 25 新人看護師の看護を確認する — 44
- 26 マニュアル人間にどう対応する？ — 46
- 27 自立した看護師を育てるには？ — 47
- 28 組織に役立つ新人看護師を育てる — 49
- 29 看護学生の実習指導 — 50
- 30 シミュレーション研修で学ぶ — 51
- 31 楽しく学ぶ — 52
- 32 オズボーンの法則で乗り切る — 54
- 33 モチベーションの維持・向上 — 56
- 34 あいさつをしない職員 — 57

35	コミュニケーションの落とし穴　その1	58
36	コミュニケーションの落とし穴　その2	59
37	チーム医療って何？	60
38	看護は「実践の科学」？	62
39	アセスメントって何？	64
40	看護の質とは何か？	66
41	「よい看護」と「悪い看護」	69
42	人は印象が大切	70
43	看護研究はなぜ行うの？	72
44	倫理って何？	74
45	業務を整理して、看護の質を上げる	76
46	業務改善の原則	77
47	業務改善とは目的を満たしつつ方法を変えること	78
48	転んでもただでは起きない！	80
49	好きな物は最後に食べるタイプ	81
50	人を評価する	83
51	評価の際に留意すること	85
52	リーダー業務を検討する	86
53	管理当直は大変？	88
54	会議の進行のポイント	90

CHAPTER 2　人事・労務管理の道しるべ

01	人事管理って何？	96
02	人事管理の資料とは？	98
03	看護師を確保するとは	99
04	働きやすく、看護の質を保証する勤務表	100
05	勤務表のチェックリストをつくろう	101
06	夜勤回数の算出法	102
07	「たかが1回、されど1回」の夜勤回数	104
08	夜勤回数のバランス	105
09	退職率＝離職率を減らせ！	106
10	離職の理由と、本当の意味	107
11	離職率を減らすために魅力的な病棟を！	108
12	平均在職年数って何？	109

13	平均だけでの判断は危険	110
14	ワーク・ライフ・バランスを大切にする	112
15	ご褒美をあげる	113
16	諸届けは適切な時期に提出する	114
17	既婚率を管理に生かす	116
18	有子率はどのように役立てる？	117
19	時間外労働時間とは？	118
20	就業前出勤時間を調査せよ！	120
21	欠勤と欠勤率	122
22	病欠と病欠率	123
23	セクシュアルハラスメントとは？	124
24	パワーハラスメントとは？	125
25	労働災害とは？	126
26	医療監視に必要な書類	128
27	配置換えの考え方	129
28	研修状況の把握	130
29	個人情報保護って何？	131

CHAPTER 3　経営管理の道しるべ

01	看護師も経営に参加する	134
02	病院はサービス業	135
03	財務諸表って何？	136
04	経常収支率って何？	139
05	物品管理の考え方	140
06	物品の耐用年数とは？	141
07	病床利用率と病床稼働率の違い	143
08	平均在院日数はどのように求める？	144
09	病床の効率的運用とは？	145
10	病床回転数って何？	146
11	TI（Turnover Interval）値って何？	147
12	患者を増やすために看護部が行うこと	148
13	周辺病院の情報や、地域の人口動態の把握	150
14	外来は病院の顔？	151
15	目標患者数の設定の仕方	152

16	出来高払い方式と包括払い方式	158
17	月次決算書って何？	161
18	看護単位って何？	162
19	職員充足率って何？	164
20	診療報酬点数はどのように決まる？	166
21	どこの病院でも看護学生の実習を受け入れる？	167
22	医療機関の広告規制緩和	168
23	バランスト・スコアカードって何？	169
24	日本医療の将来像	172
25	先進諸国のなかでの日本医療事情	174

付録

- 付録 1　よく使う言葉と管理者の課題
- 付録 2　医療関係用語の解説
- 付録 3　労働基準法第 39 条　有給休暇

COLUMN

- 論証による問題解決思考プロセス ── 13
- 人は間違ってとらえられることがある！ ── 22
- 叱ることをきっかけとする ── 24
- 癒すということ ── 27
- 医療安全係の役割とは ── 29
- 医療事故発生後の負のサイクル ── 31
- 2012 年の医療事故件数 ── 33
- 「何回言っても理解しない」の「何回」は何回？ ── 39
- 看護系大学や看護学部（学科）の人気 ── 45
- 「大人になったらなりたいもの」調査の結果 ── 55
- しつけ ── 57
- メラビアンの法則 ── 59
- 実習指導者の看護実践能力が問われる国試の出題基準の変更 ── 65
- 色の心理的影響 ── 71
- 看護研究に関する調査結果 ── 73
- 看護系大学数、国家試験合格者の状況 ── 75
- 時間確保の考え方 ── 78
- 早死に職業ランキング ── 89
- 会議をうまく進めるコツ ── 94
- ILO ── 105
- 2012 年度日看協による看護職の賃金調査結果 ── 111
- 日本の初婚年齢と結婚・離婚状況 ── 116
- 医師・看護師の長時間労働環境の改善の指示 ── 119
- 女性が長く働ける職場環境の改善を ── 121
- 過酷な状況下で看護師に多い切迫流産 ── 127
- 10 年後の日本の看護師割合は先進諸国なみになるか？ ── 157
- 病院も倒産する─施設選びは慎重に─ ── 160
- 高額療養費制度の見直し ── 163
- 離職を減少させる要因 ── 165
- なぜ 2025 年を目指して医療改革が行われるか ── 173

カバーデザイン：大下賢一郎
カバー・本文イラスト：山口絵美（asterisk-agency）
本文 DTP：明昌堂

本書の特徴

- 本書は、看護師長、副看護師長、主任など、看護管理に携わる現場の管理職に向けて、管理の実用情報を提供する内容となっています。
- CHAPTER1 では「看護業務」に関する管理面の項目を、CHAPTER2 では「人事・労務」に関する項目を、CHAPTER3 では「病院経営」に関する項目を取り上げています。
- とくに、「労務管理」は師長の重要な業務の1つに位置づけられているにもかかわらず、実践に即した看護管理の手引きがないため、より具体的に示しました。
- スタッフナースと看護師長との会話形式で、身近な話題を取り上げ、馴染みやすい読み物にしました。

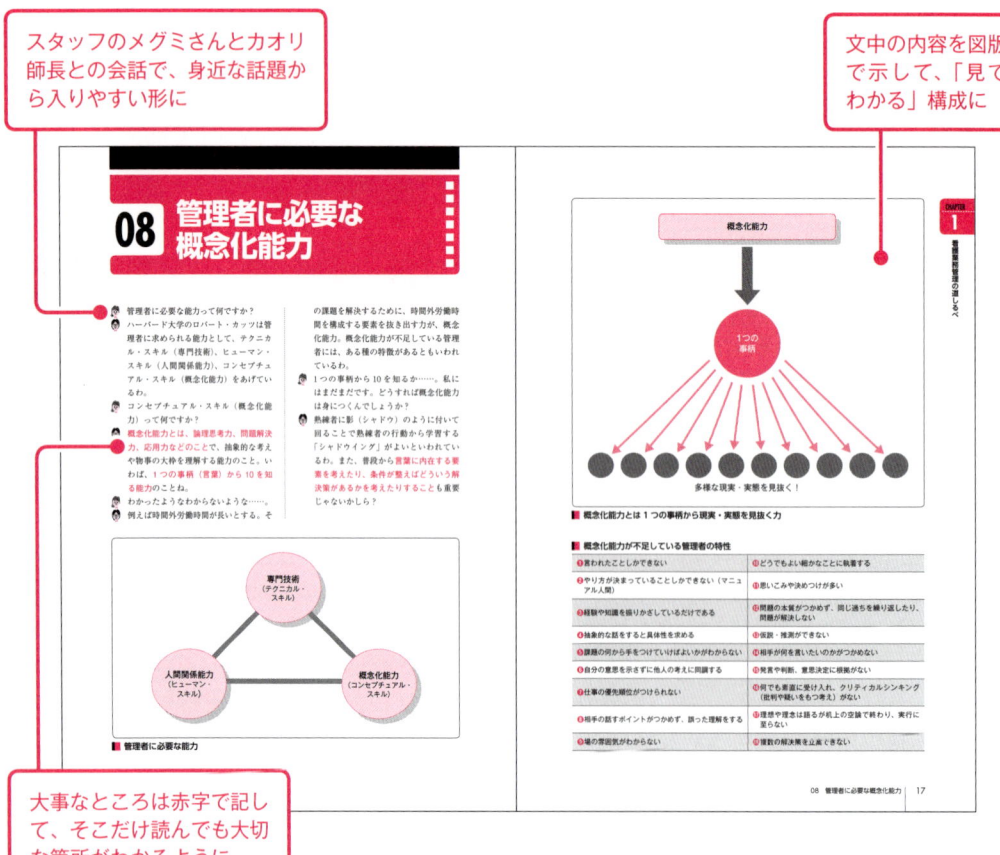

スタッフのメグミさんとカオリ師長との会話で、身近な話題から入りやすい形に

文中の内容を図版で示して、「見てわかる」構成に

大事なところは赤字で記して、そこだけ読んでも大切な箇所がわかるように

- 本書で紹介している内容は、看護管理における普遍的なものにするように努力しておりますが、万一本書の記載内容によって不測の事故等が起こった場合、著者、出版社はその責を負いかねますことをご了承ください。

CHAPTER 1

看護業務管理の道しるべ

01 管理のコツ

- 👧 カオリ師長、看護管理って難しそうですね。
- 👩 難しいといえば難しいし、簡単といえば簡単。管理には仕組みや要素、パターンがある。つまり**コツ**みたいなものがあるの。
- 👧 コツ!?
- 👩 まず管理する対象が決まっていて、人・物・金・情報・時間・環境などがある。このなかで最も重要な管理の対象って何だかわかる?
- 👧 何だろう? 全部重要な気がします。
- 👩 **最も重要なのは「人」**。
- 👧 人は十人十色で、個性がそれぞれだからですか?
- 👩 どんな職業で働いている人も個性は違うでしょう? 個性を管理することはできない。
- 👧 では何だろう? ウ〜ン、わからないな。
- 👩 いろいろな個性をもった人が、職業を通じて同じように考え、行動がとれるようにしていくことが大切なわけ。
- 👩 **物を使うのもお金を使うのも、情報を得たり発信するのも、また時間を使ったり環境を調整するのも、すべて「人」だから、ということですか?**
- 👩 よくわかったわね。**個性が異なる看護スタッフが、どのように考えて物を使い、どのようにお金を使い、どのように情報を得、また発信し、どのように時間を使い、どのように環境をつくるのかという視点で管理をするのが大切**なの。
- 👧 看護スタッフとのコミュニケーションがないと、みんなが何を考えているかわからないですね。
- 👩 考えを知るためにはコミュニケーションがとても重要よ。そして**「部下を育てる」っていう気持ち**が、管理者にはとても重要。
- 👧 師長は、どのように育てようとしているのですか?
- 👩 大きくは3つの柱がある。**「組織満足」「患者満足」「看護師満足」**を果たすことができる看護師を育てたいと思っている。病院としての使命を果たせる看護師を育てることが、私のモットーなのよ。
- 👧 病院の使命?
- 👩 病院は、病気で心身ともに困っている人が、健康を回復できるようにお手伝いするためにあるでしょう? その病院がなかったらどうなると思う?
- 👧 きっと健康な人も不安だし、病気の人は大変なことになります。
- 👩 そのとおり。だから病院として成り立つように、赤字にならないようにしていく必要がある。このことを私は、「組織満足」と思っているの。経営のことは後で話すね(→ p134)。
- 👧 組織満足か。あまり考えたことなかったです。
- 👩 ところで、組織がどこに向かって進もうとしているのか知ってる?
- 👧 それは病院の理念のことですね? うちの場合なら、「病気で苦しむ人や健康を維持するために、笑顔と思いやりをもって最新の医療を提供する」ことですね。

- そのとおりよ。理念に掲げてあることが、病院のあるべき姿。この病院で働くみんなが理解しておかなければならないことなの。
- でも、理念があっても実際に行動するとなると、何をしていいかよくわかりません。
- だから方針が決まっていて、毎年の目標が立てられるのよ。
- 病棟でも毎年目標を立てますね。
- すべては病院の理念につながっているの（図）。だからみんなが、「なぜそういう目標が掲げられたか？」を理解して、その思いを共有して同じ方向に向かって進むようにすることが、看護師長としての私の役割であり、「組織満足」という第一の柱につながるわけ。
- 管理が少しわかったような気がします。
- 今日はここまで。第二、第三の柱については、また今度ね（→ p10）。

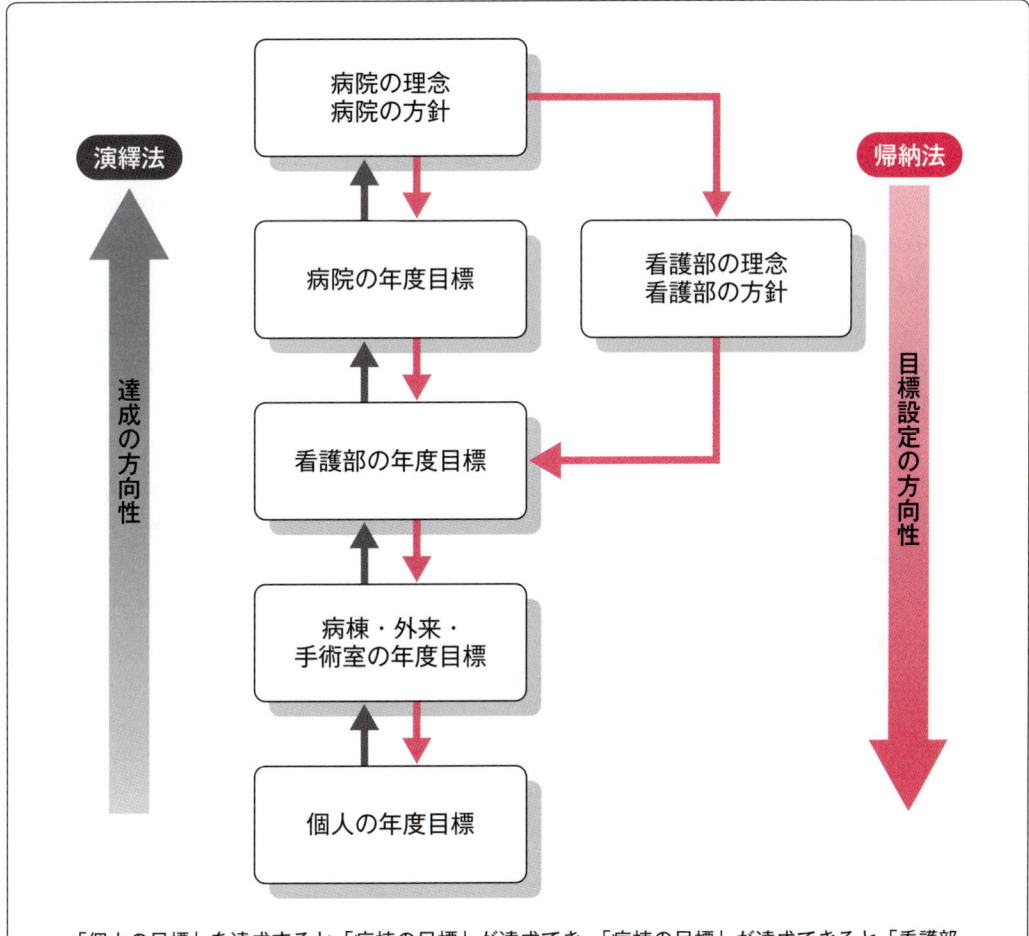

■ 組織と個人：目標の構造

01 管理のコツ

02 問題の本質を探せ！

- どうしたの？ 落ち込んでるわね？
- 患者さんに喜ばれる看護をしたいと思っているんですけどうまくいかなくて……。どうしたらよいか、わからないんです。
- 何か問題があるんだと思うけど、どんな場合でも、その問題の本質が何かをみつけないと、解決はできないわね。
- 問題の本質って？
- 問題とは下図のように、目標（あるべき姿）と現状とのギャップのこと。現状に問題があって、その現状の何を解決しないといけないか、課題をはっきりさせることが、問題の本質を探すことなの。この視点が、問題解決には必要よ。
- 現状に課題が潜んでいるんですか？ それがわからないと解決できないんですね。
- そう。目標に向かっていくためには、現状の具体的な課題を探さなければならない。ギャップが埋まらないおおよそのポイントを右の図に示したから、参考にしてみてね。それから、普段から、現状を客観的に把握するための資料をつくっておくといいわね。
- 例えばどんなものですか？
- 管理用語を使うと、人事に関するもの、労務に関するもの、経営に関するもの、教育に関するもの、看護業務に関するものなどの資料。
- ？ 具体的にはどんな……。
- 例えば勤務表に割り当てた人員や能力によって、業務の遂行時間や看護の質は影響される。時間外労働にも影響するでしょう？ だから、どのような勤務表を作成したときに時間外労働が多いか、曜日ごとの配置人数や組み合わせなどに関するデータを毎月資料にして、管理しておくの。原因は、勤務表の作り方の問題かもしれないし、あるいは個々の能力の差が影響しているのかもしれない。
- そうか。必ずしも原因が1つとは限らないですね。だから、判断のための資料が必要なんですね。

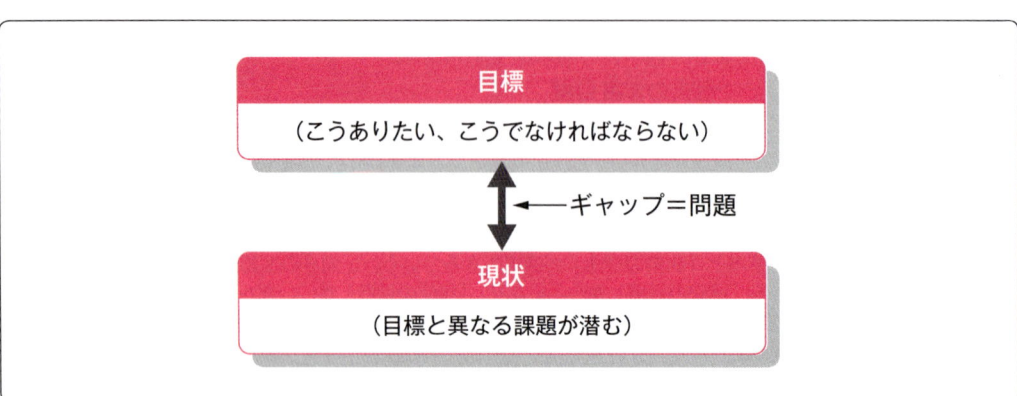

■ 目標と問題の関係性

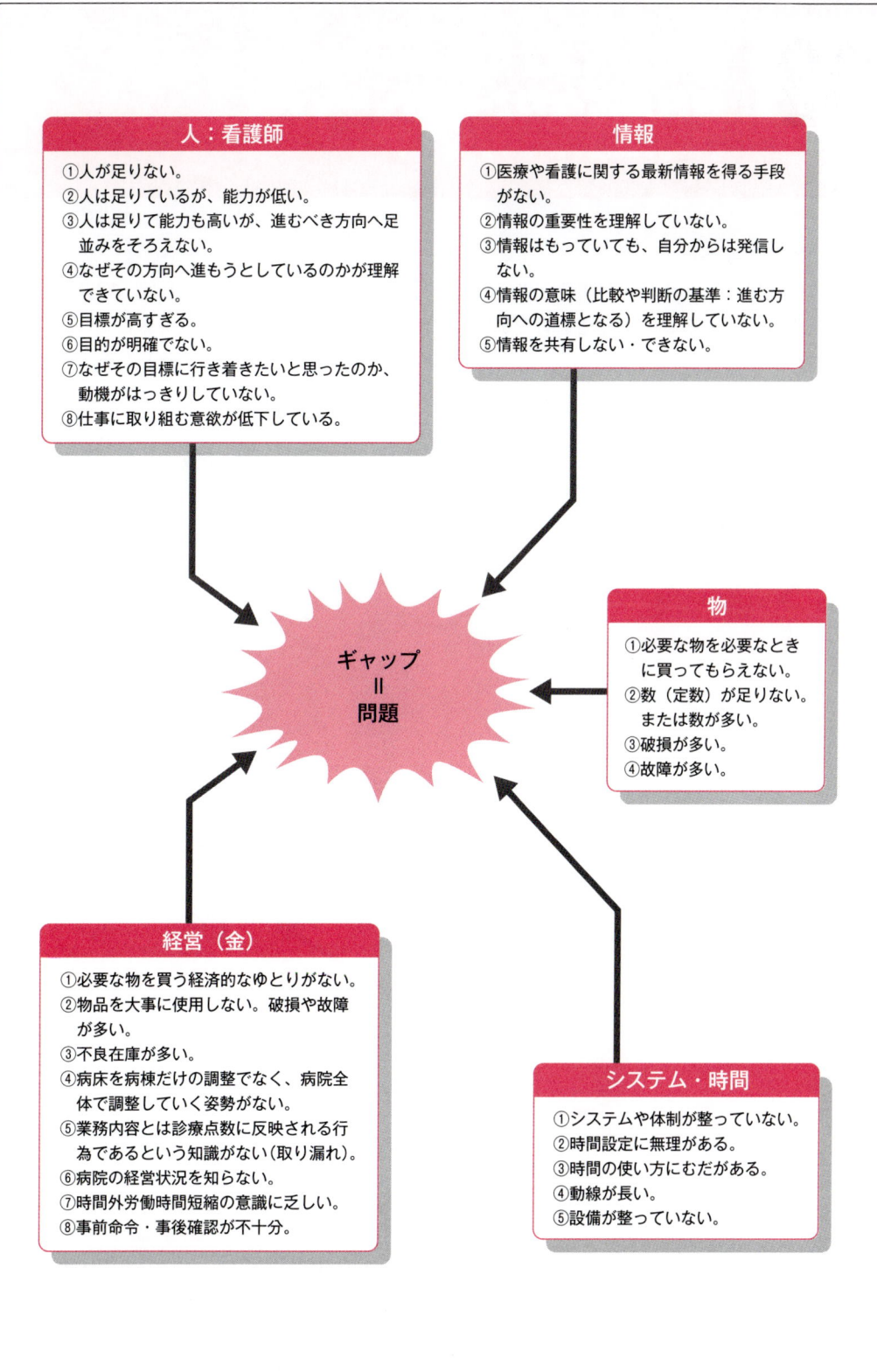

■ ギャップの視点（現状に潜むさまざまな課題）

03 現状分析と問題解決のフロー

- 🧑 問題解決には、なぜそれが問題と思うのかを明らかにすること、目標を明らかにすることが大切よ。
- 👩 たしかに、目標、つまり到達点が見えたほうが頑張れそうです。
- 🧑 さらに、何のためにそうした「あるべき姿（目標）」に到達したいのか、目的を明らかにすることが大切。これは評価基準にもなるのね。目標に到達しても目的が達成できていなければ、問題を解決したことにはならないからね。
- 👩 目標と目的がはっきりしたら、具体的に何をするかを検討するんですね？
- 🧑 その前に現状分析が必要。何が問題を引き起こしているのかを明らかにするの。右図のような流れ（フロー）で考えるとわかりやすいですよ。

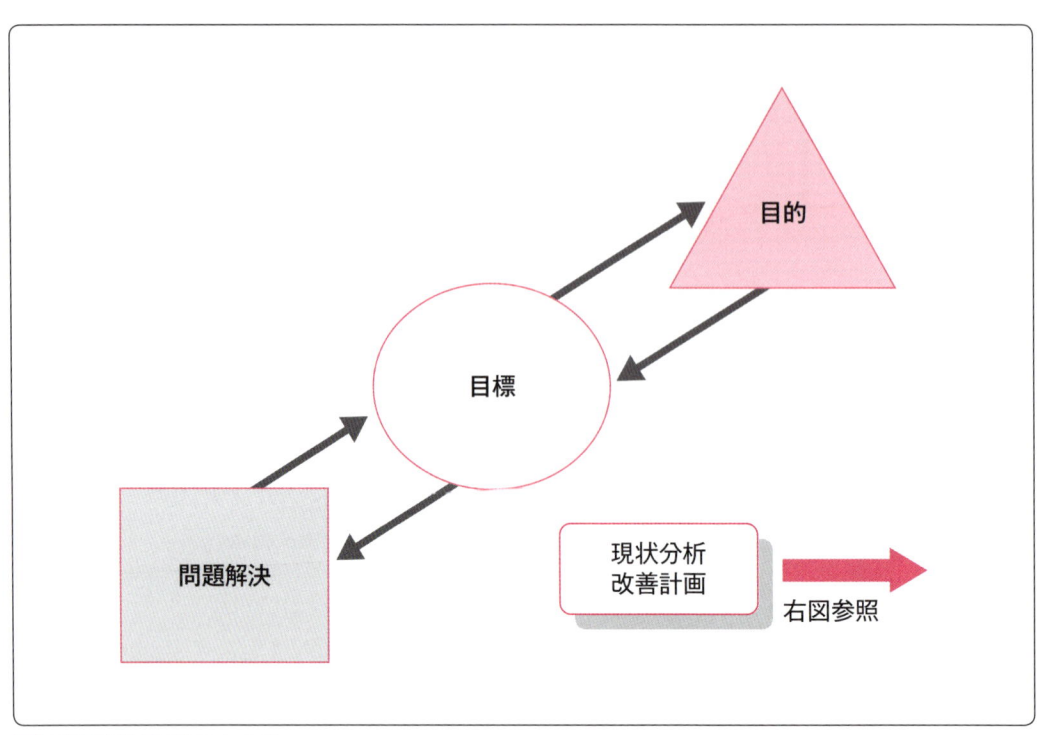

■ 問題解決思考の方向性

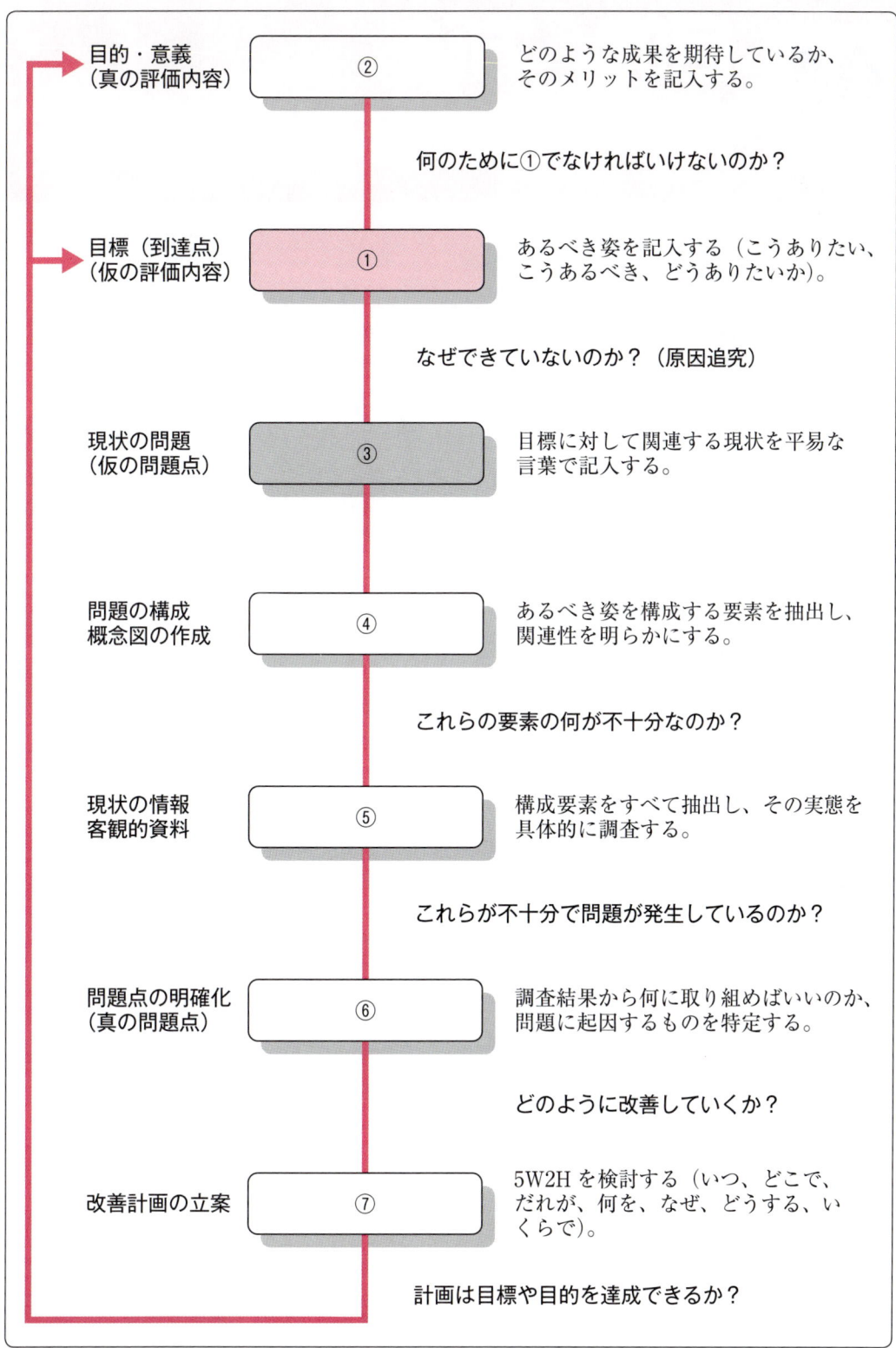

■ 現状分析と問題解決のためのフロー
図中①→⑦の流れで考える

03 現状分析と問題解決のフロー

04 目的、方法、条件の関係は？

- 管理においては、人・物・金・情報・時間・環境を管理することを学んだよね（→ p2）。問題解決には**下図**のような構造と関係性があるから覚えておくといいよ。
- この**図**はどういう意味ですか？
- 目的・目標・成果を達成できるかどうかは方法に依存していて、方法によっては解決に時間を要したり、解決できなかったり、異なった方向に進んだりする。また、目的に到達する方法は、与えられた条件を克服しなければ決定できない。現在の条件によって目的に到達できるかどうかが決定づけられるの。

 つまり、**目的の達成には条件という制約がある。その条件に対処しないかぎり、問題の解決は図れない**。私はこのサイクルを、**マネージングトライアングル**（Managing Triangle：MT）と呼んでいるのよ。
- 人・物・金・情報・時間・環境などの管理の要素は、このサイクルとどうかかわってくるんですか？
- どんな人（患者や家族、医師や看護師など）がどれくらいいるかとか、どのような能力（知識、技術、体力、気力）・性格・意欲（ニーズ）をもっているのかなどはすべて「人」がもつ条件になる。
- なるほど！
- どんな物（医療材料・物品など）がどれくらいあって、どのように使用され、保管されているのか。社会では医療に関して何が重要視され、どのような方向性に動いているのか。職種や就業に関連する決まりごとにどのようなものがあって、施設ではどれくらいの収入を得て、またどれくらいの支出をしているのか。業務

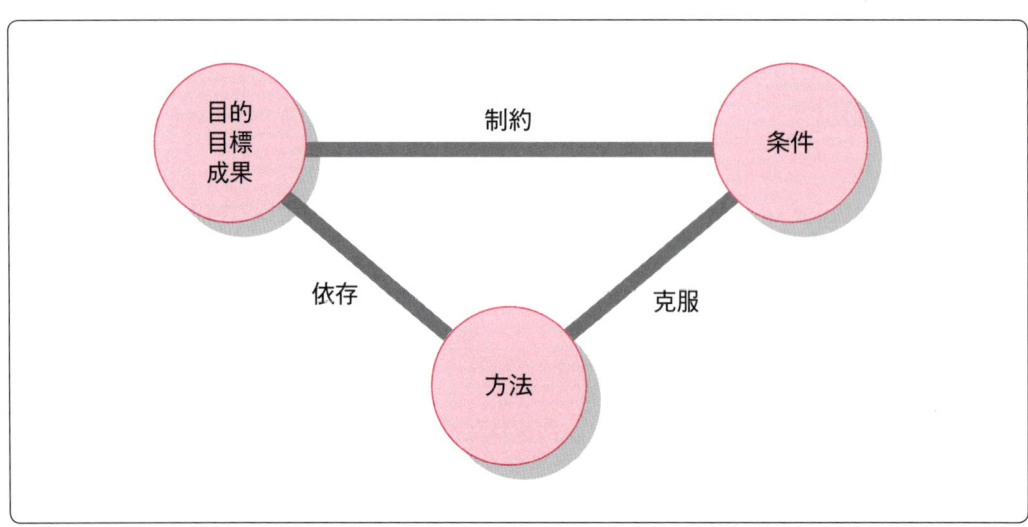

■ マネージングトライアングル

時間と時間外労働はどうなっているのか。動線のむだはないか。休憩や休息はとれているか。休暇制度は活用されているか──などなど、多くの現状があって、それらはすべて条件になる。
- 現状分析が問題解決には重要でした！
- **現状分析が抽象的だと、具体的な問題の対象（取り組むべき課題）が不明確になって、目標に到達できないことになる**からね。例えば「採血の失敗」を少なくすることを課題にした場合、「看護の質（安全・安心）を保障する」という大きなテーマでとらえてしまうと、何に取り組めばいいのかが見えてこない。
- **取り組む課題が見える目標を設定する必要があるわけですね。**
- そう。採血失敗の原因がどこにあるのか、失敗要因を構造化して問題の本質を把握することが重要で、この現状把握に十分な時間をかけて、課題を発見する必要がある。環境に失敗要因がある場合や、看護師の知識や技術、心理的な状態に失敗要因がある場合、患者側に失敗要因がある場合などに分けられると思うわ。
- 目標を達成するためには、現状分析を行って問題を明確にして、その解決にはどんな条件をクリアする必要があるのかを、明らかにする必要があるんですね。

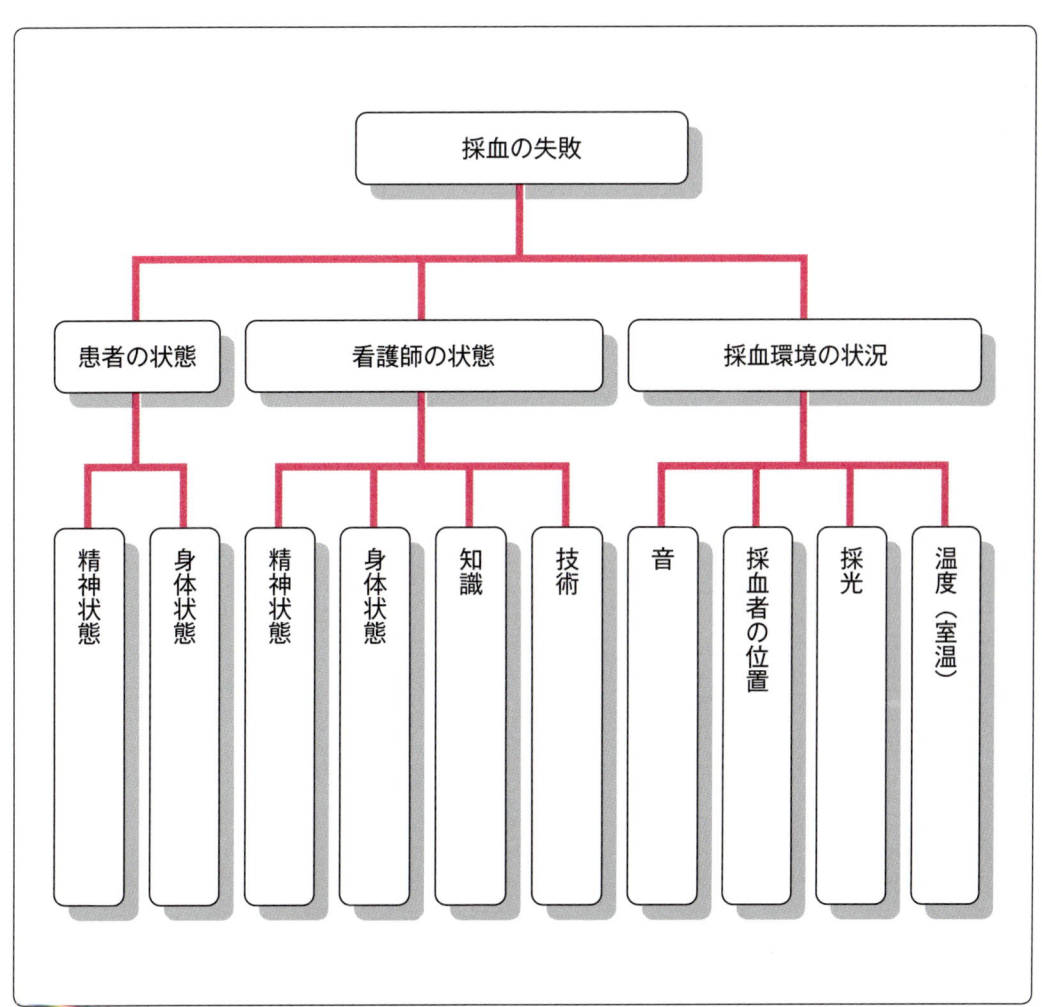

■「採血の失敗」を引き起こす主な要因

05 3Sを確認して業務改善をする

🙂 組織満足の話をしたのを覚えてる？
🙂 病院が病院の使命を果たすためには、経営の視点が大切ということでしたね（→p2）。
🙂 その他に柱があると言ったことも覚えてる？　組織満足以外に、患者満足と職員満足という２本の柱がある。これらは全部あわせて3S（3-satisfactions：3つの満足）と呼ぶの。
　何かを行うときには、組織（病院）も患者も職員も、どのように満足できるかを考えて管理を行う必要があるのよ。
🙂 患者満足と職員満足――何となくわかる気がします。
🙂 例えば、スタッフが年次休暇（年休）の取得や研修参加をする場合、一方で、病院の入院基本料を維持できる職員確保（病院経営に貢献：病院満足）が必要になる。また年休消化が増えることで、学習時間や私的生活の時間の確保（職員満足）が図れて、そのことが離職防止につながれば、看護の質が低下しないことにも通じ、患者満足が高まることも期待できる。
🙂 3Sはバラバラのものではなく、関連しているということですか？
🙂 そのとおり。何かを行うときには3つの満足要素が満たせるように考えて管理することが、大切なのよ。
🙂 3Sのすべてを満たすかどうかを考えるのですか？
🙂 1つの改善事項が複数の満足／不満足に

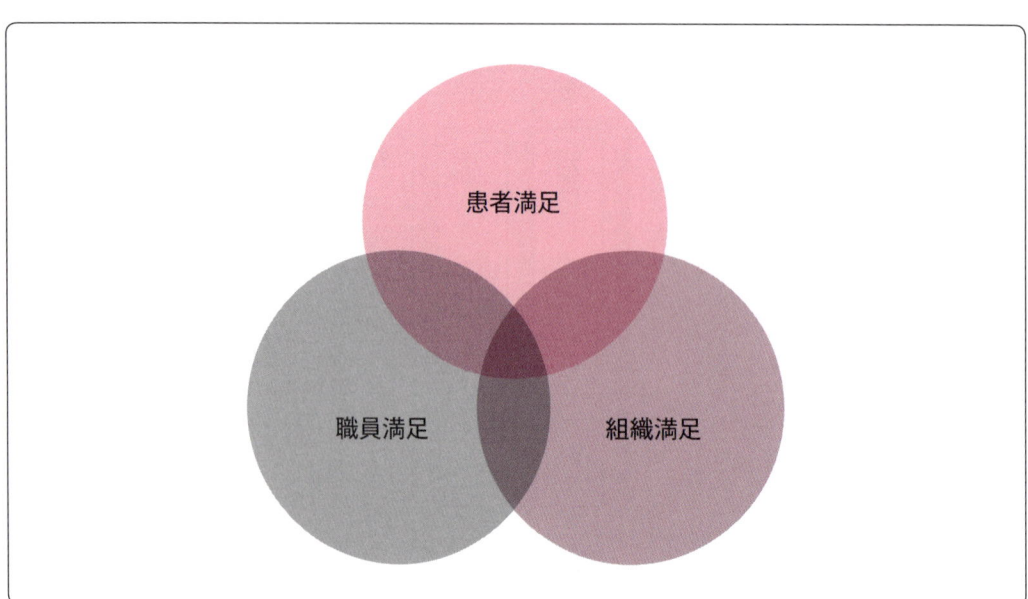

■ 患者満足、職員満足、組織満足のつながり

影響することがあることを、明確にして取り組む必要があるわね。採血の例を考えると、採血を失敗しないことは、患者の苦痛（痛みや恐怖）が回避でき、患者満足（安心）に通じる。こうした患者が「口コミ」にかかわると、その情報は組織の評判として伝わって、組織満足（集客）に通じる。また、失敗をしない看護師は、患者から感謝の言葉をいただいたり、他のスタッフからのよい評価を得る機会となり、自信・充実感・達成感・自己存在感などをもたらすことになる（職員満足）。

- 3つの満足にかかわる要素が1つの看護行為に含まれていますね。
- 1つの課題（採血の失敗）を改善するなかに、3つの満足が図れる要素が内在しているということが大切なの。
- よくわかりました！　知識と技術を磨かないと満足にはつながらないんですね。
- 看護師としての心も磨かないとね！

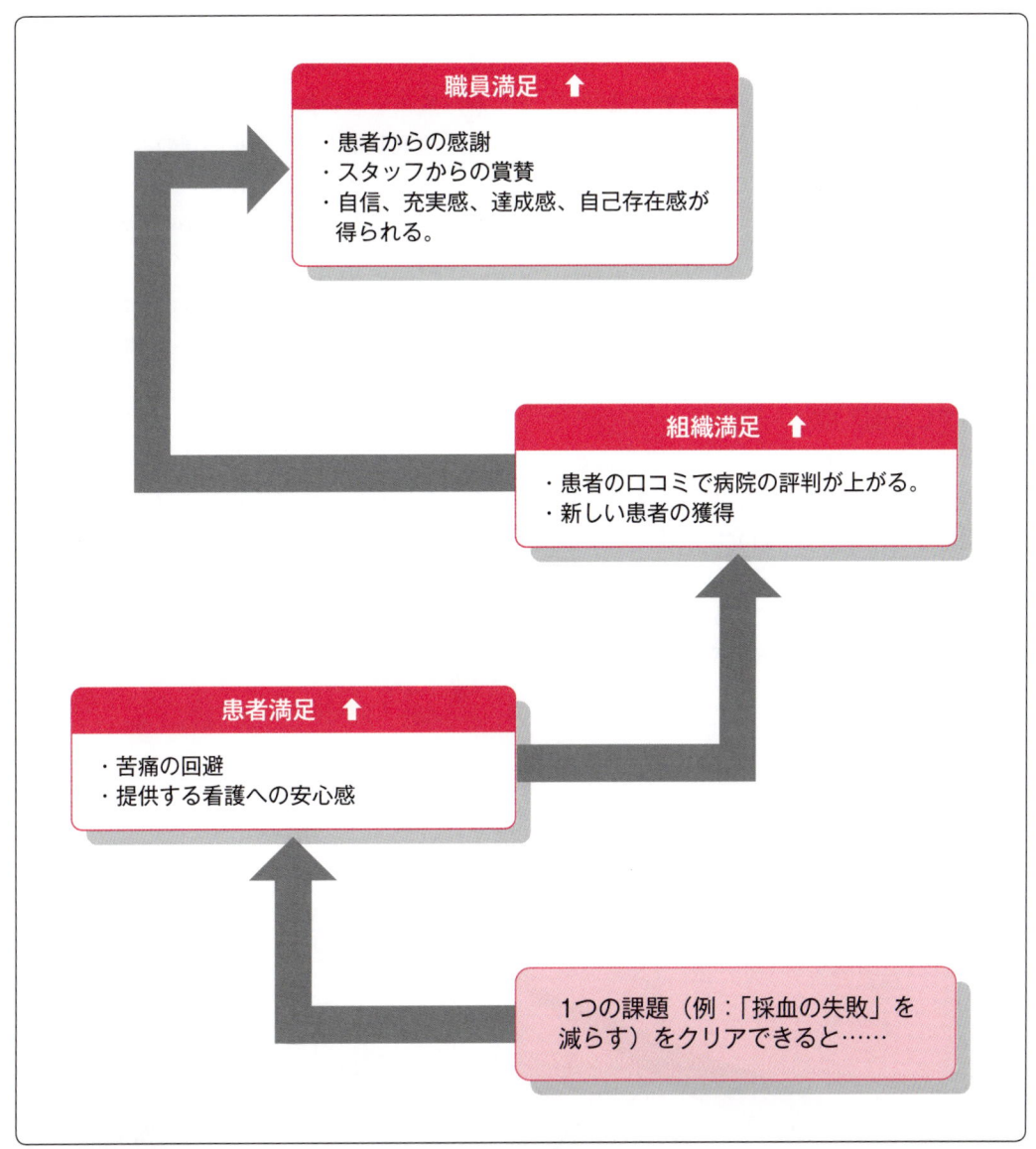

■ 1つの看護行為にも、3つの満足にかかわる要素が含まれる

06 問題解決とニーズを結びつける

- 「こうありたい」と思ったとき、あるいは「こうあらねば」と思ったときには、そのたどり着く先（目標）と現在の状況が離れていて、目標にたどり着けていない現状であることは、話したよね（→p4）。
- 何かを行うときの最も重要な要素は**「目標」**をもつことでしたね。また「なぜその目標に向けて取り組むのか」という**目的**も大切でしたね。それに、目標に関する**問題の本質**を発見することも！
- そうそう。じゃ、目標を達成するとか、課題を成し遂げるときに大切なものって何かわかる？
- 何でしょう？
- **課題を職員の欲求、ニーズにすること。成し遂げたいと自発的に思えるようにすること。**あなたも、自分が興味のあることや趣味にしていることには、いくらでも時間を惜しまないで楽しめるでしょ？
- 仕事であっても楽しんでやる、ということですか？
- 嫌々やっても同じ時間が過ぎていく。それなら楽しいほうがいいわよね。
- でも、どうすれば「楽しく」できるんだろう？　つらい仕事もありますよ。
- 成果を思い描くといいの。例えば、自分の取り組んだことを病棟のみんなが活用することを考えてみる。
- みんなから感謝されるかもしれないですね。
- そうね。自分の取り組みが誰かの役に立って感謝されると、「もっとやろう！」という気持ちになるでしょ？　だからこそ、管理者はスタッフに、課題に取り組むことの重要性や、取り組む人への期待を伝えなければならないの。
- **単に説得されるだけでは、楽しくないですね。1人1人が納得して取り組めるように、成果を思い描いて取り組むといいんですね。**

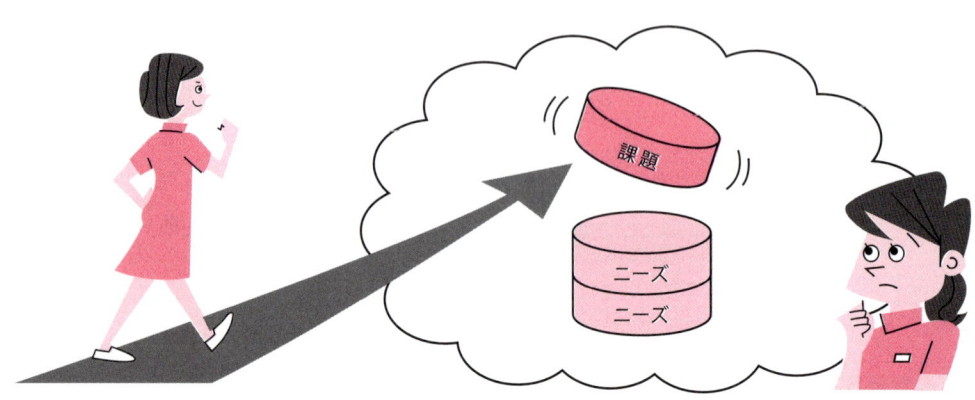

COLUMN

論証による問題解決思考プロセス

論証とは、結果に対して前提（根拠・理由・原因）を推論することである。論証は普段の会話でよく使用しているものである。例えば「何か食べよう」と言うときには、「空腹である」ことが原因であると推論できる。このような方法を用いて問題を引き起こしている原因を解明し、課題として解決していくのに役立てる方法が、OJTでは適している。

① 「○○だったらいいのに」（願いや想い＝目標・到達点）
　→ どのように？ → メリット＞デメリットの抽出

なぜ○○だったらいいのかを明確にする。
　何のために？
　→ 納得するため、共通理解するため、意義を確認するため

抽出の基準
・組織にとって
・看護師個人にとって
・患者・家族にとって

② 「なぜ○○にならないんだろう？」（現状との比較）
　→ どのように？ → 問題要因の構造化

　何のために？
　→ 願いや想いに達するための弊害となっている要因を構造化することで、具体的に確認すべき内容が把握できる。

③ 「何が問題なのだろう？」（現状の具体的把握）
　→ どのように？ → 差の追求：問題と考える項目の内容を客観的・具体的に数値で表す。それらを改善指標とする。

　何のために？
　→ 到達点に行き着けない原因のうち、何がどの程度問題なのかを把握できる。

④ 「これが問題の元凶だ！」（課題の発見）

発見の視点
人・物・情報・金・時間・環境・設備
→ 量と質の両面から検討する。

⑤ 改善策の立案・実行

⑥ 評価　その結果は、組織にとってメリットが大きいか？　看護師にとってメリットが大きいか？　患者・家族にとってメリットが大きいか？

07 どうして「そこに山があれば登る」の？

- ちょっと聞きたいんだけど、あなたはそこに山があったら登りますか？
- 「そこに山があるから登る」？ 聞いたことのある言葉ですね。
- 英国の登山家、ジョージ・マロリーが、ニューヨークタイムズ紙の記者に「なぜあなたはエベレスト登頂を目指すのか？」と聞かれて答えた言葉だそうよ。
- この言葉がどうかしたんですか？
- なぜ彼がこのように答えたのかを考えてみると、いくつかの理由が推測できる。1つ目は、「山が好きだから」。2つ目は、「登山家として前人未踏の雄大な山を征服することは何よりの自己実現となる」から。3つ目は、「他者の賞賛を得て自己存在感を得るため」。4つ目は、「頂上に立つまでの困難さに打ち勝ち、充実感や達成感を味わうため」。5つ目は、「頂上からの景観の素晴らしさを見るため」。
- すべてが当てはまりそうですね。
- どれが正解かは本人にしかわからないけれど、こうして考えてみると、何かに立ち向かうときに必要な要素が抽出できるように思うの。例えばまず1つ目は、「好きである」ということ。好きでなければ過酷なことに立ち向かうことはできない。2つ目は、「欲求である」ということ。欲求は行動の源で、達成されるまで永続性をもつといわれています。
- つまり、**「看護が好きで、かつ看護の専門性や疑問を追究する欲求をもてれば、看護の奥深さや面白さに気づくことができ、充実感がもてる」**と考えられるんですね。具体的にはどのような方法があるでしょうか？
- 例えば、短時間、10～15分程度で、普段行っている看護や治療に関して疑問を抱いていることを、個人のテーマとしてみんなの前で発表する「なぜ・なに学習会」を行ってみてはどうかしら？ 例えば、「術後の患者が貧血状態となりFFP 2単位が輸血された。出血がない場合、明日の採血では貧血状態がどれぐらい改善すると推測できるか」ということを発表して、みんなが理解できたとする。すると、それまでは「採血すること」が看護だと思っていたのが、「採血結果を重視し、明日までに出血のない状態を整えること」が看護であることがわかり、有意義な学びになる。このように、必ず看護に結びつけて考える学習会の機会を習慣づけると、看護の意義が理解できて面白くなると思うわ。
- 管理者がスタッフに対して、どのようにして看護を好きにさせるかということによっても、質の高い看護を提供できるようになるかが決まるのかもしれませんね。好きなこと、楽しいこと、知りたい欲求を満たすための時間は、気にならない。苦痛を感じないということですね。
- **管理者がスタッフに看護を好きにさせるんじゃなくて、職場環境のなかでスタッフ自身が好きになっていくのよ。職場環境はみんなでつくることが大切なのよ！**

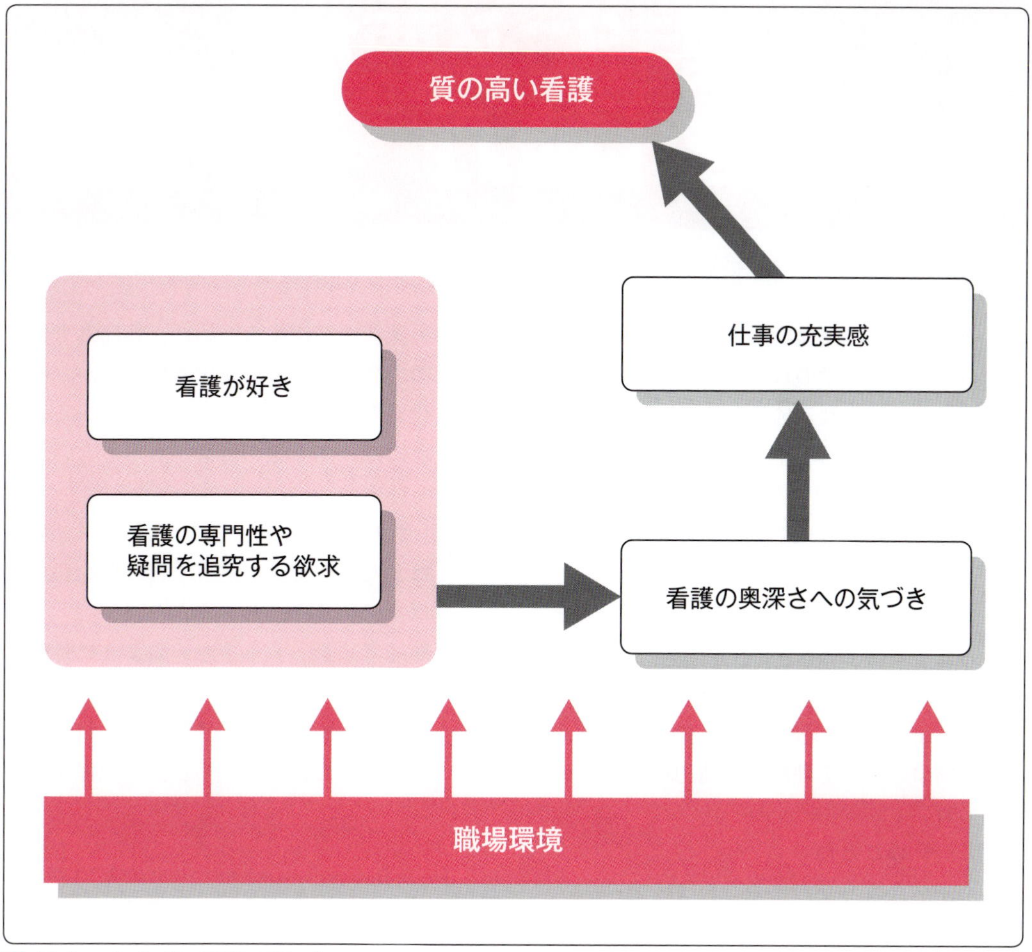

```
        質の高い看護
              ↑
           仕事の充実感
              ↑
┌─────────────────┐
│   看護が好き      │
│                 │  → 看護の奥深さへの気づき
│ 看護の専門性や    │
│ 疑問を追究する欲求 │
└─────────────────┘
   ↑ ↑ ↑ ↑ ↑ ↑ ↑ ↑ ↑
       職場環境
```

■ **仕事の充実感は職場環境がつくる**

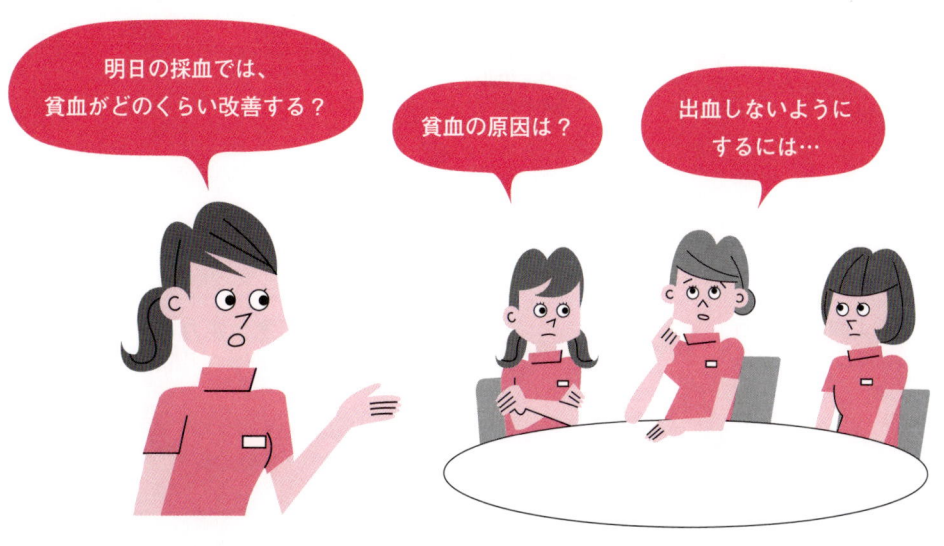

明日の採血では、貧血がどのくらい改善する？

貧血の原因は？

出血しないようにするには…

07 どうして「そこに山があれば登る」の？

08 管理者に必要な概念化能力

- 管理者に必要な能力って何ですか?
- ハーバード大学のロバート・カッツは管理者に求められる能力として、テクニカル・スキル（専門技術）、ヒューマン・スキル（人間関係能力）、コンセプチュアル・スキル（概念化能力）をあげているわ。
- コンセプチュアル・スキル（概念化能力）って何ですか?
- **概念化能力とは、論理思考力、問題解決力、応用力**などのことで、抽象的な考えや物事の大枠を理解する能力のこと。いわば、**1つの事柄（言葉）から10を知る能力**のことね。
- わかったようなわからないような……。
- 例えば時間外労働時間が長いとする。その課題を解決するために、時間外労働時間を構成する要素を抜き出す力が、概念化能力。概念化能力が不足している管理者には、ある種の特徴があるともいわれているわ。
- 1つの事柄から10を知るか……。私にはまだまだです。どうすれば概念化能力は身につくんでしょうか?
- 熟練者に影（シャドウ）のように付いて回ることで熟練者の行動から学習する「シャドウイング」がよいといわれているわ。また、普段から**言葉に内在する要素を考えたり、条件が整えばどういう解決策があるかを考えたりすることも重要**じゃないかしら?

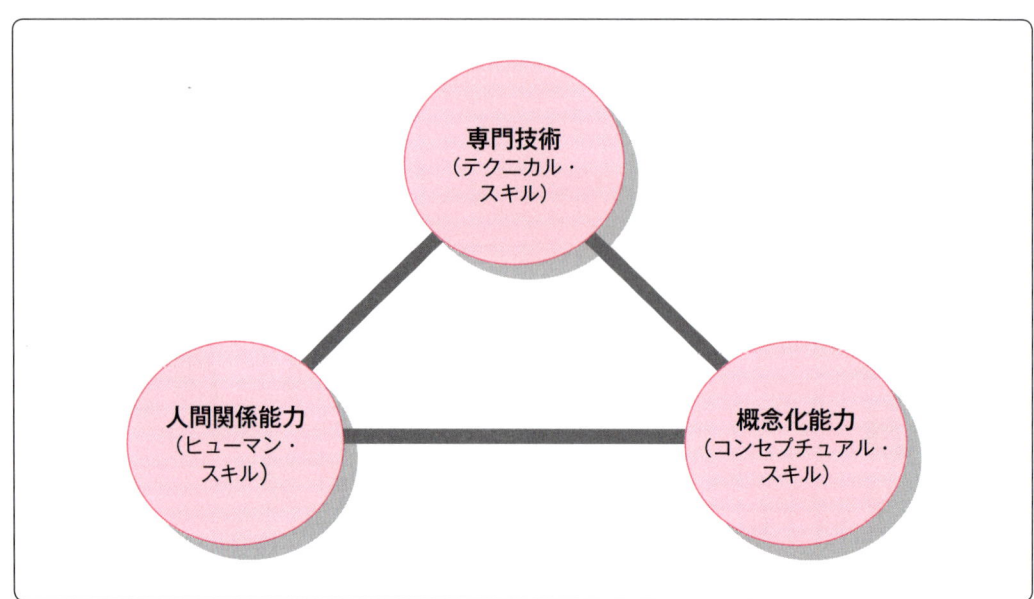

■ 管理者に必要な能力

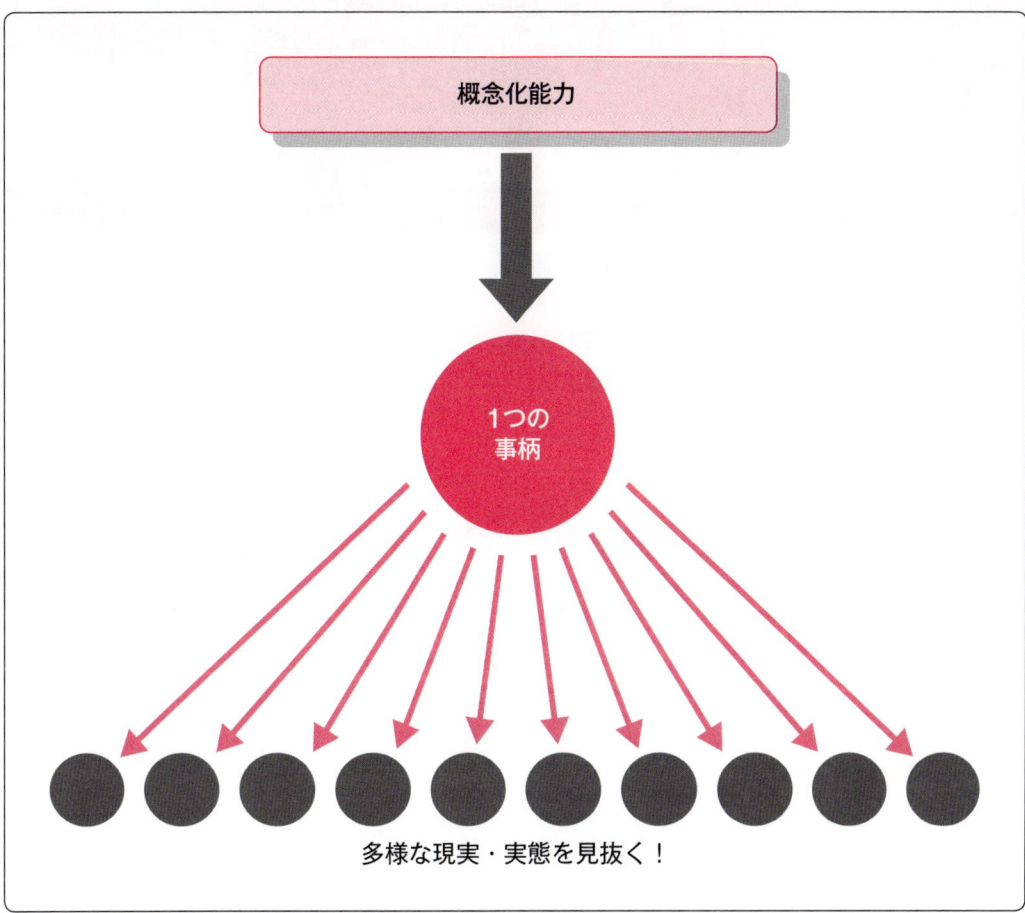

■ 概念化能力とは1つの事柄から現実・実態を見抜く力

■ 概念化能力が不足している管理者の特性

❶言われたことしかできない	❿どうでもよい細かなことに執着する
❷やり方が決まっていることしかできない（マニュアル人間）	⓫思いこみや決めつけが多い
❸経験や知識を振りかざしているだけである	⓬問題の本質がつかめず、同じ過ちを繰り返したり、問題が解決しない
❹抽象的な話をすると具体性を求める	⓭仮説・推測ができない
❺課題の何から手をつけていけばよいかがわからない	⓮相手が何を言いたいのかがつかめない
❻自分の意思を示さずに他人の考えに同調する	⓯発言や判断、意思決定に根拠がない
❼仕事の優先順位がつけられない	⓰何でも素直に受け入れ、クリティカルシンキング（批判や疑いをもつ考え）がない
❽相手の話すポイントがつかめず、誤った理解をする	⓱理想や理念は語るが机上の空論で終わり、実行に至らない
❾場の雰囲気がわからない	⓲複数の解決策を立案できない

09 時間外労働を概念化する

- 前項で話した概念化能力だけど、実際に**時間外労働時間の概念化**について考えてみましょう。
- 時間外労働から何がわかるか、ということですね。
- そう。実際の現場に即して、目標を「時間外労働時間の短縮」としてみましょう。目的には、「人件費としての支出の抑制」という組織経営に関連することや、「健康維持」のために過重労働を減らすこと、「ワーク・ライフ・バランス」の充実により離職率を減らすことなどがある。つまり、目標は同じでも、目的によって評価基準は異なるのね。では、どんなときに時間外労働が発生する？
- 急な入院や予定外の業務が増えると、時間外になりますよね。
- その他にも、**下表**や**右図**に示すようにいろいろな要素があるわね。

■ 時間外労働の要素

業務量	
業務量が多い／少ない。勤務終了間際の指示や処置など	
業務の質	
患者の重症度が高い。1つの看護行為を2人で行わなければならない場合や、1つの看護行為に時間を要する場合などがある	
看護職員数	
急な職員の休暇申請や、配置人員の不足などがある	
看護師の能力	
業務遂行能力が大きく影響する。業務遂行の組み立てや実行のスピーディーさ、確実性、安全性などがある。インシデントやアクシデントによる業務中断や、報告・報告用紙記載などに時間が費やされる	
看護師の意識	
勤務時間内に業務を終わらせようとする意識。勤務後の予定（目標）がないと、時間の意識は薄くなる	
シフト	
看護提供方式や、早出や遅出など業務の集中する時間帯の勤務者が確保されているかなどに問題がある	
物品	
不足の場合は貸借時間や準備、確保までに時間を要する。過剰の場合は管理（数量確認や整備など）に時間を要する	

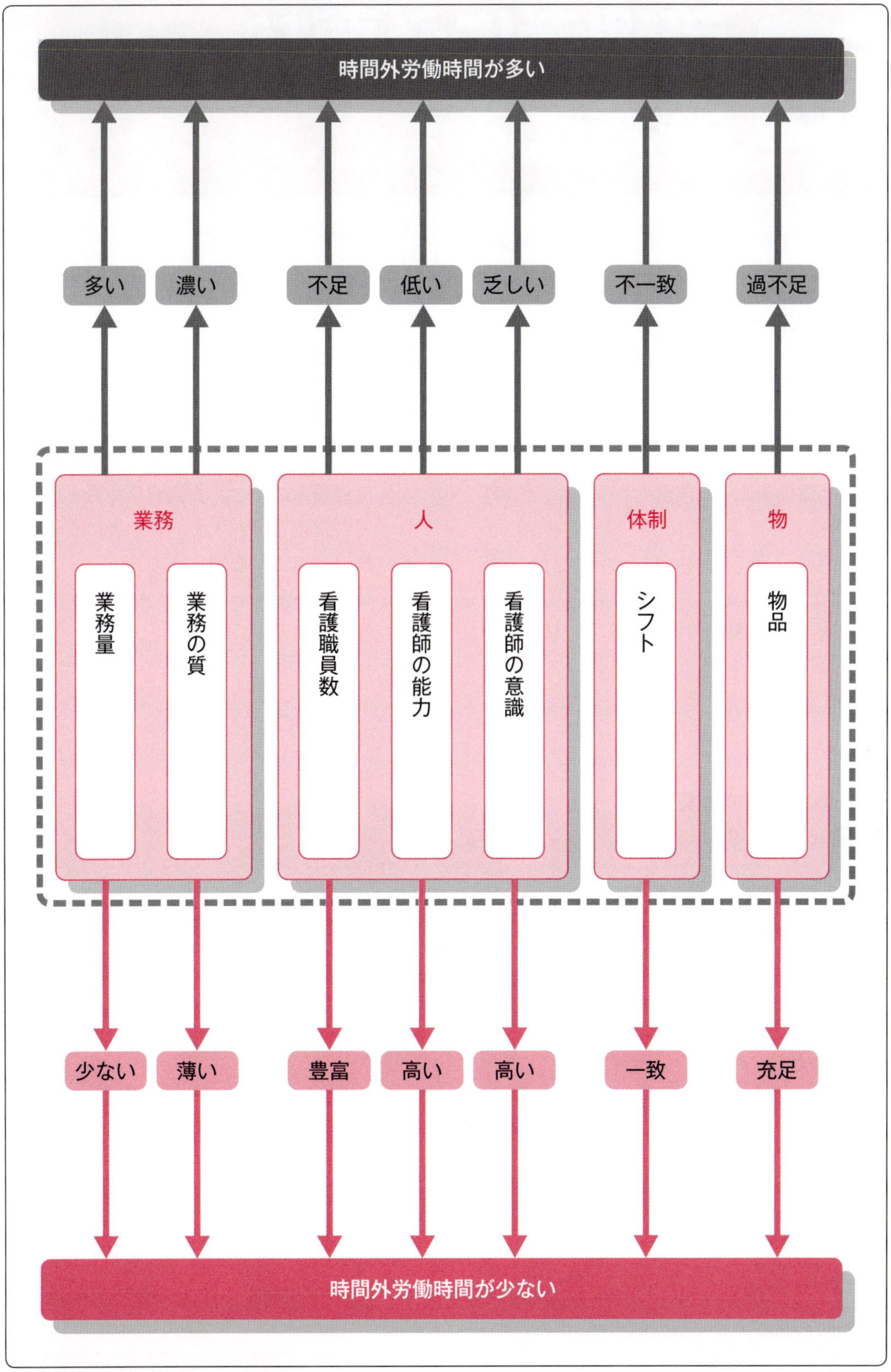

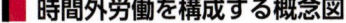
時間外労働を構成する概念図

10 管理者に必要な要素とは？

- これまで聞いただけでも、管理者になるのは大変そうですね。
- そうかしら？ 管理者に必要な資質があって、誰もが努力をすれば、管理者になれると思うけど。管理者には、①「なぜそうしなければならないのか」という使命（Mission）を理解していること、②「絶対に成し遂げる」という熱意（Passion）をもつこと、③決めたことを実行する行動力（Motion）があること、以上3つの要素が必要なのよ。つまり、**私たちが普段行っていることに加えて、「組織」ということをより意識して考え、行動することが必要**になる。
- 「組織」ですか？
- 職位が上級になればなるほど、組織を意識しなければならなくなる。専門能力を磨いて患者に良質の看護を提供できるようになることと、人間関係能力を磨くことが重要だけれども、管理者になるほど概念化能力が必要になる。
- 1つのことから10がわかるようになる能力ですね！

■ 管理者に必要な資質

❶看護師として優れている：知識や技術が豊富で根拠を理解している
❷リーダーシップが発揮できる
❸思いやりがありあたたかい人柄である
❹コミュニケーション能力に優れている：報告・連絡・相談ができ、表現力や文書作成能力に優れている
❺規律を率先垂範できる
❻経営意識をもっている
❼部下個々にとって公平である
❽実行力がある
❾責任感がある
❿分析力・判断力がある
⓫協調性がある
⓬企画力がある
⓭創造力がある

Best Selection 2017 No.2

臨床ですぐに役立つ！看護の本 ベストセレクション

照林社
エキスパートナース
Expert Nurse
プチナース

ケアが見える！
知識が深まる！

©安斎 かなえ

どこから読んでも面白いほどよくわかる！『まるごと図解シリーズ』 オールカラー

まるごと図解 呼吸の見かた
著◉長尾 大志
定価：本体2,100円＋税
AB判／144頁
ISBN978-4-7965-2397-4

呼吸器の所見を"正しくとる"ための手技から、とった所見を"活かす"ための知識までを1冊で網羅。自己流になりがちな、アセスメント手技を見直せる

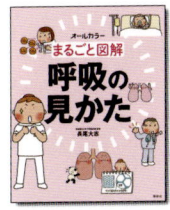

まるごと図解 循環器疾患
著◉大八木 秀和
定価：本体2,400円＋税
AB判／176頁
ISBN978-4-7965-2306-6

主要な循環器疾患別に病態、症状、検査、治療、看護ケアのポイントを取り上げる。目の前にいる患者（の心臓）はどのような状態で、どのような対応が必要なのかをわかりやすく解説

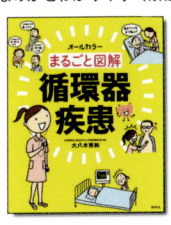

まるごと図解 ケアにつながる脳の見かた
編著◉波多野 武人
定価：本体2,400円＋税
AB判／192頁
ISBN978-4-7965-2373-8

解剖・機能をベースに、主要な疾患とケア、脳脊髄の障害から起こる症状とケア、それぞれをつなげて学ぶことで深い知識を得られる。検査画像の解説も充実

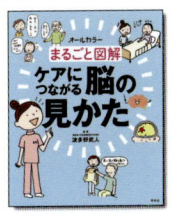

まるごと図解 腎臓病と透析
監修◉小林 修三
編集◉日髙 寿美
定価：本体2,200円＋税
AB判／128頁
ISBN978-4-7965-2410-0

腎臓の解剖生理、疾患、治療を、図を中心に解説する。急性・亜急性・慢性という腎機能低下の経過に沿って、病態と治療・対応のポイントがわかる

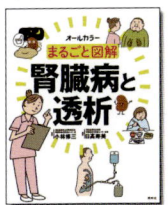

イラストいっぱいで楽しくわかりやすく！『ナースが書いた 看護に活かせるノートシリーズ』 オールカラー

ナースが書いた 看護に活かせる 心電図ノート
著◉鈴木 まどか
定価：本体1,800円＋税
B5判／120頁／ISBN978-4-7965-2364-6

ナースが現場で得た経験をもとにまとめた心電図の解説書。心臓の動きと心電図を関連づけ、波形変化を見て、何が起こっているのか、ナースは何をすればよいのか、根拠をもって対応できる

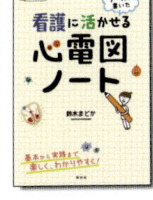

ナースが書いた 看護に活かせる 心臓ペースメーカー CRT・ICDノート
著◉鈴木 まどか　医学監修◉林 英守
定価：本体2,000円＋税
B5判／120頁／ISBN978-4-7965-2403-2

ペースメーカーと心臓再同期療法（CRT）、植込み型除細動器（ICD）がしっかり学べる。機器の解説書ではなく、機器を装着した患者さんの看護について解説した循環器ナースの必携書

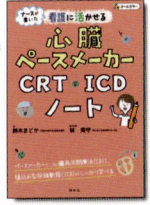

ナースが書いた 看護に活かせる 輸液ノート
著◉渡辺 朔太郎
定価：本体1,800円＋税
B5判／120頁／ISBN978-4-7965-2404-9

水・電解質の話や電解質輸液の種類、輸液管理のポイントについて、正しく、楽しく理解できるようにイラストを多用しわかりやすく解説。日々行う業務の"看護に必要な知識"と"臨床力"が身につく

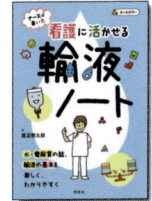

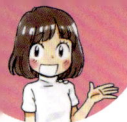

SHORINSHA Best Selection 2017 (No.2)

スッキリわかる モニター心電図

著◉徳野 慎一
定価：本体1,300円＋税
文庫判（A6変型判）／160頁
ISBN978-4-7965-2291-5

オールカラー

臨床でよく遭遇する47の不整脈波形の読み方のポイントとナースの対応がすばやくわかる。心電図の読み方の基本や不整脈発見時の対応など、初心者からベテランまで役立つ知識を凝縮

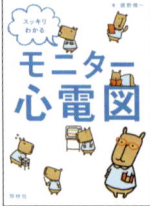

見ておぼえる 心電図のえほん

監修◉遠藤 明太
定価：本体1,200円＋税
B5判／66頁
ISBN978-4-7965-2314-1

オールカラー

状況別に、波形の着目ポイントと対応方法を簡潔に解説。病棟で遭遇しやすい重要心電図の見かた・見分けかたがよくわかる。持ち歩きに便利な「心電図クイック・カード」付き

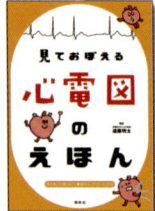

とんでもなく役立つ 検査値の読み方

著◉西﨑 祐史・渡邊 千登世
定価：本体1,400円＋税
文庫判（A6変型判）／304頁
ISBN978-4-7965-2288-5

オールカラー

検査項目は主要130項目。検査値の「何を見るか」を簡潔に解説し、基準値と逸脱したときに考えられる疾患・症状がひと目でわかる。検査値から読み解くケアのポイントなど、実務で役立つ情報が満載の1冊

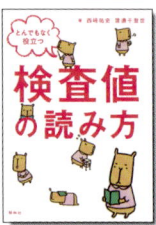

看護アセスメントにつながる 検査データの見かた

編集◉山中 克郎・石川 隆志・眞野 惠子
定価：本体2,200円＋税
AB判／208頁
ISBN978-4-7965-2370-7

オールカラー

検査データから"いま身体に起こっていること"を把握し、アセスメント＆ケアに活かす、「ナースのための」実践書。この患者さんの状態（疾患）では「どの検査項目を拾っていくとよい？」がわかる

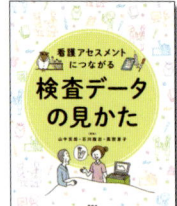

新版 看護に役立つ 検査事典

著◉野中 廣志
定価：本体2,200円＋税
A5判／424頁
ISBN978-4-7965-2352-3

主要な生体機能検査、検体検査について、検査の意味・方法、異常が示唆する疾病・病態、看護の必要性、看護のポイントをわかりやすく解説した検査の事典

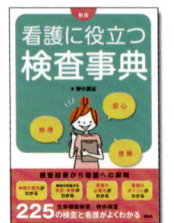

ナースのための基本薬

編集◉木津 純子
定価：本体2,400円＋税
B6判／384頁
ISBN978-4-7965-2398-1

よく使われる500の薬剤を、なじみのある商品名で五十音順に整理。用法・禁忌などのポイントは、わかりやすくアイコンで示す。ナースが知っておくべき知識をコンパクトにまとめた、すぐに役立つ薬の本

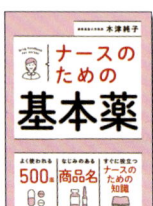

ポイントすっきり 人工呼吸ケア

著◉磨田 裕
定価：本体1,500円＋税
文庫判（A6変型判）／144頁
ISBN978-4-7965-2389-9

オールカラー

人工呼吸器の構造や換気モードや、鎮痛・鎮静やウィーニングなど、わかりやすくまとめた。一般病棟で実施されるケースが増えてきたＮＰＰＶ管理のツボも網羅

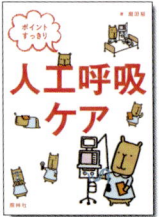

新 人工呼吸ケアのすべてがわかる本

編著◉道又 元裕
定価：本体3,200円＋税
B5判／432頁
ISBN978-4-7965-2338-7

オールカラー

人工呼吸器のしくみや管理方法はもちろんのこと、気道ケア、NPPV、小児の人工呼吸管理、在宅人工呼吸ケアまでを網羅。人工呼吸器装着患者の「ケアのすべて」がギュッと詰まった決定版

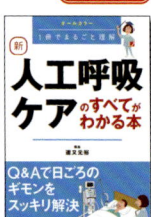

臨床ですぐに役立つ！看護の本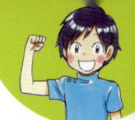

完全版 ビジュアル臨床看護技術ガイド

監修◉坂本 すが・井手尾 千代美
編集◉木下 佳子
執筆◉NTT東日本関東病院 看護部
定価：本体 4,600円＋税
AB判／720頁
ISBN978-4-7965-2340-0

オールカラー

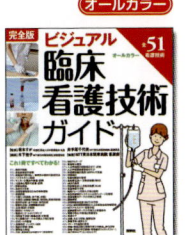

手順とコツを視覚的に理解でき、明確な根拠とリスク管理がしっかり学べる。何を準備し、どのように行い、どこに注意するかを流れに沿ってナビゲート。1冊で臨床現場で行われている看護技術のすべてがわかる

今はこうする！看護ケア

編著◉川西 千恵美
定価：本体 1,800円＋税
AB判／128頁
ISBN978-4-7965-2332-5

オールカラー

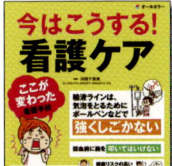

従来のやり方から"今はもうやらない""変わってきている"看護手技を集めて紹介。新しいガイドラインやエビデンスをもとに、全83項目の最新看護手技について簡潔にわかりやすく解説。明日からのベッドサイドケアにつながる1冊

看護の「なぜ・何」QA

著◉野中 廣志
定価：本体 2,000円＋税
A5判／352頁
ISBN978-4-7965-2309-7

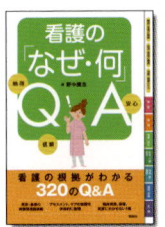

看護の基礎知識についての「なぜ・何」を、7系統3分野に分類し、320項目のQ&A形式で解説。症状・疾患の病態関連図や解剖図、検査に関する図表も満載。臨床実践、指導、実習に欠かせない1冊

やさしくわかる心臓カテーテル
検査・治療・看護

監修◉齋藤 滋
編集◉髙橋 佐枝子・島袋 朋子
定価：本体 3,000円＋税
B5判／192頁／ISBN978-4-7965-2333-2

オールカラー

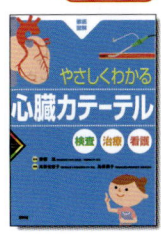

心臓カテーテルの看護で必要な知識・技術をトータルで理解できる。合併症を予測した異常の早期発見や急変時の対応、デバイス・ME機器の取扱いなど、現場ですぐ役立つ情報を収載

日ごろの"？"をまとめて解決
消化器ナースのギモン

編著◉西口 幸雄・久保 健太郎
定価：本体 2,500円＋税
B5判／256頁
ISBN978-4-7965-2406-3

オールカラー

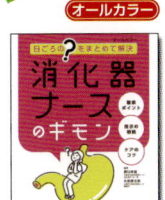

消化器病棟の看護師が臨床現場で抱く150の疑問を集め、医師や看護師など多職種がそれぞれの視点で回答。指示の根拠や看護ケアのエビデンスを知ることで、観察ポイントやコツがわかる

がん化学療法看護
はじめの一歩

編集◉鈴木 美穂・濱 敏弘
定価：本体 2,100円＋税
B5判／192頁
ISBN978-4-7965-2396-7

オールカラー

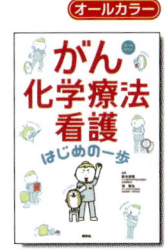

「抗がん薬の知識」「投与時の技術」「副作用の観察・ケア」「患者支援」など、最低限必要なことだけ、スッキリ理解！日常ケアにすぐ活かせる「ナースの視点」「コツ」「注意点」が満載

がん治療薬 まるわかりBOOK

編著◉勝俣 範之・足利 幸乃・菅野 かおり
定価：本体 2,500円＋税
B6判／384頁／ISBN978-4-7965-2356-1

オールカラー

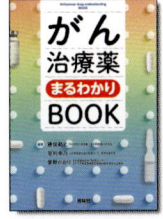

がん化学療法にかかわるナースが知っておきたい知識だけを簡潔にまとめた。セルフケア指導のポイント、副作用対策など、エキスパートからのアドバイスを盛り込んだ臨床で使える便利な1冊

ナースが知っておきたい
小児科でよくみる
症状・疾患ハンドブック

編著◉横田 俊一郎・山本 淳
定価：本体 2,100円＋税
B5判／208頁／ISBN978-4-7965-2384-4

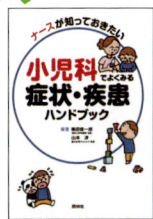

幅広い知識と技術が求められる小児科の全体像がよくわかる。症状や分野別にみた、よくみる疾患・見逃しやすい疾患をコンパクトに解説。家族への説明、健診、予防接種、学校とのかかわりなど、看護のコツが満載

SHORINSHA Best Selection 2017（No.2）

認知症ケアガイドブック

編集●公益社団法人 日本看護協会
定価：本体2,500円＋税
B5判／336頁
ISBN978-4-7965-2385-1

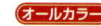
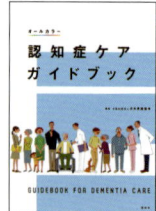

認知症の病態の基本的な知識から、ケアにおける倫理、症状アセスメント、日常生活のアセスメント、多様な場でのケアマネジメント、家族支援等について、図表や事例を多く用いてわかりやすく解説。認知症ケアチームに必携のマニュアル

基準看護計画　第3版
臨床でよく出合う看護診断と潜在的合併症

編集●矢田 昭子・秦 美恵子
編著●島根大学医学部附属病院看護部
定価：本体2,800円＋税
A5変型／544頁／ISBN978-4-7965-2380-6

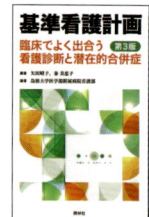

臨床でよく使う「37の看護診断」に絞った基準看護計画を掲載。医学問題は、「潜在的合併症」に基づいて標準的な看護計画を策定。最新版「NANDA-I 2015-2017」に準拠した看護診断を掲載

パッとひける
医学略語・看護略語

編集●エキスパートナース編集部
定価：本体1,600円＋税
文庫判(A6変型判)／544頁
ISBN978-4-7965-2336-3

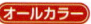
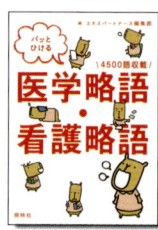

医学・医療・看護の場でよく使われる最新のアルファベット略語を精選。すべての略語にフルスペルとその発音ルビ、簡潔な解説を付け、知りたい言葉がすぐわかる

お役立ち看護カード

編集●山勢 博彰
価格：本体1,400円＋税
A6変型判／20枚
ISBN978-4-7965-7001-5

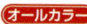
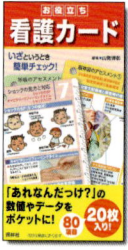

臨床現場で役立つ数値や検査値、スケールなどを、カードに凝縮。全科に共通する「緊急時にチェックしたい」「現場で必要・頻繁に使うけれど覚えにくい」データを中心に80項目を20枚のカードに収録

続・お役立ち看護カード

編集●山勢 博彰
価格：本体1,500円＋税
A6変型判／24枚
ISBN978-4-7965-7002-2

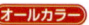
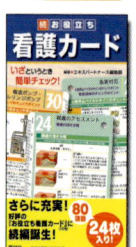

「お役立ち看護カード」の続編。急変対応や褥瘡、痛みのアセスメント、輸液療法、感染対策、経管栄養、排泄のアセスメント、精神症状のアセスメントなど全科に共通する数値やデータ80項目を、24枚のカードに収録

お役立ち看護カード
症状編

監修●山勢 博彰
価格：本体2,000円＋税
A6変型判／48枚
ISBN978-4-7965-7007-7

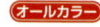
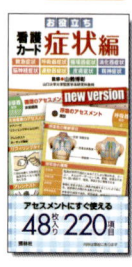

症状アセスメントに役立つ情報をコンパクトにまとめたレファレンスカード。フィジカルアセスメント・ヘルスアセスメントに必要な観察ポイント、基準、スケールなどのデータを集約

豆チョコ
看護の共通ケア

監修●山勢 博彰
定価：本体1,200円＋税
A6変型判／128頁
ISBN978-4-7965-2318-9

必要なときにその場で知識の確認ができるポケットブックシリーズの共通ケア編。アセスメントに重点をおいたポケットマニュアル。アセスメント、急変対応、ケア・処置、精神・心理、検査・薬剤の構成

照林社

〒112-0002 東京都文京区小石川2-3-23
営業部／TEL.(03) 5689-7377

●ご注文は書店へお願いいたします。
●お問い合わせは照林社営業部までお願いいたします。

弊社ホームページ・Twitterなどでは、最新の雑誌・書籍情報やセミナー情報を発信しております。

http://www.shorinsha.co.jp/

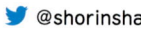 @shorinsha
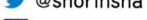
 facebook.com/shorinsha

2017.5

| Mission（使命） | × | Passion（熱意） | × | Motion（行動力） |

● Mission（使命）
Q．あなたにとって Mission（使命）とは？

A．
_____
_____
_____
_____
_____

● Passion（熱意）
Q．あなたにとって Passion（熱意）とは？

A．
_____
_____
_____
_____
_____

● Motion（行動力）
Q．あなたにとって Motion（行動力）とは？

A．
_____
_____
_____
_____
_____

■ 管理者としての活動に必要な要素

11 100％完璧な人間はいない

- 管理者が何を考えているか、何をどうしたいのかがはっきりしていなければ、スタッフは何をどうすればいいのか、わからなくなるのは当たり前ね。また、管理者があきらめたり、できないと判断してしまったら、それ以上の進展や発展はない。看護部長は、「"できないこと"は多くはない。できないのはやり方が悪いか、目標があまりにも高すぎるか、あるいは努力が足りないか、適切な人材がいないかだ」と言っているわ。
- 看護部長ってどんな人ですか？
- 一言で言い表すことは難しいわね。私だって看護部長のある一面を見ているだけかもしれないから。「看護部長はこんな人」と表現すると、レッテルを貼ることになるかもしれない。
- レッテル？
- そう。レッテルの多くは、その人のマイナスな面（逸脱した部分）にラベリングする、つまりラベルを貼ることね。1960年代に米国の社会学者ハワード・ベッカーがラベリング理論（逸脱した人間はその人の内面の問題だけではなく社会がレッテルを貼り逸脱者を作り出す）を提唱しているのだけど、レッテルを貼られた人は、その一面だけでその人全体をとらえられてしまう。
- 本当はできないのに「できる人」と見られるとか？　現実の自分じゃない人を、周囲がつくってしまうんですね。
- そうね。いろいろな場面をとらえて判断しないと本人はつらくなってしまうかもしれないし、人間関係にも影響してしまう。
- 人はたえず、他人と比較して生きているって、心理学の本で読みました。
- 自分の考えや行動を確認するためには比較も必要だけど、自分の見方だけを頼ってしまうと、見誤って180度も違うレッテルを貼ってしまうこともあるのよ！

COLUMN

人は間違ってとらえられることがある！

　必ず人にはよいところがある。そこを見いだしてかかわらなければ、看護師としての成長は培われない。
　自己感情が穏やかでないとき、あるいは自己に対して相手の存在がマイナスになると考えるとき、相手を悪くとらえ、できるだけ避けたい人、気をつけなければならない人と認知してしまう。
　管理者は感情をコントロールして、どんな人にも同じように接しなければならない！

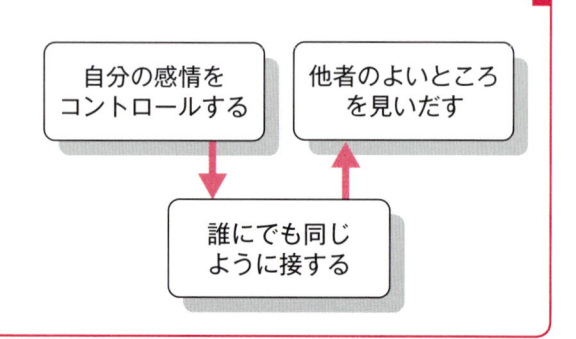

自分の感情をコントロールする → 誰にでも同じように接する ← 他者のよいところを見いだす

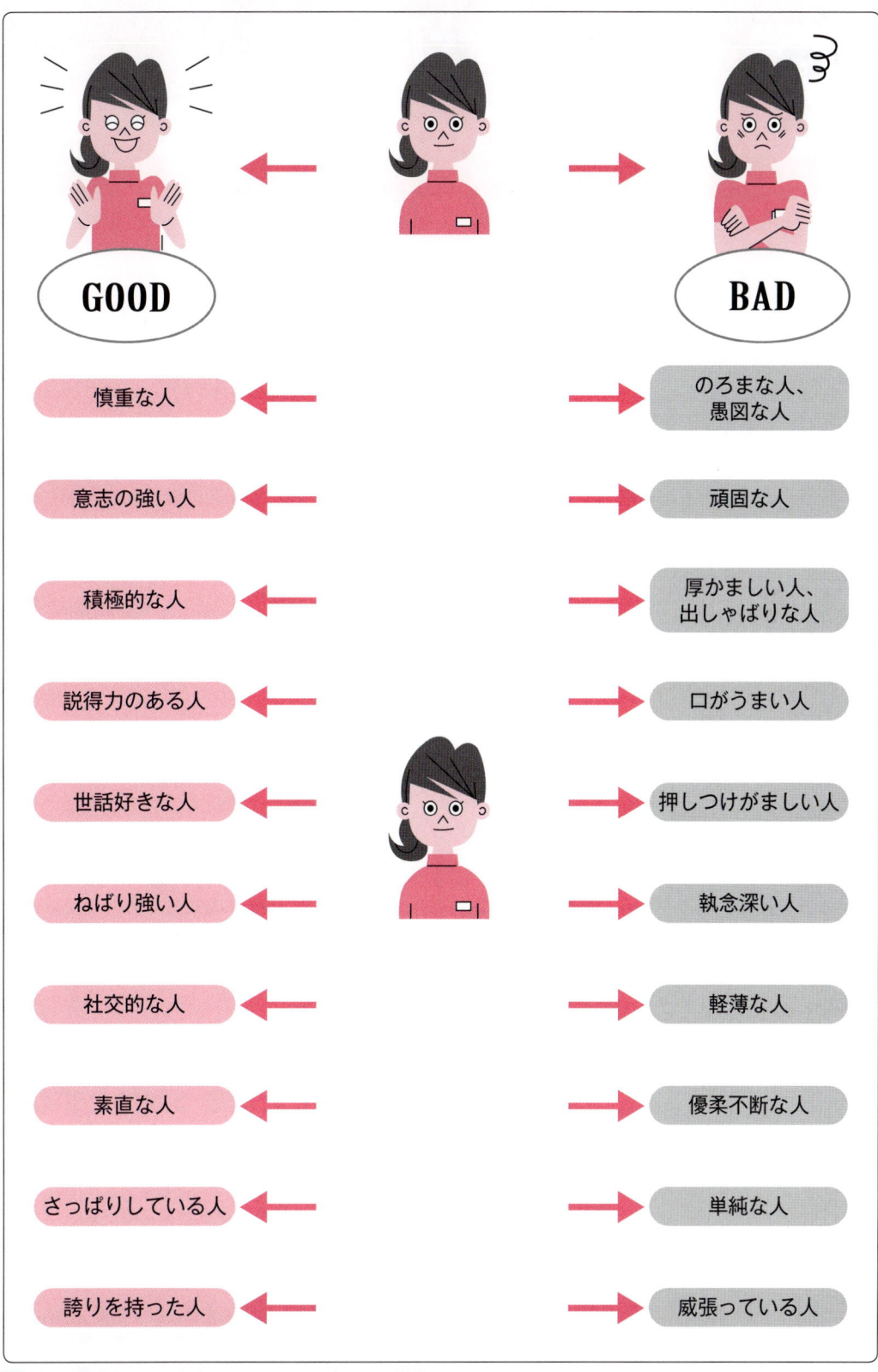

GOOD		BAD
慎重な人	← →	のろまな人、愚図な人
意志の強い人	← →	頑固な人
積極的な人	← →	厚かましい人、出しゃばりな人
説得力のある人	← →	口がうまい人
世話好きな人	← →	押しつけがましい人
ねばり強い人	← →	執念深い人
社交的な人	← →	軽薄な人
素直な人	← →	優柔不断な人
さっぱりしている人	← →	単純な人
誇りを持った人	← →	威張っている人

■ 人は間違ってとらえられることがある（例）

12 部下を大切に思い、愛しているから叱れる！

- 以前の師長にはよく怒鳴られていたけれど、カオリ師長は怒鳴らないんですね。
- 怒鳴らないけどよく叱るわよ。ひょっとして怒鳴ってほしいの？
- とんでもありません！
- 怒鳴ることは私は好きじゃないの。強い言葉によって相手が萎縮して、言いたいことが言えなくなるでしょう？　たとえ言えたとしても、口論になりがちだし。
- 感情をコントロールすることも重要なんですね。
- **感情が高ぶると冷静な判断ができなくなる。言わなくていいことまで言ってしまう危険性もある。**
- 叱ることってどういうことなんでしょうか？
- 私は、叱ることは教育だと思っている。適切に注意することが大切なのよね。私がまだ新人看護師のころ、怒鳴りもしないし叱りもしない師長の下で働いたことがあるの。何か安心できないというか、落ち着かない。「これでいいのかな？」といつも思っていたわ。
- 優等生だったんではないですか？
- そうじゃなくて、今の自分を評価してもらえていない気がしていたの。
- 叱られることは評価なんでしょうか？
- 叱られるということは、今できていないことを示してもらっているということだから、私はありがたい評価だと思うわ。また、**上司は部下のことをよく気にかけていないと、叱ることはできない。**
- では、叱らない上司をどう理解したらいいのですか？
- 「部下を愛していない」から見ていない。また見ていても叱らない。結局、この病院の看護の質を上げようと考えていないから、適切な注意ができないんだと私は思うの。ほかにも「こんなことを言うと気分を害して部下に嫌われるかもしれない」と、部下のことを気づかっているようで、じつは自分のほうが大切な自己愛の強い管理者なのかもしれない。これらは「怒鳴る」こととは別の、大きな問題ね。
- 管理者は言いたくないことも伝えなければならないんですね。問題は伝え方ですね。
- そう。**どういう伝え方をすれば相手を傷つけずに、こちらの意図を伝えることができるか**が大切ね。何よりも部下が看護師として立派に成長してもらいたいと思い、自分の管理する病棟を日本一素晴ら

COLUMN

叱ることをきっかけとする

　看護師には、患者・家族、組織の期待に添う看護サービスを提供する使命がある。「叱る必要性」は、看護師の能力を高めるために、「本人が気づいていない未開発の能力を上司が気づかせる」きっかけを与えるためにあると、認識すべきである。
　「叱ること」は、人を育てる3要素（ほめる、叱る、教える）の1つであり、「十三無」を取り除く重要な要素であるといわれている。

しい病棟にしたいと思う熱意が大切だと思うわ。
- 大切に思われていて幸せに思います。頑張らなきゃ！
- お互いに頑張ろう。でも、仏教用語の「七情六欲」が強い人は敬遠されがちだし、現代では「十三無」の人が増えていると言われているわ。気をつけなきゃね。

■ 七情六欲

（七情）
1. 喜：よろこびの感情
2. 怒：いかりの感情
3. 憂：かなしみの感情
4. 懼：たのしみの感情
5. 愛：いつくしみの感情
6. 憎：にくしみの感情
7. 欲：物や愛をほしがること

（六欲）
1. 色欲：色や形をもつものに執着する
2. 形貌欲：美しさに執着する
3. 威信姿態欲：礼儀正しさに執着する
4. 語言音声欲：美辞麗句に執着する
5. 細滑欲
6. 人想欲

■ 十三無

1. 無気力：活動に耐えられる強い精神力がない。元気や根気がない
2. 無責任：引き受けなければならない任務を遂行しないか、途中で止める
3. 無関心：心を惹かれることがなく、興味などももてない
4. 無感動：深く感じて心を動かされることがない
5. 無批判：物事の是非・価値などについて判断しない
6. 無抵抗：外からの力に対して張り合ったり、逆らったりしない
7. 無能力：仕事を行う力がない
8. 無作法：場や人物に適した振る舞いや言葉遣いができない
9. 無学力：学んで得た力がない
10. 無教養：学問や知識によって養われた品位がない。教え、育てられない
11. 無節操：主義・主張などを簡単に変える
12. 無定見：一定の見識（物事を見通す見解や独自の意見や主張）がない
13. 無思想：人生や社会に対する見解や考えがない

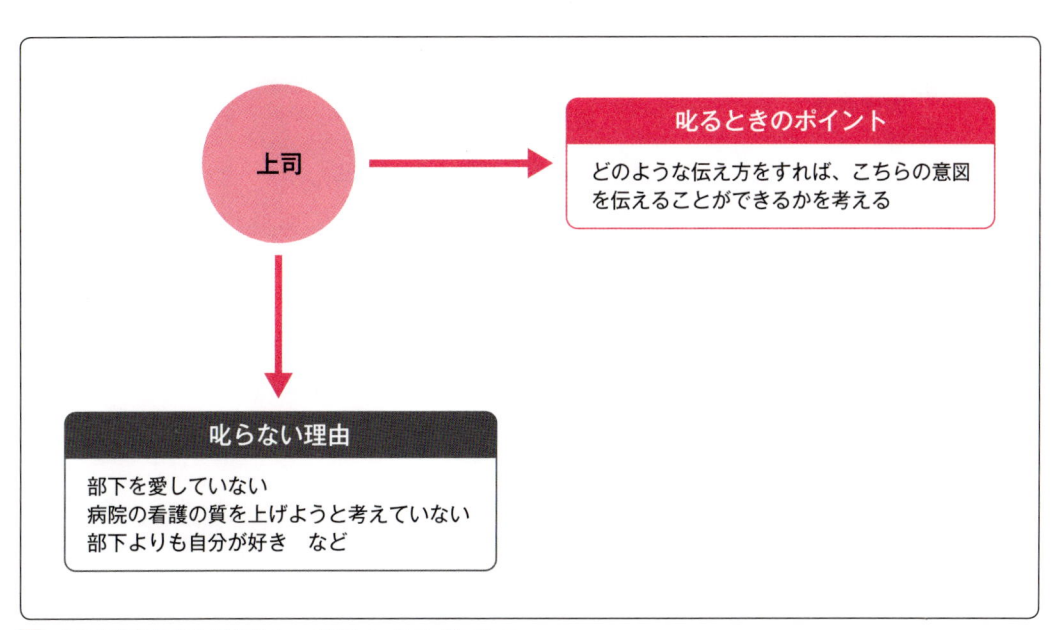

上司

叱るときのポイント
どのような伝え方をすれば、こちらの意図を伝えることができるかを考える

叱らない理由
部下を愛していない
病院の看護の質を上げようと考えていない
部下よりも自分が好き　など

■ 上司が叱らない理由と、叱るときのポイント

CHAPTER 1　看護業務管理の道しるべ

12　部下を大切に思い、愛しているから叱れる！

13 管理者として認められるには？

- 👩 管理職になると、スタッフのときのようには注意してもらえなくなるのよ。
- 👩 師長には注意されるところがないんじゃないですか？
- 👩 そんなことはないわ。でも、ときどき、自分の存在はみんなにとってどのように映っているんだろうと考えるの。部下から信頼されているのだろうか、とかね。
- 👩 自分を振り返ることは大切だと思いますが、なかなか難しいです。師長は普段どんなことに気をつけているんですか？
- 👩 看護の管理者としては、**看護の能力**はもちろんのこと、**部下を認めること**と、**管理者自身が感情をコントロールできる**人間性の部分が重要だと思っているわ。どんなに管理者の能力が優れていても、部下が管理者の顔色をうかがいながら業務を行っているようでは、部下は面白くないでしょ。
- 👩 そうですね。高圧的な管理者だと、自分の能力が発揮できないとか、新たな取り組みができなくてやりがいをもてないと思いますし、そういう話は実際、よく聞きます。
- 👩 そのような状況だと、人は育たないし、いずれ部下は辞めていくと思っている。以前に調査をしたら、**部下は「わからないときや困ったときに手を差し伸べてくれる上司」を最も望んでいました。**

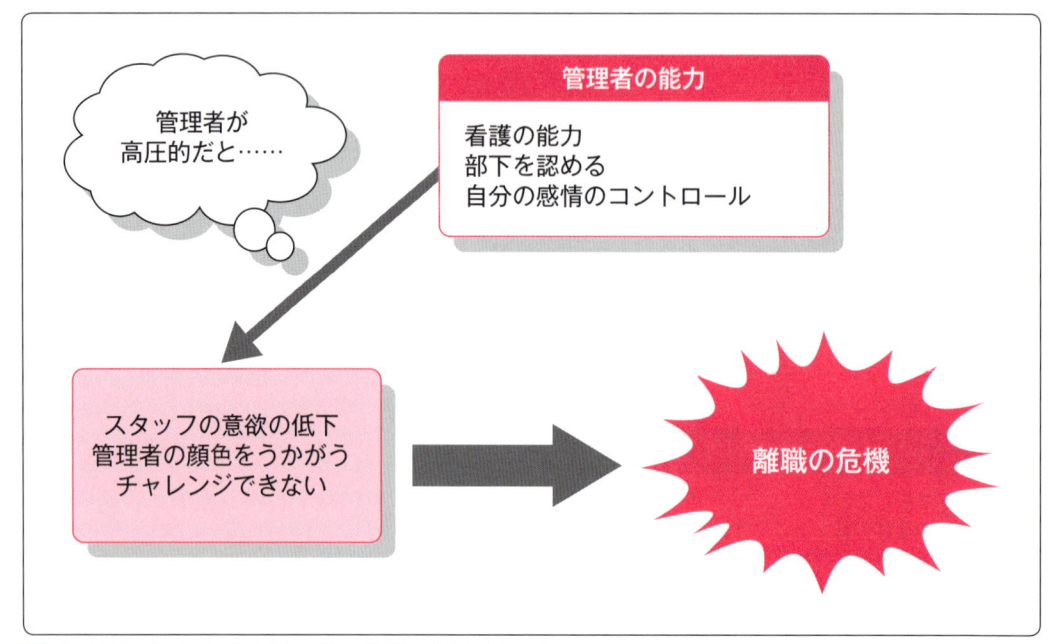

管理者の能力
- 看護の能力
- 部下を認める
- 自分の感情のコントロール

管理者が高圧的だと……

スタッフの意欲の低下
管理者の顔色をうかがう
チャレンジできない

→ 離職の危機

■ **管理者の能力や態度が離職の危機を引き起こす！**

14 アサーティブって何?

- 👩 最近、カタカナ用語が多いですね〜。
- 👨 新しい考え方や概念は、日本語に合う適切な用語がないからかもね。
- 👩 どうもカタカナ用語はピンときません。
- 👨 例えばメグミさんは、「アサーション（assertion）」「アサーティブ（assertive）」って言葉、知ってる？　日本語では「主張、断言、表明」と訳されている。でもこの言葉の本当の意味は、**「相手のことを理解し、また思いやり、素直に自分の思っていることを伝える」**ということだそうよ。
- 👩 日本語にしてしまうと、十分な説明がないと勘違いしそうですね。
- 👨 だから、カタカナ用語をそのまま用いたほうが、意味を取り違えなくていいという側面もあるのよ。ところで、主張や表現の仕方によって、人はいくつかのタイプに分かれるのを知ってる？
- 👩 いえ、聞いたことないです！
- 👨 ついでだから**次頁の表**を見て、覚えておくといいわよ。どのタイプの人が人間関係をうまく保てるか、わかるよね。
- 👩 もちろん③の「アサーティブな表現をす

COLUMN

癒すということ

癒すとは、過度の緊張や慢性的な心的疲労から自分を取り戻し、自分の居場所や、自分が拠り所とみなす人々のもとにいられるようにすることで、その人が安らぎと平穏を得られることである。

過度の緊張や慢性的な心的疲労の原因は、疾病、人間関係、その人に与えられた役割、仕事、金銭など、多岐にわたる。

ストレス軽減のための手段としては、さまざまなセラピー〔アロマセラピー、リフレクソロジー（足つぼマッサージ）、アニマルセラピーなど〕、ヒーリングミュージックによる音楽療法、自然とのふれあい（森林浴、ガーデニング、ハーブ、パワースポットめぐりなど）、宗教的技法（瞑想、座禅など）、健康法（呼吸法、気功、ヨーガなど）、代替療法（レイキ、バッチフラワー、ホメオパシー）、などがある。

このような手段を使わなくても、誰かがそばにいるだけで安心でき、落ち着きを取り戻す人もいる。看護師は笑顔で、やさしく接し、よく話を聞くことが大切である！

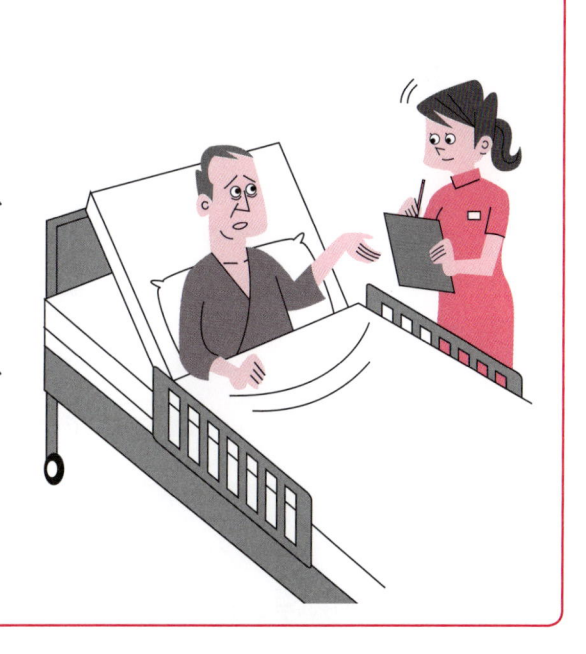

るタイプ」です。

🧑 **誰もがアサーティブになれると、職場風土はとてもよくなるわ。**

🧑 わだかまりのない、よい雰囲気で仕事ができそうですね。

🧑 管理者にとっては、スタッフが余計なことに神経を使わずに、役割に集中できる環境づくりを心がけることが、最も大切な役割だと考えているわ。ところでこの病棟に、「気をつかう人」はいるのかしら!?

🧑 ……!。

■ 主張や表現の仕方によるタイプ分け

❶自分のことだけを考えて、攻撃的な表現をするタイプ

❷相手のことを最優先して、非主張的な表現をするタイプ

❸自分の言いたいことを主張しながら相手のことも配慮する、アサーティブな表現をするタイプ

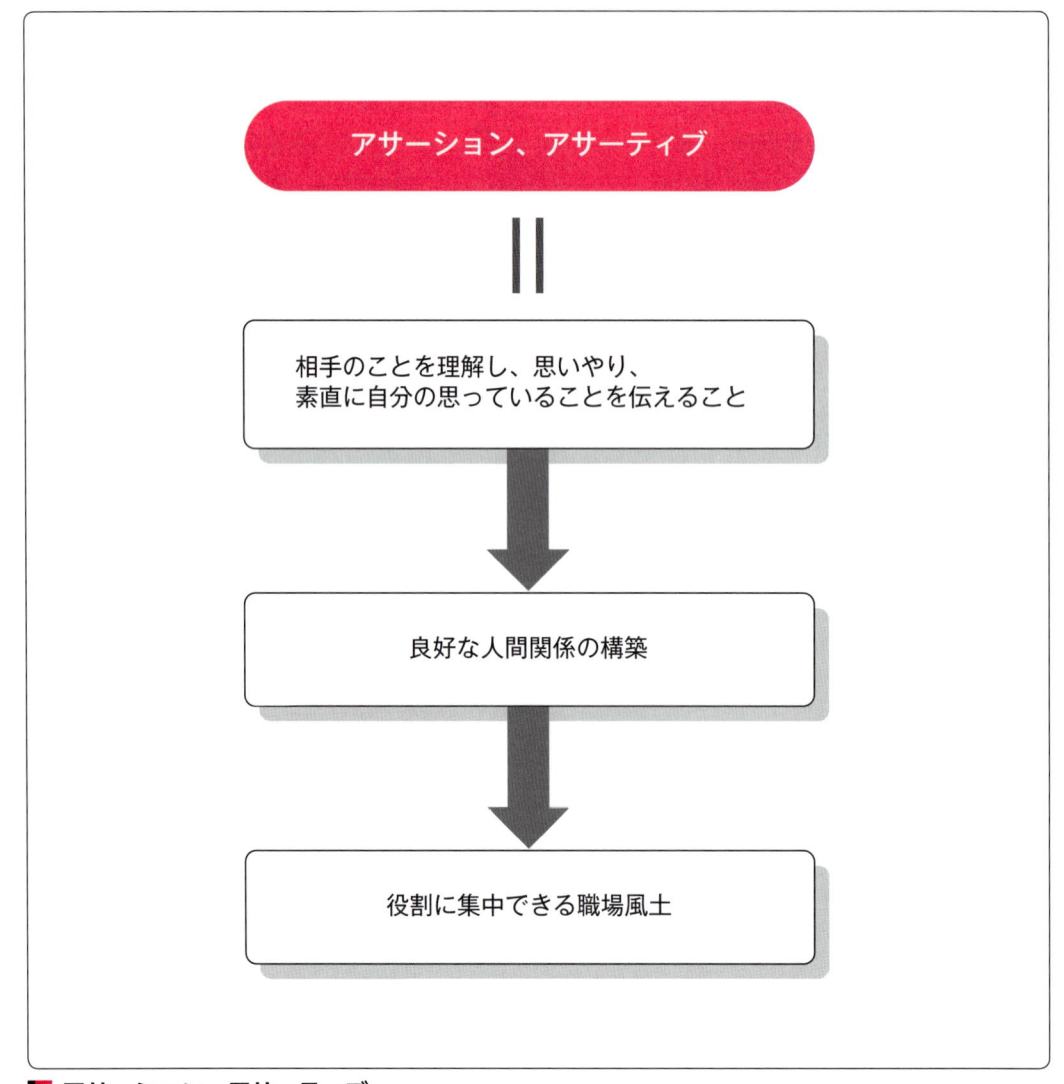

```
        ┌─────────────────────┐
        │  アサーション、アサーティブ  │
        └─────────────────────┘
                    ‖
        ┌─────────────────────┐
        │ 相手のことを理解し、思いやり、│
        │ 素直に自分の思っていることを伝えること │
        └─────────────────────┘
                    ↓
        ┌─────────────────────┐
        │    良好な人間関係の構築     │
        └─────────────────────┘
                    ↓
        ┌─────────────────────┐
        │  役割に集中できる職場風土   │
        └─────────────────────┘
```

■ アサーション、アサーティブ

15 管理はみんなで行う

- カオリ師長が日々の管理で気をつけていることは何ですか？
- **管理で重要なことは、そこで働く全員が同じ方向に向かって進めるように「整える」ということ**ね。だからみんなの看護の提供状況を、よく観察するようにしているわ。
- 病棟をよく巡回していますよね。あれがそうですか？
- 施設や設備の不具合はないか、患者さんの不満はないか、みんながどのように看護を提供しているか、などを確認しているのよ。
- いろんな視点で観察しているんですね。
- 環境を含めて管理者が確認しておかなければならないことはたくさんあるけど、**1人ではできないから、みんなにも係としての役割でお願いしている**のよ。
- 教育係や安全係、業務改善係、薬剤係などいろんな役割がありますね。
- **管理はみんなで行うことで成り立っている**。どれもとても重要な役割よね。何かが欠けても管理は成り立たない。この前A病院で火災が発生したでしょう。あの原因を知っている？
- くわしくは知りません。
- 「トラッキング現象による火災」と新聞に書いてあったわ。
- 「トラッキング現象」？？
- コンセントにプラグを差し込んでいると、プラグにほこりがたまるでしょ。そこに適度な湿度が加わりショートして発火する現象のこと。
- 私が休みの日に、みんなでコンセントのチェックをしたと聞いたけど、そのことだったんですね。
- 病棟には人工呼吸器や電動ベッド、輸液ポンプ、モニターなど、電気を使用するたくさんの医療機器があるでしょう？入退院も多いからリネン交換も頻繁だし、多くのスタッフが病室の出入りをするから、ほこりがたまりやすい環境なのよ。安全係が月に一度はチェックしてくれているけど、念のためにみんなで確認したの。
- そうだったんですね。
- 火災は人災の側面もある。普段から気をつけていれば防げるもの。管理者として、患者の安全と看護師の安全を確保することは一番大切なことよ。万が一のときの防災訓練も大切ね。消火器や消火栓の使い方を知っている？
- 大丈夫です。自衛消防隊員ですから！
- 頼もしい。みんなが使えるかを確認してもらえるかしら？
- 了解しました！

COLUMN

医療安全係の役割とは

医療安全は、患者の生命を守ることと看護師の社会的生命を守るためにある。医療安全係は、医療事故防止対策が確実に実行されているかを確認する発生予防に、最大限の時間を費やさなければならない。

16 医療事故は個人の力だけでは防げない

- 最近思うのですが、医療安全のために、看護が受け身になっているような気がします。
- えっ、どういうこと？
- 看護を積極的に行えば行うほど患者さんの活動範囲が増え、転倒の危険性が増したり、チューブ類が体内に挿入されているのに活動しようとして抜けかかったりする。こんなとき、「動かないでほしい」と思ってしまうことがあるんです。もちろん、動かなければ筋力低下や関節可動域の機能低下、ADL低下や大脳機能の低下などが発生することはわかっているけれど、**安全を考えると、看護を積極的に行うことが怖くなる**ことがあるんです。
- 確かにそういう面はあるわね。高齢者が増えていることもあって、**こちらの意図をなかなか理解してもらえない**。説明したときは「はい」と返事をしても、しばらくすると忘れてしまっている。ナースコールも押さないなど、**予防がとても難しくなっている**。
- 過失があると私たちの責任になるわけですよね？
- **医療防止に関連する必要な注意を行っているか否かによって、責任が問われるかどうかが決まる**。
- **注意義務を怠っていなければよいということですね**。
- 医療過誤は、関連する事象に「結果」と「原因」という因果関係があるかどうかで決まるの。そこに「過失がある」と判断されれば医療事故になるけれど、結果として患者さんが傷害を受けなければインシデント、ヒヤリとするような医療上のミス、あるいは思いがけない偶発的な出来事となる。一方、患者さんや医療スタッフに傷害を及ぼした場合、アクシデントとなる。**インシデントもアクシデントも多くの場合、ヒューマンエラーが原因ね。ヒューマンエラーは大別してラプス／スリップ、ミステイクに分けられるのよ**。
- ラプス／スリップ、ミステイクについてもう少し説明してください。
- いろいろな解釈があるのだけれど、ラプスは、「計画は正しかったが実行段階で思いがけない"抜け"が生じる」ことで、スリップは「計画は正しかったが実行段階で間違える」こと。ラプスではまだヒューマンエラーには至っていないのだけれど、一歩手前の非常に危険な状態ね。

日本で医療事故がクローズアップされ始めた事例

1999年1月：横浜市立大学附属病院・患者取り違え手術事故
1999年2月：東京都立広尾病院・消毒液を誤注入し患者死亡
1999年7月：杏林大学医学部付属病院：割り箸刺入の見落とし事故
2000年2月：京都大学医学部附属病院：人工呼吸器の加湿器にエタノールを補充し患者死亡
2000年4月：東海大学医学部付属病院・栄養チューブ誤接続投与事故
2000年9月：埼玉医科大学総合医療センター・抗がん剤過剰投与事故

ミステイクとは、「計画そのものに間違いがある」こと。

なるほど。

ラプス／スリップは意図されていない行動だけれども、ミステイクは意図された行動であるということが、大きな違いなの。スリップの例としては、思い込みや思い違いによる患者誤認事故や、手が滑ったことによる針刺し事故などがある。一方、ミステイクの例としては、ベテランスタッフが「規則とは異なる」ことを理解しながら逸脱行為を行うことや、初心者が正しい方法を知らないまま、行為に及ぶことなどがあげられる。

これらを防ぐにはどうしたらいいんですか？

ラプス／スリップを防ぐには、声かけや指差呼称、再確認やダブルチェックなどが基本。ミステイクを防ぐには、スタッフ教育やマニュアル遵守などを徹底する必要があるわね。

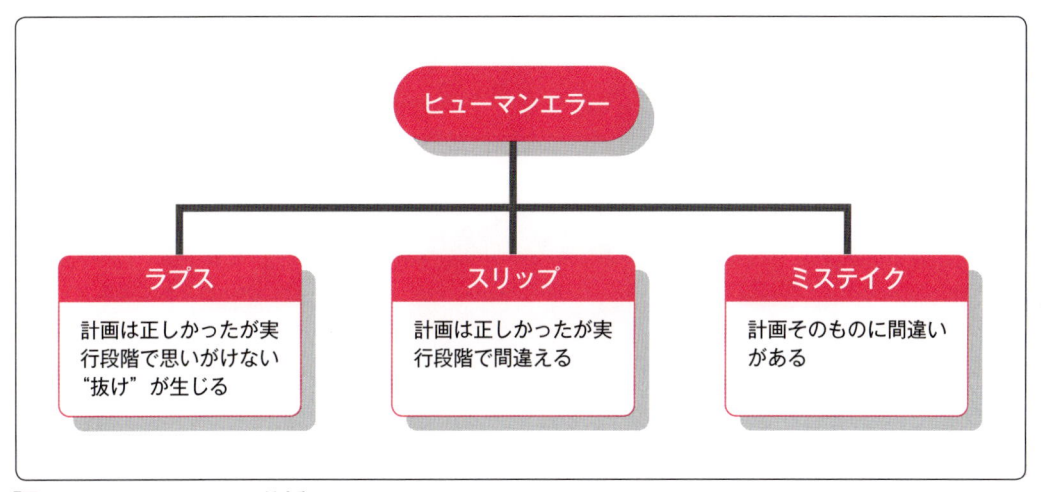

```
                    ヒューマンエラー
          ┌──────────────┼──────────────┐
        ラプス            スリップ          ミステイク
   計画は正しかったが実  計画は正しかったが実  計画そのものに間違い
   行段階で思いがけない  行段階で間違える     がある
   "抜け"が生じる
```

■ ヒューマンエラーの分析

■ 医療事故防止の取り組み

❶個人としての努力
・精神的・身体的な自己管理を行う
・知識・技術の習得に励む
・わからないことの確認や依頼をする
・患者との人間関係を確立する
・事故防止への関心を維持する

❷職場の努力
・リスクの確認と予防策の徹底
・事例の報告と共有を図る
・安全な環境をつくる（教育の徹底）
・システムを見直す

❸病院の努力
・組織としての事故防止の取り組み
・医療安全研修を定期的に行う
・リスクマネージャーを全部署に配置し、医療安全を強化する
・事故防止委員会の設置と権限の付与、活性化を図る

COLUMN

医療事故発生後の負のサイクル

医療事故が発生するとマスコミに大きく取り上げられ、病院の信頼は失墜する。風評被害も発生し、受診患者の減少による病院収入の減少、医療関係者の応募者数の減少をきたす。一方、訴訟が起こると訴訟費用や賠償金での支出が増加し経営を圧迫するほか、裁判期間中の職員の不在、人的資源の減少による職員1人当たりの業務量の増加、退職者の増加によりさらに業務は繁忙化するといった負のサイクルに陥る。

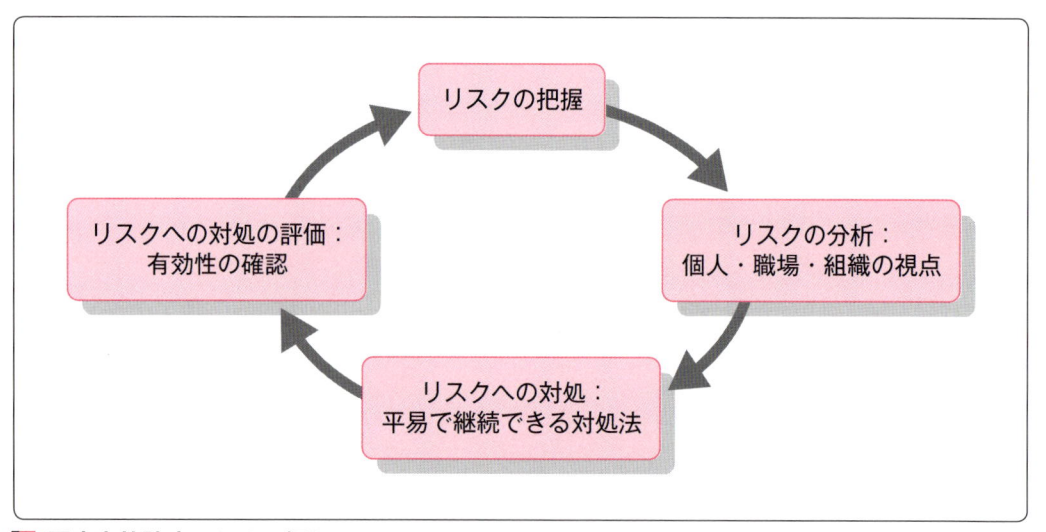

```
         ┌─────────────┐
    ┌───▶│  リスクの把握  │───┐
    │    └─────────────┘    │
    │                       ▼
┌──────────────┐      ┌──────────────┐
│リスクへの対処の評価：│      │  リスクの分析：  │
│  有効性の確認   │      │個人・職場・組織の視点│
└──────────────┘      └──────────────┘
    ▲                       │
    │   ┌─────────────┐     │
    └───│  リスクへの対処： │◀────┘
        │平易で継続できる対処法│
        └─────────────┘
```

■ **医療事故防止のために行うこと**

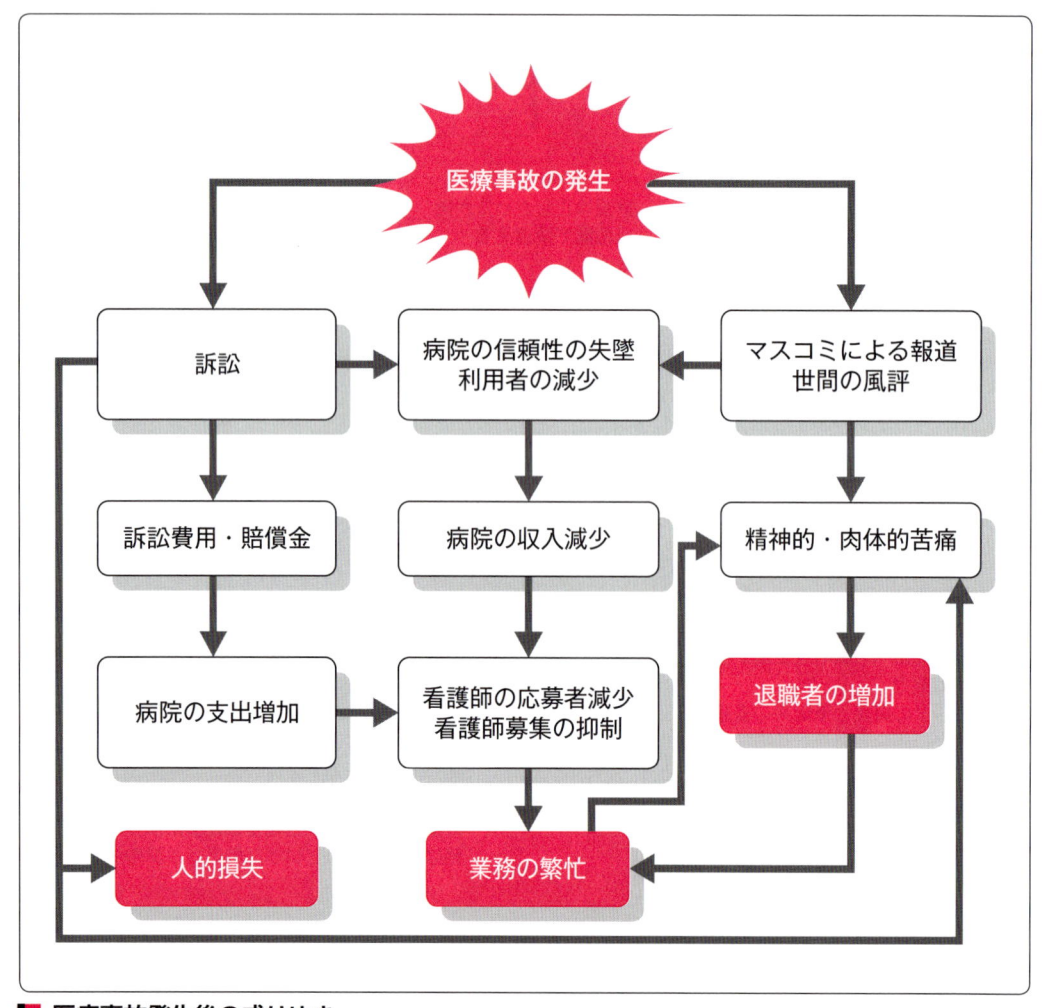

■ **医療事故発生後の成りゆき**

（図：医療事故の発生 → 訴訟／病院の信頼性の失墜・利用者の減少／マスコミによる報道・世間の風評 → 訴訟費用・賠償金／病院の収入減少／精神的・肉体的苦痛 → 病院の支出増加／看護師の応募者減少・看護師募集の抑制／退職者の増加 → 人的損失／業務の繁忙）

COLUMN

2012年の医療事故件数

　日本医療機能評価機構は、2012年1年間に報告された医療事故件数を発表した。全国926の医療機関から2,882件の報告があり、2005年の調査開始以来、最多となった。

　おもな事故内容は、ガーゼ遺残、熱傷、薬の投与量の間違いや移動時の転倒などである。医療従事者別の事故発生割合は、医師が全体の44％、看護師が全体の49.4％である。看護師の経験年数別発生率では、0～4年（経験年数5年未満）が651件（38.6％）で最も高く、経験年数5～9年が351件（20.8％）、10～14年が184件（9.2％）、15～19年が138件（8.2％）、20～24年が136件（8.1％）、25～29年は112件（6.6％）、30～34年は74件（4.4％）、35～39年は39件（2.3％）となっており、経験年数とともに減少していることがわかる。また医療事故を起こした10年未満の看護師の割合が6割にのぼっている。

　経験するのを待ってはいられない。ヒヤリハット（患者に影響はなかったが医療事故につながる可能性のある）事例を分析して同じ間違いを起こさないようにしたり、医療事故の原因を共有し徹底して防止策を講じていかないと患者の命は守れない。昨年のヒヤリハット事例は、559医療機関から69万109件の報告があり、こちらも過去最高の件数となっている。

■ 過去の医療事故件数（273指定医療機関のみの件数）

年	2005	2006	2007	2008	2009	2010	2011
件数	1,114	1,296	1,266	1,440	1,895	2,182	2,483

17 共有することが重要！

- 🧑 師長にはよく「共有しなさい」と言われますが、「共有する」ってどういうことですか？ 何となくはわかるのですが。
- 🧑 「共有する」とは、1つの情報があったとして、その情報を自分（自分たち）のこととしてとらえて、悪いことは同じことにならないように、よいことは同じになるようにすることね。
- 🧑 例えば病院や介護施設で、ノロウイルスによる急性胃腸炎が発症して死亡者が出るなど、院内感染が問題になったことがあります。このときも「情報を共有するように！」と指示されたと思うのですが、この場合、どのように情報を共有すればよかったのでしょうか？
- 🧑 **「情報が理解できた」では不足**よね。他人事（ひとごと）でないと感じると同時に、感染を防ぐこと、最悪でも感染が原因となって死亡に至らないように対策を講じることが重要。
- 🧑 うちの病院では、標準予防策（スタンダード・プリコーション：うがいや衛生学的手洗い、マスク・手袋・エプロンの着用など）を行っていますけど。
- 🧑 標準予防策は基本中の基本。看護師の健康管理を徹底し、職員が保菌者となって菌を媒介しないように、また必要に応じて感染の疑われる面会者を制限する、身体的に弱っている患者を外部と遮断したり接触時間を短くするといったことも必要になるでしょう。
- 🧑 1人1人の看護師がこうしたことを理解し実行できているかを確認することが、情報を共有するということですね。**情報を共有すると行動が伴う**ということですね。

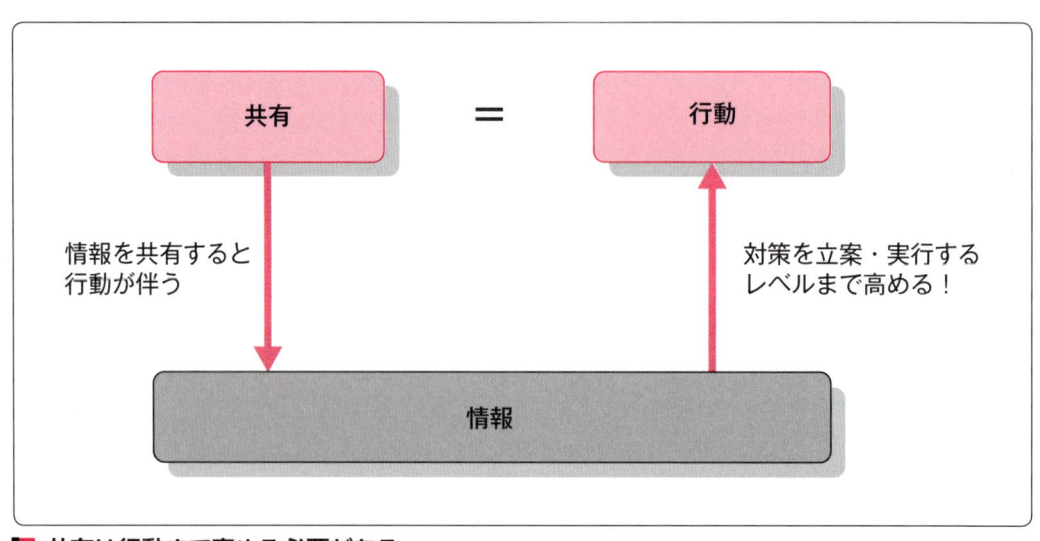

```
   共有    =    行動
    │              ▲
情報を共有すると    対策を立案・実行する
行動が伴う          レベルまで高める！
    ▼              │
         情報
```

■ 共有は行動まで高める必要がある

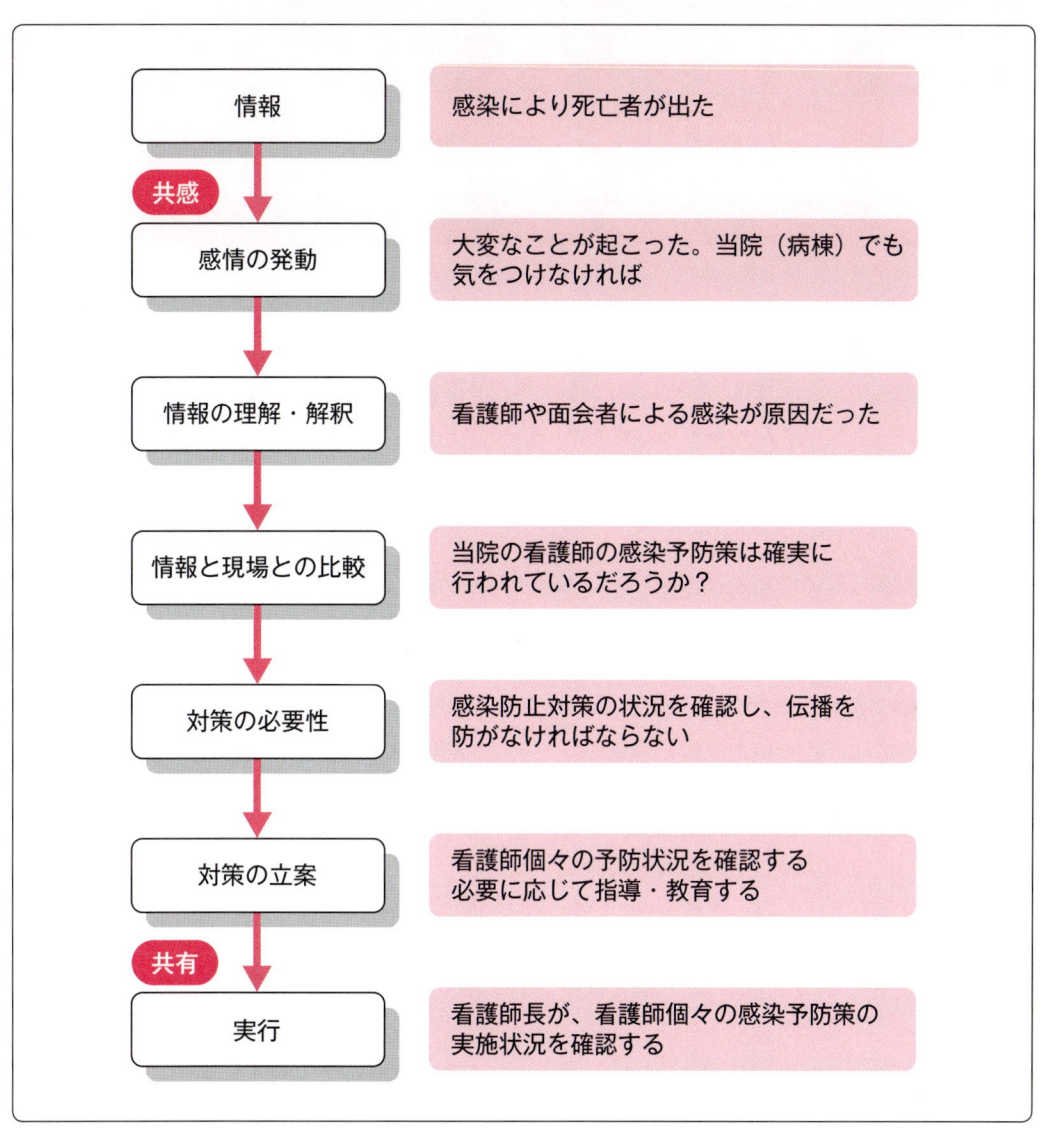

```
                         共感
┌─────────┐
│  情報   │ → 感染により死亡者が出た
└────┬────┘
     ↓
┌─────────┐
│感情の発動│ → 大変なことが起こった。当院（病棟）でも
└────┬────┘   気をつけなければ
     ↓
┌──────────────┐
│情報の理解・解釈│ → 看護師や面会者による感染が原因だった
└──────┬───────┘
       ↓
┌──────────────┐
│情報と現場との比較│ → 当院の看護師の感染予防策は確実に
└──────┬───────┘   行われているだろうか？
       ↓
┌──────────┐
│対策の必要性│ → 感染防止対策の状況を確認し、伝播を
└─────┬────┘   防がなければならない
      ↓
┌──────────┐
│ 対策の立案 │ → 看護師個々の予防状況を確認する
└─────┬────┘   必要に応じて指導・教育する
      ↓  共有
┌─────────┐
│  実行   │ → 看護師長が、看護師個々の感染予防策の
└─────────┘   実施状況を確認する
```

■ **共有のプロセス**

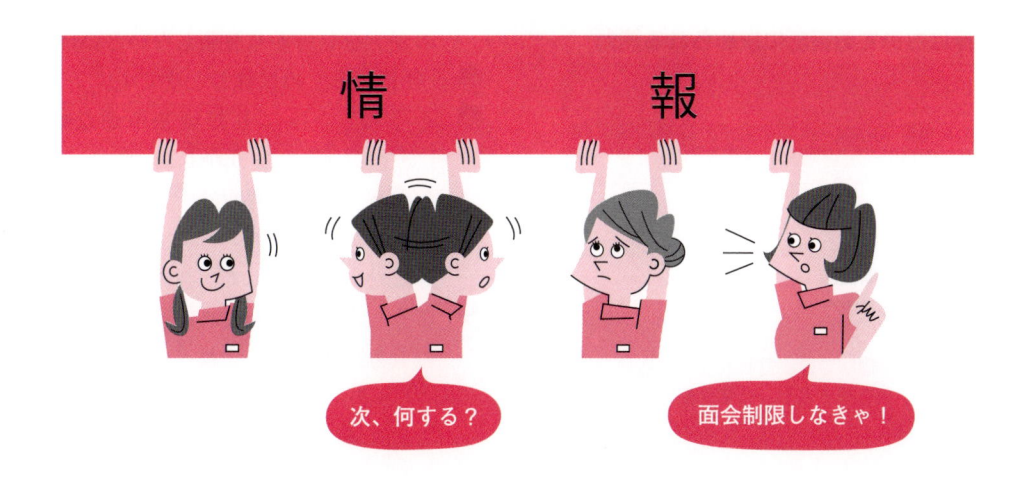

情　報

次、何する？　　面会制限しなきゃ！

17　共有することが重要！

18 教育は「1＋1＝3」を目指す

- 👩 ちょっと質問。「1＋1＝3」にするにはどうしたらいいと思う？
- 👧 「1＋1＝2」ですよね。数学的には無理だと思います。
- 👩 **数学的な「量」ではなく、「質」で考えればいい**のよ。
- 👧 う〜ん、ケーキが2個あったとして、他のケーキより1個あたり1.5倍おいしければ、2個で3倍おいしい、というようなことですか？
- 👩 そのとおり！　これは**人を育てるときの考え方**なのよ。2人の看護師がいて、それぞれが1人前の看護師であれば「2人前」。1人の看護師が平均1.5人分の能力をもつことができれば、2人で「3人前」になるでしょ？
- 👧 でも、そもそもどうして1.5人前を目指す必要があるんですか？
- 👩 例えば新規採用の看護師が多ければ、既就業者の能力が高くないと、看護の質は低下してしまう。また、急に業務量が増えたとしても、1人1人の能力が高ければ、時間外労働時間が増えることにはならない。1.5人前を目指す理由を先の3Sで考えてみると（→ p10）、「組織満足」に関しては、患者や家族の評判がよいことによる口コミ宣伝効果が得られ、生産性が上がり時間外労働も少なくなる。「患者満足」では、待たせないことや苦痛を少しでも早く軽減することにつながるし、安心感や信頼感も生じる。「看護師満足」では賞賛されたりほめられることが多くなり、自己存在感や充実感を抱くことができる、ということね。**表**に示す3点について磨きをかけるのよ。
- 👧 これって、管理者に求められる能力（→ p16）と同じじゃないですか!?
- 👩 じつは、看護管理者に求められる能力も、臨床において看護師に求められる能力も、基本的には同じことなの。でも看護管理者は、これらの能力に関して、個々の看護師の「何ができて何ができないのか」「何がわかっていて何がわかっていないのか」をしっかり評価しないといけない。
- 👧 「評価する」のは難しそうです。
- 👩 そうね。やっぱり評価基準がないと、「できているかどうか」や「わかっているかどうか」の判断はできない。技術力に関してはプロトコールに沿って実施できるかどうかをみて、判断すればいいの。
- 👧 こうした能力が高まれば、提供する看護の質も高くなりますね。

■ 臨床において看護師に求められる能力

①専門技術力
安全で確実な、かつスピーディーな専門技術力をもつ看護師

②人間関係構築能力
誰からも慕われ頼られる人間性と、人間関係構築能力をもつ看護師

③概念化能力
問題の本質が理解でき、言われなくても何を行えばよいかが理解できる、概念化能力をもつ看護師

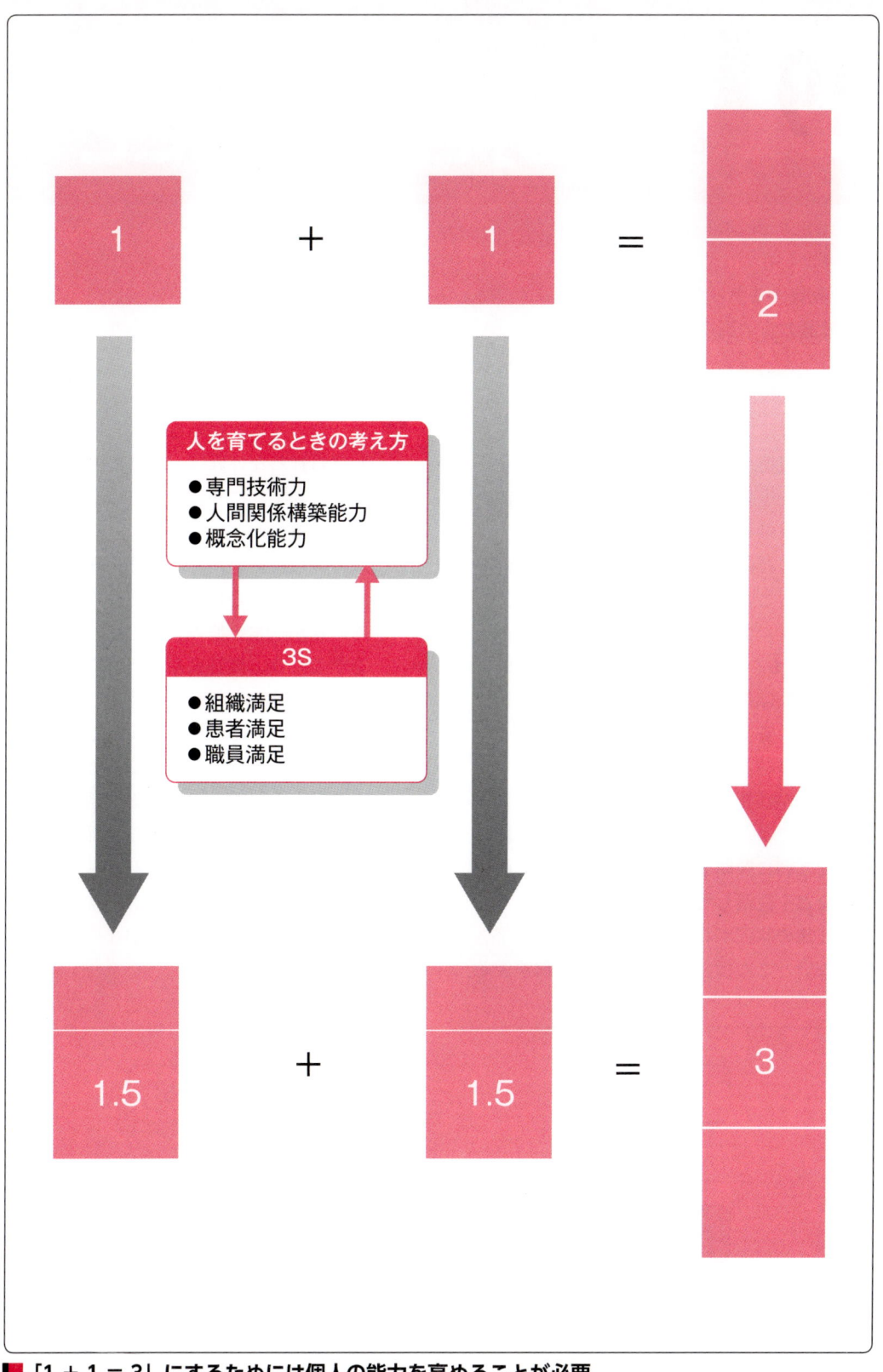

人を育てるときの考え方
- 専門技術力
- 人間関係構築能力
- 概念化能力

3S
- 組織満足
- 患者満足
- 職員満足

■「1 + 1 = 3」にするためには個人の能力を高めることが必要

19 教育は「できる」と「わかる」を統合すること

- 「教育する」って難しいですね。
- 看護教育の到達点は、**安全で確実に「できる」技術に長け、その必要性や根拠を十分に理解している看護師**になることね。
- 看護師のなかには、その行為の意味、意義や根拠がわかっていない人や、看護行為を行う必要性や根拠はわかるけど、技術が未熟な看護師もいます。
- 看護の技術と知識を統合することを、教育するときは考えないとね。**わかっていて、かつできる看護師を育てる。**
- 「できる」の判断の根拠は何ですか？
- 技術には作業手順がある。その流れに沿って、安全かつ間違いのない行動がとれればいい。**マニュアルと行為を確認する**ことが必要ね。
- それでは、「わかる」の判断の根拠は？
- お互いに疑問を出し合って、その解決策などを説明してもらう問答方式をとると、知識の状況がわかる。みんなが解説できないところは、学習会を設けて解決するといいわよ。
- 技術を高めるためには、繰り返し繰り返し、トレーニングを行うしかありませんよね？
- そうね。技術を高めるには、その人自身が自ら行わなければ、身につかないわ。
- では、効果的に知識を学ぶにはどうしたらいいですか？
- この病棟に多い疾患や状態、検査、処置、治療と、それらに伴う看護から学んでいくことが基本。他の人のもっている知識を学んだり、教科書や専門書の活用、看護学生の症例レポートを活用して、疑問を早く解決するように心がける。
- **管理者は、スタッフの「できる」と「わかる」を客観的に測定する評価基準を準備しないといけない**んですね。また、「誰ができないか」「誰がわかっていないか」を把握して、教育を計画する。看護師の能力の見きわめが大切なのですね。

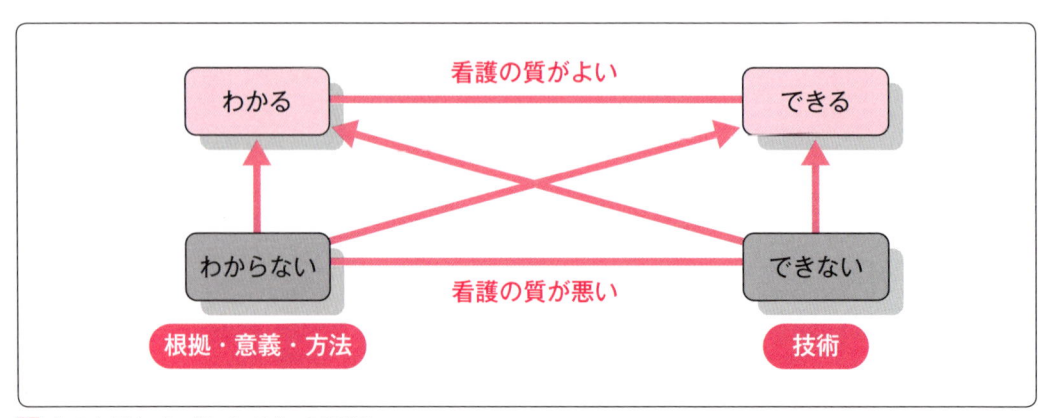

■「できる」と「わかる」の関係

20 人は変わるから教育がある

- 私が担当しているプリセプティは他の人より学びが遅れていて、教えるのに苦労しています。
- スイスの生物学者アドルフ・ポルトマンは、本来であれば人間は21か月で生まれるところを10か月で誕生する。生理的早産だと言っているのよ。
- どういうことですか？
- 生まれて間もない人間の赤ちゃんは、感覚器の発達はすぐれているけど、立つことも歩くことも乳首を探すこともできない。つまり、運動器の発達が未熟で、他の大型動物に比べて自らの力で生きる術をもたず、すべてを養育者にゆだねている。
- 生まれてから人は学び、発達するということですか？
- そう。だから、**どのような養育者にかかわるかによって、心理・発達学的な学びや社会を生きていくための学習は変わるし、学ぶスピードも異なってくる**。でも、人は変わる。変われるから教育はあると思うの。ところでメグミさんは、かけ算の九九を何回で暗唱できるようになった？
- 覚えていませんけど何十回、何百回と復唱したと思います。
- **理解できるまで、実践できるまで、根気よく指導する**。人によって学ぶスピードは違って当たり前なの。養育者、指導者によっても学ぶスピードに差が出ることもある。だから、誰を指導者にするかが難しいし、誰でもよいというわけにはいかない。経験を多く積んでいるからよいというものでもないのね。
- 師長はどのような基準でプリセプターの人選をしているのですか？
- 私の基準ではなくて、看護部として**下表**のような基準がある。指導・教育マニュアルも備えてあるのよ。
- 看護部として統一してあるんですね。

■ 指導者の選択基準

❶ 指導が上手である
  ・行う看護の「エビデンス」をわかりやすく表現できる
  ・看護の知識が豊富である
  ・看護技術が基本に則して安全で確実に実行できる
❷ 相手の学習進度に則して教えることができる
❸ 人間的に寛容でありやさしい人柄で、感情に浮き沈みがない
❹ 実習指導者研修会に出席し、「教育」についてよく理解している
❺ 部下を育てることの意味をよく理解している
❻ 人に教えることが好きな人、楽しめる人

COLUMN
「何回言っても理解しない」の「何回」は何回？

かつて、看護師長・副看護師長の合同会議で「何回言っても理解しない新人看護師がいて困る」という話が出た。みんなで話し合ったところ、「何回言っても」の何回とは、「3回」であるという意見が最も多かった。
3回言われて理解できないと「何回言ってもわからない新人看護師」と言われてしまう可能性もあるのだ。

21 環境で人は変わる

- 👩 人は十人十色だというけれど、私はそのとおりだと思う。いい人、そうでない人、いろいろな人がいるものね。ところであなたは、性善説や性悪説についてどう考える？
- 👩 えっー、性善説と性悪説ですか！？
- 👩 東洋と西洋を問わず、世界中で昔から性善説と性悪説が唱えられてきたようね。平たくいうと、性善説とは、人は生まれたときは「善」だけど、成長過程で「悪」を身につけるという考え方で、性悪説とは、人は生まれたときは「悪」だけど、成長過程で「善」を身につけるという考え方。私は性善説を信じているけれど、問題は、成長過程において「悪」を学んでしまう環境があるということだと思う。
- 👩 どうして師長は、性善説だと思うんですか？
- 👩 **環境は人を育て、人を変えると言われる。人は生まれた後に、学びを深めて発達する。**「悪人」は、「善」として生まれた後に「悪」を学ぶのか、あるいは、「悪」として生まれた後に十分な「善」を学び損ねたのか、ということになる。「孟母三遷（もうぼさんせん）」という故事を知ってる？
- 👩 いいえ、知りません。どんな話ですか？
- 👩 環境が発達に影響しているという内容の昔話。中国古代の思想家で性善説を唱えた孟子は、幼いころお墓の近くに住んでいて、葬式ごっこばかりして遊んでいた。次に市場の近くに転居をすると、商人ごっこばかりして遊ぶようになった。そこで学校の近くに転居をしたら、ようやく勉強するようになった、という話。何かわかるような気がするのよね。論理的な根拠はないんだけれど、私は性善説を信じているわ。
- 👩 性善説にしても性悪説にしても、確かなことは、人の発達には環境が大きく影響するということですね。
- 👩 そうね。よい教育者や養育者、指導者に出会わなければ育たない。
- 👩 師長はよい指導者に出会ったんですね。
- 👩 確かにそうね。だから私も、私を教えてくれたよき指導者を見習って、よき指導者になりたいと思っているのよ。
- 👩 私もよき指導者のおかげで、いろいろと学ばせていただいています。
- 👩 そう言ってくれると素直にうれしい。管理者になるとほめられることは少ないからね！

22 できない部下をどうするか？

- 私は、人には適性があると思います。
- それはそうね。
- 私のプリセプティは、この病棟に適応できていないみたいで……。
- 看護師国家試験に合格できるだけの能力はあっても、病棟になじめない人はいるわよ。
- どうしたらいいんでしょう？
- **性格や、器用・不器用などの特性によって、適応できる人とできない人に分かれる。** また、学びたい看護があって、希望する病棟に配属されたかどうかによっても、モチベーションに違いが出るわ。
- 本人は、希望した病棟だと喜んでいたんですが。
- 性格で考えると、じっくり型の人は、入退院が多く診療の補助を中心とした急性期の病棟（病院）では適応するのは難しい。逆にハキハキ型の性格では、ベッドサイドで患者に寄り添い、日常生活の援助を中心とした慢性期や療養型の病棟（病院）に適応することが難しい。
- その人のタイプに合った病棟（病院）かどうか、よく話し合ってみます。
- 能力の問題と決めつけないほうがいい。まずは十分に理解して話し合ってみるといいわね。

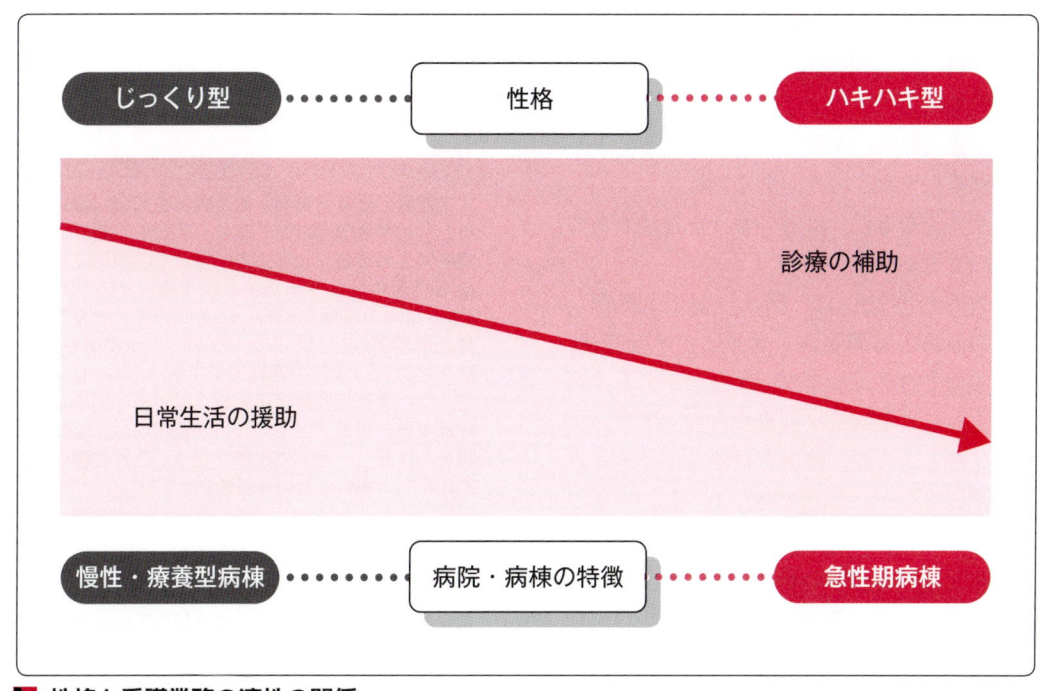

■ 性格と看護業務の適性の関係

23 教育を組み立てる要素

- 🧑 学習能力には個人差がありますが、教える人が心得ておくことはありますか？
- 🧑 **能力の差を考慮して教育を行うのであれば、まず能力の差を客観的に評価し、能力ランキングを作成することが必要。ランクごとにグルーピングして教育を行うのが効果的か、個別に行うほうが効果的かを検討することが大切ね。能力を加味しなければいっせい教育を行う。**
- 🧑 教育の方法はどのように構成するのでしょうか？
- 🧑 学習すべき内容によって、個人差を考慮して教育方法を検討する。一般的には、まず教える側が、①どれぐらいの期間（時間）をかけ、②どこで、③誰が、④何を、⑤何の目的で、⑥どのような方法（教授法、教材など）を用いて、⑦誰を対象にして教育するのか、⑧学びの成果確認（評価）をどうするかなどの要素を理解しておく必要があるわね。
- 🧑 具体的な方法にはどのような種類があるのですか？
- 🧑 教育の方法には、伝承（口述・伝聞）、対話による問答法、講義による教授法、集団でのグループワークなどがあるけれど、日本では古来、自学自習・手習い・暗唱といった、模倣と習熟を伝統とする学習方法が行われていたようね。近年では、コンピュータやインターネットを活用した教育が多いわね。
- 🧑 **さまざまな教育法を、学習者に応じて採用する必要がありますね。**

■ 現在の授業方法の例

1. プログラム学習

米国の心理学者バラス・スキナーが提唱した学習指導方法。オペラント条件づけの原理を応用したもので、学習の到達目標に至るまでのステップを細かく設定し、学習者の反応に対して即座にフィードバックを行いながら、学習者に適したペースで指導を行っていく

2. 発見学習

学習すべきことを、教師（講師）の説明によって教わるのでなく、学習者が自らの発見によって学習していく学習方法。受動的な学習方法に比べ、内発的な動機づけが促進され応用力も高まるとされているが、効果の有無は学習内容や対象者のレベルなどにもよる

3. 範例方式

模範とすべき例や手本を用いて授業を展開する指導法

4. 完全習得学習（マスタリー・ラーニング、習熟学習）

学習者のほぼ全員が、教育内容を完全に習得するための学習理論で、「出来・不出来の差は、学習者個人の資質によるものではなく、学習に必要な時間をかけなかったことによる」という考え（キャロルの時間モデル）に基づいて、米国の教育心理学者ベンジャミン・ブルームが提唱した。具体的には、学習の過程でテスト（形成的評価）を行い、学習者が教育目標を達成できているかを確認する。達成できていない学習者には、補充教材を与えたり、個別に指導を行う。これを繰り返すことで、完全な習得を目指す

5.「学び方」学習

「学び方」そのものを学ばせることで、自主的・自立的な学び手を育てることを目指す指導法

24 ほめて育てる：ピグマリオン効果

- 👩 人を育てるうえでは「ほめて育てる」ことがポイントと聞きましたが、どうしてですか？
- 👩 ほめてやる気を出してもらうほうが、よい結果を生み出しやすいといわれるのよ。**ほめることは、相手の存在を認めて期待をかけることであり、相手はその期待に応じようと奮起する。**これを「ピグマリオン効果」と呼ぶの。ピグマリオン効果は、米国の教育心理学者ロバート・ローゼンタールによって実験されたのよ。
- 👩 たしかに、ほめられるとうれしいですよね。
- 👩 なぜ、ほめられるとうれしくなるのかしら？
- 👩 行ったことや言ったことを認めてもらえた、ということだと思います。
- 👩 そうね。マズローの欲求5段階説でいう「承認と自尊心の欲求」が満たされたということ（→p107）。部下が「もっとほめられたい」と思えるようにすることが、指導者には必要ね。
- 👩 そのためには、指導者として何をどうしたらよいでしょう？
- 👩 みんなの看護の状況を見たり、服装や態度、笑顔やコミュニケーションの状況などで、**各人のよいところを探すことを心がけながら観察する。ダメなところや悪いところは目につきやすいけど、「よいところ探し」**はなかなか難しい。
- 👩 自分では「できて当たり前」と思っているから、「よいこと」という認識はないですね。自分のよいところは自分では見つけられない。
- 👩 他者から指摘してもらえないと、自分のよいところはわからないもの。以前に、ある病棟に電話をしたら、とてもよい電話対応をする看護師がいたの。思わず名前を聞いて対応をほめ、「こういう看護師に看てもらえる患者さんはうれしいわよね、今後が楽しみね」と伝えた。その病棟の師長にも同じことを伝え、指導が行き届いていることを賞賛した。その病棟の看護師も師長も、とても喜んでいたわ。
- 👩 ほめる場面はいっぱいあるんですね。よいところを探す姿勢が大切ですね。
- 👩 **ほめるだけじゃなくて、必ず期待を付け加えることも重要。**過度な期待は簡単に達成できないから、小さな期待を表現することが重要ね。

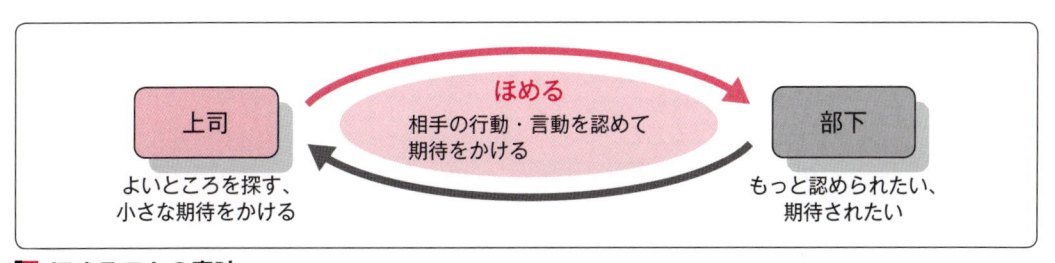

```
┌─────┐   ほめる           ┌─────┐
│ 上司 │  相手の行動・言動を認めて  │ 部下 │
└─────┘  期待をかける        └─────┘
よいところを探す、              もっと認められたい、
小さな期待をかける              期待されたい
```

■ ほめることの意味

25 新人看護師の看護を確認する

- 👩 新人看護師は、技術ばかりを覚えたがる傾向がありますが、それでいいんでしょうか？
- 👩 **学校教育での技術的な学びは、演習や視聴覚教材での学びがほとんど。実習中も、直接患者を対象にした診療の補助にかかわる実習は行っていないから、心配なんだと思う。気持ちはわかるよね？**
- 👩 気持ちはわかりますが、やっぱり看護を全体的なものとしてとらえてほしいと思って……。何か「看護」全体をうまく説明できるようなものはないですか？
- 👩 看護の概論的なことを教えるには、**下図**を使ってみてはどう？
- 👩 この**図**はどのようなことを表しているんですか？
- 👩 社会的にも肉体的にも精神的にも健康な人が病気になり、その病気の進行度で「自立」に影響が及び、自分のことが自分でできなくなっていく。また、「自律」にも影響が及び、精神的に自分をコントロールできなくなっていく。
- 👩 病気の進行度と自立・自律の間に相関関係があり、病状が進むほど看護の必要性が高まるけれど、少なければ看護のかかわりは少なくてすむということですね。
- 👩 そこを見きわめる看護の知識と、患者の抱いているつらさを少しでも軽減するための看護の技術が必要になるのね。
- 👩 看護の役割としては、保健師助産師看護師法では「診療の補助と日常生活の世話」と記載されていますけれど、それと

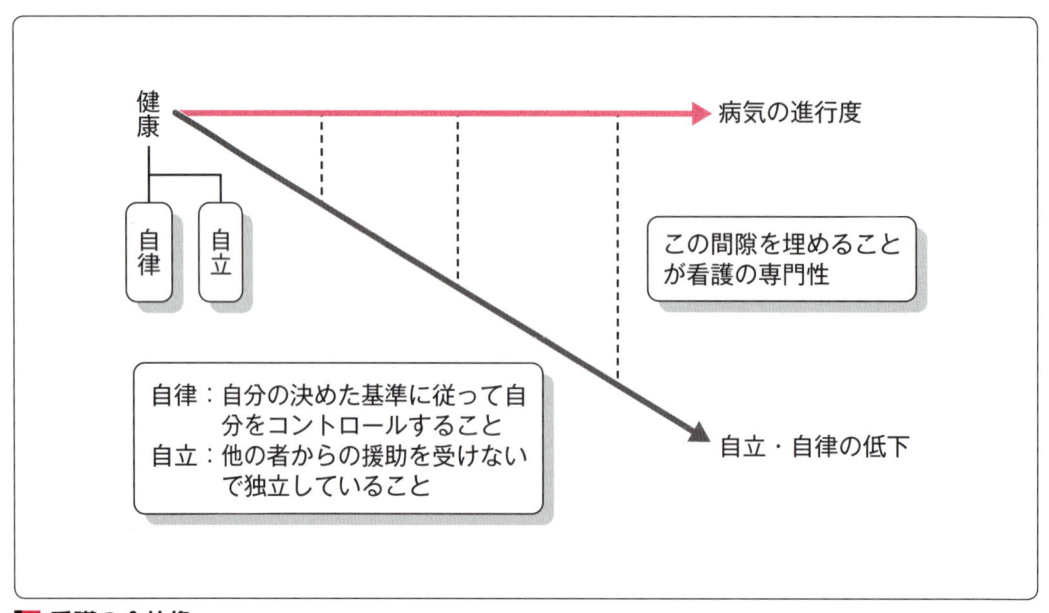

```
健康 ─────────────→ 病気の進行度
  ├─自律  自立
                          この間隙を埋めることが看護の専門性
                  ──→ 自立・自律の低下

自律：自分の決めた基準に従って自分をコントロールすること
自立：他の者からの援助を受けないで独立していること
```

■ 看護の全体像

の関係はどう説明できますか？
- 「診療の補助」は、医師の指示や指導に基づいて行われる看護師の医療行為によって、健康の回復を図ること。つまり、自立・自律の回復に向けて、患者に対して検査や処置、薬剤投与などを行うこと。「日常生活の世話」は、看護独自のケアを用いて、患者を自立と自律の回復に向けることと理解してくれればいいわね。
- **「病気の進行」と「自立・自律の低下」の間にあるギャップをいかに埋めていくかが、看護師に求められる専門能力**ということですね。

- そうね。患者さんは病気によって何ができなくなり、何ができる状態であるかを十分に把握する。そして、できなくなったことに対して、どのような看護を提供すれば、患者さんが自立・自律した状態へと向かわせられるのかがわかり、実行できることを、新人看護師にはしっかりと理解してもらいたいよね。
- 看護師の存在意義を含めて、よく理解できました。この図を使って何を学ぶ必要があるか、看護の役割は何かについて、新人に説明します。

COLUMN

看護系大学や看護学部（学科）の人気

　2014年4月の開学（開設）に向けた大学の設置許可を申請しているのは、山形県立米沢栄養大学、敦賀市立看護大学（福井県）の公立2大学と私立の日本福祉医療大学（北海道）、京都看護大学（京都府）、大和大学（大阪府）の5大学で、山形県立米沢栄養大学を除く4大学は、いずれも看護学部（大和大学のみ保健医療学部看護学科）の設置を予定している。また、学部（学科）の設置の申請や設置届け出の状況を見ても看護学部や看護学科が目立つ。2014年以降でも、すでに同志社女子大学が2015年4月に看護学部看護学科（仮称）を計画していることをWEBサイトで公表している。
　看護系大学（看護師養成課程のある学部・学科をもつ4年制大学）は、年に10校以上のペースで増加しており、文部科学省によると、1991年度には11校（定員558人）だった看護系大学が、20年後の2010年度には188校（定員2万5,394人）となり2013年度は219校までに増えている。いっぽう、短大や専門学校など大学以外の養成機関は減少傾向にあり、2014年に看護学部開設予定の青森中央学院大学や足利工業大学などは、短大の看護学科（3年制）を募集停止として大学に4年制の看護学部を開設することにしている。
　こうした「看護」の人気の背景には、景気に左右されない、確実に就職が見込める、地元で仕事が見つかりやすいこと、等がある。医療情勢や国民の動向などから、病院や介護現場など看護職の需要はますます高まる。

文部科学省のWEBサイト（http://www.mext.go.jp/b_menu/shingi/daigaku/toushin/attach/__icsFiles/afieldfile/2013/04/09/1333134_1.pdf）より

26 マニュアル人間にどう対応する？

- 指示したことはやってくれるけど、細かく指示をしないと自分では動こうとまったくしない「指示待ち人間」とか、言われたことを言われたとおりにしかできず、マニュアルがないと何もできない「マニュアル人間」。最近、自分で考えて行動しない看護師が増えていると言われているけど、あなたはどう思う？
- そうでしょうか？ 1人1人と話をすると、けっこういろんなことを考えていて、むしろ勝手な判断で事故につながらないか、心配してしまうくらいなんですが。
- つまり、けっして「指示待ち人間」ではないということね。それはいい傾向だと思うけれど、あなたが言うように、できないのに行おうとするところは問題ね。まだ「マニュアルがないからできません」と言われたほうが安心する。
- 「わからない」「できない」状態で行おうとする。注意を要するケースでも、本人に確認すると「できます」「わかってます」と言うんです。
- 前に「できる」と「わかる」を統合する、という話をしたけれど（→ p38）、「わからない、できない」を「わかる、できる」にするために必要なものは何かわかる？
- まず、看護基準や看護マニュアルですね。
- そう。では、看護マニュアルって何？
- 看護師が行う看護行為について、行動や方法を示したものです。
- どのように対応したらよいか、その方法がわからない人に理解してもらうために作成されたもので、すでにたくさんの看護行為を経験している人は、めったに読むことはないわね。
- そうですね。方法を知らない人（初心者）を教えるための文書ですね。
- 医療器具などの使用方法も記載してある。図と文章などを使って、わかりやすく解説されていて、すべての看護師が一貫性のある、一定の水準以上の行動をとれるようにしてある。
- 「マニュアル人間」には、マニュアルを使ってマニュアル本が不要になるくらい理解してもらうことが重要ですね。
- 国家試験に合格できる人たちなので、記憶力はよいはず。まずはマニュアルに沿って行えることを最優先として、次の段階で創造力や発想力を引き出すようにする。マニュアルを見ないで業務が行えるようになったら、知識と技術を評価するといいわね。
- その際に、「こういう場合はどうする？」など、いろいろな状況を想定して確認しながら進めていけば、少しは変わっていくような気がします。
- 長年培った姿勢はすぐには変わらないけれど、時間をかければ変わると思うわよ。
- 忍耐を試されるゲームみたいですね？ ゲーム感覚でいないと疲れるかも。
- そういう人間に育てたのは今の大人だから、私たちにも責任はあるのよね。

27 自立した看護師を育てるには？

- 「自立した看護師になるように」と指導を受けますが、自立した看護師ってどういうイメージをもてばいいんでしょうか？
- 自立した看護師とは、自分が看護者として何をすべきかがわかり、状況を的確に判断して看護行動を行える人のことではないかしら？
- 師長さんの立場から、自立した看護師を育てるにはどうしたらいいと考えていますか？
- その前に「教育」をどのように考えるかが大切。教育とは何？
- 教育とは、人を育てることです。
- どうして育てなければならないの？
- 一人前の看護師になってもらいたいから。
- 到達目標としてはそこに行き着くわね。**教育とは、今まで蓄積してきた看護文化を、次の人に獲得してもらうことを目指してはたらきかける営みのことでは？**
- 「看護文化の伝承」ということですね。
- そのとおり！ 自分の習得していることを伝えるのはもちろんのこと、さらに学びを深めるためには、「自分で学ぶ」ことを身につけてもらうことが大切ね。
- だから自立させることが必要なんですね。
- 魚を採って与えるよりも魚の採り方を教えないと、自立できないでしょう？ 魚を与える人がいなくなったらどうなる？
- 食べ物がなくなって死んでしまうかも！ 与えるだけではダメなんですね。自主的に学ぶことも教えなければ。
- **教育は、教える人がもっている教育の考え方や、教育の機会の有無にも左右されるのよ。**
- 教育の機会がなければ、またよい教育者に出会わなければ、「獲得すべき能力を損なう危険」があるということですね。必要な能力は教育によって与えられると。
- そうね。**今までできなかったことができるようになって、新しい力がつく期待と予感を感じられることが大切**。だから、学んでも新しい力が身につかないような学び、喜びを伴わない学びは教育にならない。思いつく節があるでしょ？
- そうですね。私の経験では、①嫌々ながらの学び（強制された学び）、②教科書を見ればわかるようなつまらない教授法（興味がわかない）、③何を言っているのかがよくわからない教授法（意味不明）などは、ダメでしたね。
- **新たな自分がつくれないから学びにならない。だからつまらないのよ。**
- 人には知的欲求があって、「自分の能力を試したい、伸ばしたいという発達への動機がある」と学びました。そのことを大事にしながら興味がもてるような教育内容にしないといけないですね。
- 自立したかどうかの判断は、日本看護協会が提唱している看護者の倫理綱領の15の条文（行動指針）を判断基準にするといいわよ[1]。

---

1) 日本看護協会：看護者の倫理綱領
http://www.nurse.or.jp/nursing/practice/rinri/rinri.html　　（2013年7月1日閲覧）

■ 看護者の倫理綱領[1]

1. 看護者は、人間の生命、人間としての尊厳及び権利を尊重する
2. 看護者は、国籍、人種、民族、宗教、信条、年齢、性別及び性的指向、社会的地位、経済的状態、ライフスタイル、健康問題の性質に関わらず、対象となる人に平等に看護を提供する
3. 看護者は、対象となる人々との間に信頼関係を築き、その信頼関係に基づいて看護を提供する
4. 看護者は、人々の知る権利及び自己決定の権利を尊重し、その権利を擁護する
5. 看護者は、守秘義務を遵守し、個人情報の保護に努めるとともに、これを他者と共有する場合は適切な判断の元に行う
6. 看護者は、対象となる人々への看護が阻害されているときや危険にさらされているときは、人々を保護し安全を確保する
7. 看護者は、自己の責任と能力を的確に認識し、実施した看護について個人としての責任を持つ
8. 看護者は、常に個人の責任として継続学習による能力の維持・開発に努める
9. 看護者は、他の看護者及び保健医療福祉関係者とともに協働して看護を提供する
10. 看護者は、より質の高い看護を行うために、看護実践、看護管理、看護教育、看護研究の望ましい基準を設定して、実践する
11. 看護者は、研究や実践を通して、専門的知識・技術の創造と開発に努め、看護学の発展に寄与する
12. 看護者は、より質の高い看護を行うために、看護者自身の心身の健康の保持増進に努める
13. 看護者は、社会の人々の信頼を得るように、個人としての品行を常に高く維持する
14. 看護者は、人々がよりよい健康を獲得していくために、環境の問題について社会と責任を共有する
15. 看護者は、専門職組織を通じて、看護の質を高めるための制度の確立に参画し、よりよい社会づくりに貢献する

(日本看護協会、2003年)

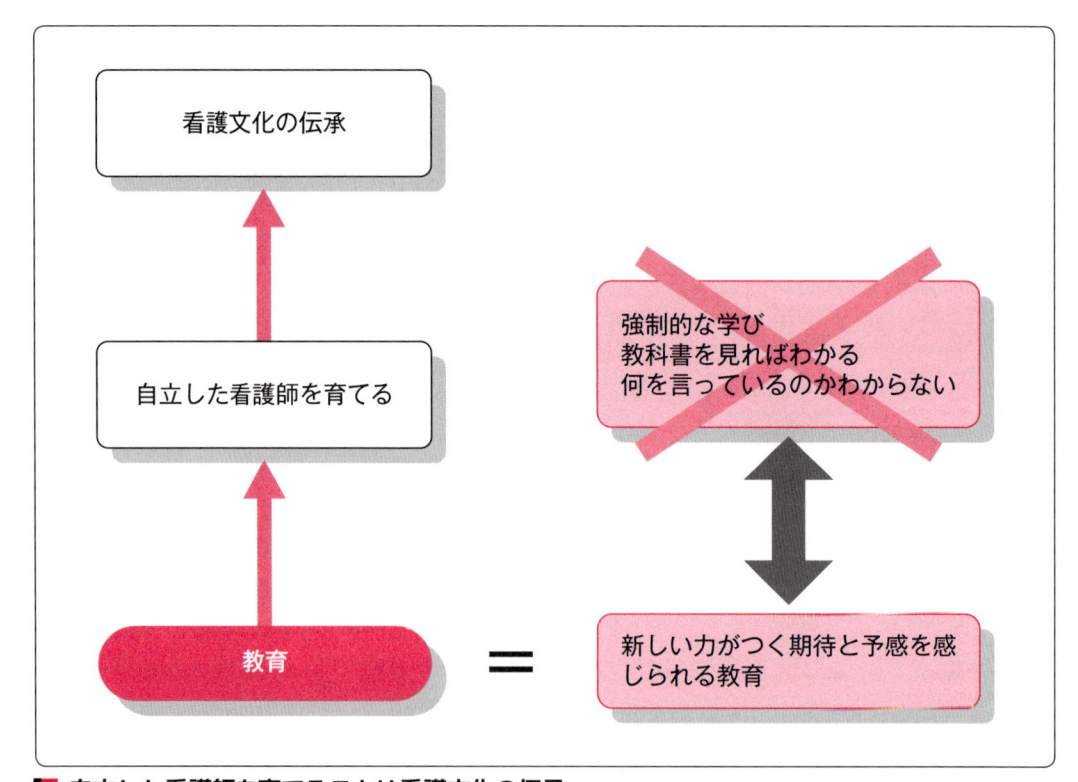

■ 自立した看護師を育てることは看護文化の伝承

28 組織に役立つ新人看護師を育てる

- 新人は誰しも「できる人になりたい！」と思っている。しかし、どのような人が「できる人」なのかはよくわかっていないし、具体的に描けていないことが多い。短期間で、看護師を何年も経験している人のようになりたいと思っている場合が多いわね。
- 「できる」ようになるための具体的な行動や態度を教育しないといけないですね。
- 「できる」「できない」ということについて考えてみると、「できる」「できない」の二元論で人を評価することは、けっこう難しいことに、前に気づいたことがあるわ。
- えっ、どういうことですか？
- 例えばその人が「いかに病棟に役立つか？」という視点で評価しても、いろいろな種類の役立ち方があるでしょ？ 例えば、注射はまだうまくできないけど、知識は十分に勉強していて、患者さんへの説明は上手に行える看護師がいたとする。この場合、「技術を含めてすべての能力が向上するようにトレーニングする」のではなく、「組織に役立つためにトレーニングする」と考えたほうが、組織人としての意識は高められる。
- うーん、組織という言葉が新人看護師になじみますかね？ 新人についてみんなの意見を聞くと、「何を考えているのか、理解しているのかがわからない」「自分で考えない。自発的に行動しない」「新人としての立場をわきまえていない」「やる気が伝わらない。やる気がない」「指示・指導を理解できない」「社会人としての基礎ができていない」「報告・連絡・相談ができない」「傷つきやすい」など、看護教育以前に指導すべき課題がいっぱいあるように感じます。
- では、看護の知識や技術の指導の前に、新人看護師の心得を徹底的に教え込んだらどうだろう？
- 看護師として就職する前に身につけておいてほしいと思いますが。
- 実際に現場で指導しながら教えられる内容ではないと思うから、看護技術の教育の前に、短期間でのプログラムを組んでみるわ。ロールプレイをやってみよう。協力してくれる？
- もちろん！ でも私は、新人看護師役でお願いします。

■ 新人看護師の心得

1. どこまで理解できるか、どこがわからないかを指導者に伝えること
2. 自分で考え、自発的に行動すること
3. 新人らしい謙虚さをもつこと
4. モチベーションを保ち、周囲に対してやる気を示すこと
5. 指導者の指示・指導を理解するよう努めること
6. あいさつ、身だしなみなどマナーを身につけること
7. 報告・連絡・相談（ホウレンソウ）が適切に行えること
8. ちょっと叱られたくらいでは傷つかないこと（期待されているから叱られる。一人前になるためのプロセス！）

29 看護学生の実習指導

- 👩 看護学生のオリエンテーションでは何を行えばいいのですか？
- 👩‍⚕️ メグミさんは今年から、看護学生の実習指導担当だったわね。後輩の育成は臨床においてとても大切な役割だから、実習指導者としての心得や実習内容をよく理解して、指導を行ってね。
- 👩‍⚕️ 実習指導要綱と照合して準備することについては問題ないと思いますが、オリエンテーションを「簡潔かつ正確に」行う自信がありません。
- 👩‍⚕️ 実習に必要な情報で、1回の説明では覚えきれないようなものは、紙に書いて渡すようにするといいわね。
- 👩 病室の配置とか、物品の保管場所の配置などですか？
- 👩‍⚕️ 他にも病棟の業務日課表や、週間業務予定表などもある。オリエンテーションで

■ 実習指導者の心得

❶実習指導者は、実習の目的・目標、実習期間をよく理解しておく
❷実習指導では、何を教材にして実習を展開するかを理解しておく
❸オリエンテーションは簡潔かつ正確に行う
❹指導者の名前と顔を学生に覚えてもらい、指導者も学生の名前と顔をしっかり覚える
❺学生を1人にしない
❻実習環境を整え、学生の緊張をとくように心がける
❼実習効果の上がる受け持ち患者を選定し、患者の承諾を得ておく
❽学生の実習に必要な物品がそろっているか、確認しておく
❾実習記録について、個人情報にかかわる内容の記載や保管に気をつける
❿患者情報を簡潔にまとめておき、紹介する

まず最初に行うのは職員紹介と学生紹介だとして、次に行うべき項目は何？
- 👩 何だろう？「担送」「護送」「独歩」の区分けですか？
- 👩‍⚕️ それも必要なことだけど、どんな場合に担送や護送が必要不可欠になる？
- 👩 ああそうか、火災や地震のときにとくに必要です。「災害発生時に学生がどういう行動をとったらいいか」ですね。
- 👩‍⚕️ 災害が発生したときには、チームの一員として安全な行動をとってもらわないといけない。どうすればいいのかをしっかり理解してもらっておく。また、オリエンテーションでは学生のレディネス、つまり、学習を受け入れるだけの知識・経験・身体・興味・意欲などが準備できているかを把握する。
- 👩 レディネスはオリエンテーションでどのように把握すればいいんでしょうか？
- 👩‍⚕️ 例えば病棟構造の説明でトイレに行ったときに、健常な人の尿の1日量や回数、尿の性質や意味、つまり、尿とはどんなもので、どこでどのようにつくられ、排泄の状態から何がわかるのかなど、関連する知識の状況を把握するといいよ。そのとき、知識と一緒に、興味や意欲などの積極性を確認するわけ。
- 👩 なるほど、病棟説明で対象となる場所や物品を活用して、レディネスを把握するんですね。食堂では栄養について、リネン庫では睡眠について、清拭車では清潔について、体重計のところでは体重から何がわかるか、といったように！

30 シミュレーション研修で学ぶ

- 最近、「シミュレーション研修」というのを開始しましたが目的は何ですか？
- 業務中に多くの時間を割いて研修をすることはできないけれど、みんなに少しでも学びを深めてほしいのと、重大な事故などを起こして看護師としての社会的な生命を失わないようにしてもらいたい。そのために、業務開始のときに3分時間をとって、「今どんな問題がある？」「こんなときどうする？」などを考えるようにした。みんなで問題を共有することと、注意喚起の意味があるのよ。
- わずか3分の研修ですけど、なぜか緊張します。メリハリがつくというか、「仕事をするぞ！」という感じになります。
- 時間は有限。時間を大切に、効果的に使いたいと思っているの。わずか3分、されど3分よ。夜勤者3人と日勤者10人、合わせて13人が3分ずつ時間を共有する。1人当たり1年間、休暇を除いて230日の勤務とすると、690分の研修時間。
- 看護師1人当たり11時間以上になりますね！　わずか3分と思っていたけど、何もしなければ「0」だから、大きい時間になりますね。
- 研修内容を輪番で任せたので、バラエティに飛んでいて面白いでしょ？
- 今日の朝のシミュレーションでは、「昨日入院した人は、今日の自分の受け持ちで何人いますか？」という問題だった。普通は考えない問題で、一瞬誰かいたかなって考えてしまった！
- 申し送りで入院患者さんを伝達されるよ

り、心に残って意識づけられたでしょ？
- 確かにそうですね。昨日のシミュレーションでは、「今地震が発生したらあなたはどうしますか？」という問題でした。みんなが何をすればいいか、共通認識できました。
- 「火災が発生したらまず何をする？」とか、「糖尿病ではなぜ空腹感が強いの？」とか、とても短い時間だけど、普段あまりにも当たり前に遭遇する問題や日ごろ考えたことのない問題が出されているわね。実習中の学生のなかでも、楽しみながら勉強しているって評判になっていると、看護学校の先生から聞いたわ。
- 学生も興味を示してくれているんですね!?　それでは学生さんにも、ぜひシミュレーション研修に積極的に参加してもらいましょう。「消火器の使い方は？」なんていうのもいいですね。
- とてもいい考えね。さっそく学校に連絡をしておくわね。

■ シミュレーション研修のテーマの領域

❶ 医療安全に関するもの
❷ 感染防止に関するもの
❸ 看護技術に関するもの
❹ 看護の知識に関するもの
❺ 検査に関するもの
❻ 処置・手術に関するもの
❼ 災害・防災に関するもの
❽ 広く一般教養に関するもの
❾ 患者の状態に関するもの
❿ 会議の重要ポイントに関するもの
⓫ ニュースに関するもの
⓬ 経営に関するもの　など

31 楽しく学ぶ

- 👩 新人向けの研修で、おもしろいゲームをされたそうですね。
- 👩 情報が早いのねー。
- 👩 「とてもよかった」ってプリセプティが言っていました。どんなゲームをしたんですか？
- 👩 短期記憶と長期記憶に関するいくつかのゲームをしたの。まず、複数の数字を提示して、どれくらいの時間記憶できるかというゲーム。これは、記憶の不確実性、つまりいかに記憶があいまいであって、常に確認が必要であるかを理解してもらうことが目的。2つ目は、「木へん」の漢字の「つくり」部分を口頭で伝えて、伝えたものを頭に描いて、読みのわかった人は手を挙げてもらうというゲーム。これは固定観念と思い込みに関するゲームで、同じような刺激をいくつも与えるなかで異なる刺激を与えると、脳がすぐには対応できないで混乱してしまうことを理解してもらうことが目的。3つ目は、制限時間を設けて質問紙に回答してもらうゲーム。この目的は、あせると回答の仕方に従わないこと、つまりある条件を

---

① 「木片」の右側にカタカナで縦に「ハ」「ム」と書いてある。何と読む？
② 「木片」の右側にカタカナで縦に「ノ」の字が３つ並んでいる。何と読む？
③ 「木片」の右側にカタカナの「ツ」の下に漢字の「女」が書いてある。何と読む？
④ 「木片」の右側に漢字で「朱」と書いてある。何と読む？
⑤ 「木片」の右側に漢字で「風」と書いてある。何と読む？
⑥ 「木片」の右側に漢字で「冬」と書いてある。何と読む？
⑦ 「木片」の右側に漢字で「白」と書いてある。何と読む？
⑧ 「木片」の右側に漢字で「市」と書いてある。何と読む？
⑨ 「木片」の右側に漢字で「兆」と書いてある。何と読む？
⑩ 「木片」の右側に漢字で「毎」と書いてある。何と読む？
⑪ 「木片」の右側に「土」の漢字が縦２つ書いてある。何と読む？
⑫ 「木片」の上に漢字で「利」と書いてある。何と読む？
⑬ 「木片」の右側に漢字で「花」と書いてある。何と読む？
⑭ 「木片」の右側に漢字で「南」と書いてある。何と読む？
⑮ 「木片」の右側に漢字で「夏」と書いてある。何と読む？
⑯ 「木片」の右側に漢字で「春」と書いてある。何と読む？
⑰ 「木」の上に漢字で「安」と書いてある。何と読む？

■ 固定観念と思い込みに関するゲーム（例）
「木へん」のつく漢字は「植物」という固定観念ができたところで、植物でない漢字を思い描かせようとしても、脳は植物を探し続けて、簡単な漢字でもなかなか読めなくなる。

与えると、回答の注意事項を無視して回答してしまうことから、作業プロセスの無視について理解してもらうことにある。

👧 面白そうですね。私もやってみたいです。

👩 すべてはできないから、最後の質問紙のゲームをしましょう。制限時間は3分。問題20問にそれぞれ回答してください。時間を計るわよ。はいどうぞ、開始してね。

（3分後）

👧 いや〜、ひっかかった！！

👩 ほとんどの人はひっかかるのよね。「なぜ間違えてしまうか」を考えると、3分で20問の回答をするには、「1問目から確実に回答しなければ時間内に終わらない」と、脳が質問紙に記載されている「条件」を無視して、判断してしまうからなの。また、難しい質問だと、答えやすいものを探すかもしれないけれど、質問が簡単でしょ？　つまり、時間と仕事量、自分の能力を比較して、1問目から回答してしまう。そして、19問目まで来て「あっ！」と思う。時間がなくても全体をよく見て、重要なことを無視しないことが必要ね。

👧 **急がずあわてず、全体を見渡す余裕が必要**だということですね。ゲームで学べる面白さですね。でもなんか、ショックだ！

👩 ショックを受けるぐらいのほうが、効果があるのよ。そうでないと、「楽しかった」で終わってしまうからね。

制限時間は3分です。次の質問をすべて読んで答えてください。

① あなたの名前を書いてください。　　　　　　　　（　　　　　　）
② あなたの誕生日を書いてください。　　　　　　　（　　　　　　）
③ あなたのお父さんの名前を書いてください。　　　（　　　　　　）
④ あなたのお母さんの名前を書いてください。　　　（　　　　　　）
⑤ あなたは兄弟（姉妹）は何人ですか？　　　　　　（　　　　　　）
⑥ 今日は何月何日ですか？　　　　　　　　　　　　（　　　　　　）
⑦ 今日の朝ご飯は何を食べましたか？　　　　　　　（　　　　　　）
⑧ あなたの趣味を書いてください。　　　　　　　　（　　　　　　）
⑨ あなたの好きな芸能人の名前を書いてください。　（　　　　　　）
⑩ あなたの好きな音楽（曲名）を書いてください。　（　　　　　　）
⑪ あなたの大好きな食べ物は何ですか？　　　　　　（　　　　　　）
⑫ あなたが好きな色を書いてください？　　　　　　（　　　　　　）
⑬ あなたが最近親にプレゼントしたものは何ですか？（　　　　　　）
⑭ あなたは親友が何人いますか？　　　　　　　　　（　　　　　　）
⑮ あなたは今健康ですか？　　　　　　　　　　　　（　　　　　　）
⑯ あなたはどんな看護師になりたいですか？　　　　（　　　　　　）
⑰ あなたが今までで一番うれしかったことを書いてください。
　　　（　　　　　　　　　　　　）
⑱ あなたが今までで一番悲しかったことを書いてください。
　　　（　　　　　　　　　　　　）
⑲ あなたが回答するのはここだけです。年齢を書いてください。　（　　　　　）
⑳ 今の病棟で嫌なことを書いてください。
　　　（　　　　　　　　　　　　）

■ 質問紙の例

32 オズボーンの法則で乗り切る

- 👩 スタッフのなかで、目標を見失っている人はいないかしら？
- 👨 急にどうしたんですか？
- 👩 目標がないと楽しくないでしょう？　目標を見失って、「仕方なく生活のために働いている」というような状況になると、仕事が苦痛になり、生きる張り合いをなくし、「どこか他に楽しさがあるのではないか？」と考えて、離職を考える人も出てくるかもしれない。あるいは不満を抱いた状態で働いて他人から批判されたり、業務が増えても思ったように進まなくてイライラしたり、何もかもが嫌になって反抗したくなるけれど反抗できない、といった人も離職を考えるようになるかもしれない。
- 👨 そういう人に対して、どのように対処するんですか？
- 👩 目標があって退職する人はいいんだけど、**目標がなくて退職すると、他の施設に就職しても同じ状態が起こってしまう。つまり、退職することによって解決する問題ではないわけ。だからこそ、問題の本質にある解決策、「目標を見いだす」ということについて、一緒に考えてみたいと思っているわけ。また、他者から批判を受けている人には、その受け止め方について、教えたいと思っているの。**
- 👨 「批判の受け止め方」とはどういうものですか？
- 👩 「オズボーンの法則」が有効だと私は思っているわ。これは、ブレーン・ストー

■ オズボーンの法則

名称	概要	離職を考えている人への適用例
転用	他に使い道はないか？	「その考え方は別の領域で生かせない？」
応用	他からアイデアを借りられないか？	「Aさんの考え方を参考にしてみたら？」
変更	変えてみることはできないか？	「考え方や行動パターンを変えてみたら？」
拡大	大きくしたらどうか？	「あまり細かいことを気にせず、大きく考えてみたら？」
縮小	小さくしたらどうか？	「あまり先のことまで考えず、目の前のことに集中してみたら？」
代用	他のもので代用できないか？	「Aさんの考え方をそっくりそのまま使ってまねしてみたら？」
置換	入れ替えられないか？	「あなたが考えている手段と目的を入れ替えてみたら？」
逆転	逆にしてみてはどうか？	「相手の発言をポジティブにとらえてみたら？」
結合	組み合わせてはどうか？	「あなたがもっている別の希望に関連させてみたら？」

ミング法の発案者である作家アレックス・オズボーンが考案した法則で、①転用、②応用、③変更、④拡大、⑤縮小、⑥代用、⑦置換、⑧逆転、⑨結合という9つの問いかけを行い、新しい考え方の展開を得ようという発想法なの。

👩 発想法を活用して検討するということですか？

👩 9つの切り口のうち、例えば「逆転」の発想で考えると、他者からの批判は内容的にはつらいものがあるけれど、少なくとも「相手にしてもらえている」「注目されている」ということは言える。批判されていることを悪くとらえずに、「期待されている」ととらえてみる。「私のために言ってくれている」ととらえてみる。「自分の気づいていないことを教えてくれている」と素直にとらえられるようになると、自分を見つめ直すきっかけになる。これが逆転の発想ね。

👩 ポジティブにとらえることは大切ですね。

CHAPTER 1 看護業務管理の道しるべ

COLUMN

「大人になったらなりたいもの」調査の結果

　保育園・幼稚園児と小学校1〜6年生を対象に、1989年から毎年この調査は行われる。2012年7〜8月の調査は、「ぼくのゆめ、わたしのゆめ」と「きずな」がテーマの「夏休みこどもミニ作文コンクール」の応募用紙に、「大人になったらなりたいもの」も併せて記入してもらい、全国約14万点の応募から1,100点について集計・分析した。

　1989年の調査では、1位は男子が「野球選手」、女子が「保育園・幼稚園の先生」だった。2012年の調査では、男子の1位には3年連続でサッカー選手が選ばれた。2位は警察官・刑事で、21年ぶりに2位（前回6位）に躍進した。同率2位に学者・博士。4位は野球選手で2位から4位に後退した。5位はテレビ・アニメ系キャラクターであった。その他、「宇宙飛行士」が前回の18位から6位に急浮上している。日本人宇宙飛行士の活躍や探査機「はやぶさ」の帰還もあり、宇宙への夢が現実味を増したようだ。

　女子のなりたい職業の1位は16年連続で食べ物屋さん。2位は看護師で、前回の5位から上昇した。3位は保育園・幼稚園の先生、4位はお医者さん、5位はお花屋さん。「警察官・刑事」が女子の8位に登場し、1989年調査開始以来、初めてトップ10入りした。前回4位だった「歌手・タレント」は13位にダウンした。

　将来の看護を担いたい女子が5位から2位に上昇している。夢が続くような企画・イベントに取り組みたい。

33 モチベーションの維持・向上

- モチベーションってよく言われますけど、どういうことですか？
- 「やる気」や「動機づけ」という意味で使われていて、行動するための原動力になるもののことね。行動のモチベーションが上がらないときには、何か原因があるわね。
- モチベーションを上げるにはどうしたらいいんですか？
- 例えば、看護を提供することによって、患者さんに笑顔が見られることや苦痛を少しでも減少させることなど、**行った看護が価値あるものと実感できるような小さな目標を立て、挑戦し、到達して、達成感を味わう**。また、感動した看護にかかわる書物を読むことも効果的。いずれにしても、何かを行わないと何も変わらない。とりあえず行うことが大切よ。
- モチベーションに関する理論などもあると聞きました。
- 自己効力感、期待理論、アンダーマイニング効果、心理的リアクタンス、アルダーファのERG理論など、いろいろなものがあるわ。自分で研究してみてね。

■ モチベーションに関する理論や現象

理論・現象	理論・現象の概要
自己効力感	カナダの心理学者アルバート・バンデューラが提唱した理論。自己の「達成体験」、他者の達成を見て自分もできそうだと思う「代理経験」、達成できる能力があることを言葉で説得される「言語的説得」、酒や薬などによる「生理的情緒的高揚」などにより、自分自身が「自分ならできる！」というセルフイメージをもてるようになること。行動を起こすとき「できそうか？」という疑念に対して、ポジティブに「できそうだ！」と考えられるようになること
期待理論	「どこまでやればよいか？（目標）」と「どうすればよいか？」が明確で、達成した成果の報酬が魅力的であれば、その目標に向かって動機づけされるという理論。「努力×成果×報酬」という数式で表される
アンダーマイニング効果	「他者の役に立ちたい」や「目標を達成したい」という内発的動機づけによって行った行為に、「報酬を与える」などの外発的動機づけを行うと、内発的動機づけが低減してしまう現象。報酬をもらわないと、行動したくなくなってしまうこと
心理的リアクタンス	自分の行動を自分で決めたい欲求が、他者によって強制されたり奪われることによって、心理的な抵抗（リアクタンス）が生じて、モチベーションが下がること。「勉強しよう」と思っていたときに親から「勉強をしなさい」と言われ、気持ちが萎えてしまったという経験は、誰もがもつもの
アルダーファのERG理論	マズローの欲求5段階を生存欲求（Existence）、関係欲求（Relatedness）、成長欲求（Growth）に集約し、マズローの理論では低次欲求が満たされないと高次欲求が満たされないとするのに対し、高次欲求と低次欲求の併存や、高次欲求の退行のみもあるとした理論

34 あいさつをしない職員

- 最近、あいさつをしてもあいさつを返してくれない人がいますね。
- 医師であいさつをしない人が、とくに多いわね。
- 他の病棟ですけど、看護師のなかにもいます。あいさつが返ってこないとムッとしてしまいますね。
- 「おはようございます」「こんにちは」「こんばんわ」「ただいま」「行ってきます」「さようなら」「お疲れさま」など、あいさつはマナーとして、幼いときからしつけられるべきものなんだけどね。
- どうしてあいさつをするのか、その行為の意味がわかると、継続して行えるかもしれませんね。
- ん？ それは「あいさつを何のためにするのかがわかっていない」から、あいさつをしないということかしら？
- だって、わかっていてあいさつをしてくれないということになると、私という人間が無視されることになってしまうじゃないですか。それは悲しすぎます！

- あいさつには、「私は今、あなたに注目しているんですよ。今日もよろしくお願いします。同じ組織で働く仲間としてお互いに頑張りましょう」といったメッセージが含まれていると、私は思っているんだけれど。
- なるほど。そう考えると、あいさつを返してくれないことに対して、「せっかくこちらがあいさつしているのに……」というレベル、表面的なレベルで気分が悪くならないかもしれませんね。
- そうね。同じ職場で働く仲間として、チーム医療を進めていくうえでも、みんなで気持ちよく働きたいものね。あいさつもしないようでは、相手を認めないわけだから、チームは成り立たないわよ。
- 振り返ってみると私もときどき、考えごとをしていたりして、あいさつを忘れることがあるかもしれない。これからは気をつけないといけないです。あいさつはとても大切ですね。

COLUMN

しつけ

「しつけ」とは、相手の性質や状態を見きわめながら、目標とされる状態にむけてゆっくりと着実にはたらきかけていくこと。相手が自分自身の感覚と知性で物事を認識し、判断し、行動できる力を身につけさせていくための教育である。

35 コミュニケーションの落とし穴 その1

- 👧 あいさつは本当に大切だけど、その他にコミュニケーションで、メグミさんは何か困っていることある？
- 👩 言葉は、聴きようによっては気分を害することもありますよね。プライドを傷つけられることもあるし、予想もしていない返事や態度が返ってきて驚くことや、間違った内容が相手に伝わってしまうこともあります。
- 👧 コミュニケーションは、**簡潔でわかりやすい**のがいいわね。私は、まず相手に、これから話すことを十分に意識できるようにしてから、話し始めるわ。
- 👩 まずは**相手に準備をしてもらう**ってことですか？
- 👧 そう。**具体的には、伝えたい内容の前提となる言葉を言ってから、本題に入る**の。
- 👩 「前提」って何ですか？
- 👧 **理由や根拠、原因**などのこと。普段の会話では、省略することが多いわね。
- 👩 例えばどのようなことですか？
- 👧 例えば患者さんが、「ビールが飲みたい」って言ったらどう対応をする？
- 👩 「病院ではお酒を飲んではいけないきまりになっています」かな？
- 👧 それも1つの理由だけれど、なぜ患者さんは「ビールが飲みたい」って言ったのかがポイント。患者さんは、病院でビールを飲んではいけないことは十分にわかったうえで、そう発言したと思うんだけど。ビールは単なる表現で、「のどが渇いている」「わがままが言いたい」ということだったのかもしれない。
- 👩 そうか！ のどが渇いていることが前提なら、「のどが渇いたのですね」と返せばよかったんだ。
- 👧 私たちは普段、前提を省略して、相手の推測に任せた会話をしている。だから、誤って伝わったり、予期しない返事が返ってきて、トラブルになったり、相手を傷つけたりしてしまう。
- 👩 例えば私たちが「何か食べに行かない？」と言うのも同じですか？
- 👧 そのとおり。前提は「お腹がすいた」ということかもしれない。でも、話しかけた相手のお腹がすいているどうかはわからない。相手のことを無視した会話かもね。
- 👩 そうすると、**「私はお腹がすいたけど、あなたはどう？」**と確認をしたらいいんですね。
- 👧 そうね。前提は看護ではとても大切。とくに患者さんとの会話では、気をつけないといけないわね。

■ コミュニケーションをうまく行うコツ

❶よく聴く
❷話の内容を確認する
❸相手の顔を見て話す
❹穏やかな口調で話す
❺わからないことは聞き直す
❻ポイントを話す
❼理由や根拠を話す
❽内容によって場を考慮する
❾時間を考慮する
❿タイミングを計る
⓫内容によっては紙に書いて示す
⓬内容によって例を示す

36 コミュニケーションの落とし穴　その2

- 相手に伝えるには「前提」が重要なことがよくわかりました。他に大切なことはありますか？
- 「こんなことを言うとショックかもしれないけど……」など、**相手に対して配慮する感情が頭に浮かんだら、それを言葉に出して伝える**ことね。
- 怒りの感情とかは口に出さないほうがいいんですよね？
- 相手とのコミュニケーションをうまく展開したいのであれば、言わないほうがいい。その他にも、「あなたにはこのような看護師になってもらいたい」などの期待を先に伝えることも有効ね。メグミさんの立場なら、看護学生や後輩看護師には使えるでしょう？
- 今まで言ったこと、なかったです！
- **その後、本論を伝える**。例えば「先ほどの患者さんへの対応は看護師としてどうだろう？」と**内省を促す、気づかせるように話すことが必要。コーチング的なかかわりを心がける。**
- 相手への配慮や期待を言葉にして、コーチング的なかかわりを心がけるんですね？
- そう。内省がないと教育効果は上がらないし、「振り返らせること」が動機づけになり、記憶され、自らが気づくことで、自立して行えるようになる。「こうあるべきでしょう！」などと正論を伝える対応では、効果は上がらないのよ。
- **その人自身が「こうしなければいけない」と気づくことが大切**なんですね。1つの会話にも、管理者のその人への思いが込められていて、そのような思いを感じてもらえるように、相手に伝えないといけないんですね。
- 1つ1つの会話や立ち居振る舞いなどのすべてが教育だと、私は思っているわ。部下は上司をよく見ている。子どもは親の後ろ姿を見て育つっていうのと同じかもね。**人は見てまねをする、そして学ぶものだから、上司は自分が「見られている」という意識をもたないといけない。**だからこそ、管理者としては論証に磨きをかけ、前提や理由・根拠をふまえたかかわりをもつ必要があるのよ。

COLUMN

メラビアンの法則

　米国の心理学者アルバート・メラビアンは1971年、感情や態度のコミュニケーションにおいて、メッセージの送り手がどちらともとれるようなメッセージを送った場合、受け手は声の調子や身体言語を重視するようになること、すなわち話の内容などの言語情報は7％、口調や話のスピードなどの聴覚情報が38％、見た目などの視覚情報が55％の割合で、他人に影響を及ぼすことを立証した。この割合は「7-38-55のルール」とも呼ばれる他、「言語情報＝Verbal」「聴覚情報＝Vocal」「視覚情報＝Visual」の頭文字をとって、「3Vの法則」とも呼ばれる。

　人を動かすのは言葉のなかに潜む「思い」で、その思いを表情や声に反映してしまうと、相手には内容よりも感情が先に伝わってしまう。メッセージの受け手は、視覚情報、口調や話すスピード、話す内容の順に注意を向ける傾向があるのだ。

CHAPTER 1　看護業務管理の道しるべ

37 チーム医療って何？

- 近年、「チーム医療」という言葉がよく使われるようになっていますね。
- チーム医療とは、病院で働くさまざまな職種の人々がもっている専門的な知識や技術を、患者の健康の回復に向けて効果的に発揮するために、それぞれの専門職種の役割を明確にして、また**患者もチームの一員に加えて**、それぞれの視点で問題点や課題を出し合いながら意見を調整して、総合的に治療を行うことね。
- 私が看護学生のころには、すでにチーム医療について授業もあったのですが、最近は特にクローズアップされているような気がします。
- 近ごろ、特にチーム医療が提唱されるようになったのは、医療を必要とする高齢者の増加に伴って、医師不足と地域偏在、医療者の過重労働、また少子化に伴う医療者の需要と供給のアンバランスなどが生じ、とくに医師や看護師不足が切実な問題となっていることが背景なの。
- **チームで医療を行うことが、診療報酬上でも評価されるようになったと聞いています**。そのことと関係がありますか？
- 関係があるわね。院内だけのチームにとどまらず、地域の医療関係者とのチーム医療についても評価されるようになっている。
- 「**地域でのチーム医療**」という考え方は、どこから来ているんですか？
- 日本は先進諸国のなかでも平均在院日数が長い。また、100床あたりの平均の医師や看護師数は、英国やフランスなどに比べて半数以下の状況にあって、患者数に対してとても少ない。だから、可能な限り早期に退院に向けて病床を確保しなければ、医療の必要な人が治療を受けられなくなってしまう。もう一歩進んで考えると、先進諸国並みの医療従事者数とするには、病床を減らせばいい。減らすには、退院患者を増やして病床の回転をよくしなければならない。だから、在宅

■ 看護師がかかわる医療チーム

❶栄養サポートチーム（NST：Nutrition Support Team）
❷感染制御チーム（ICT：Infection Control Team）
❸褥瘡対策チーム
❹医療安全対策チーム
❺呼吸ケアチーム
❻緩和ケアチーム
❼在宅ケアチーム　など

へ向けた体制を整え、**地域の診療所や訪問看護ステーションなどと連携**してチームとして取り組んでいく必要がある、というわけなの。

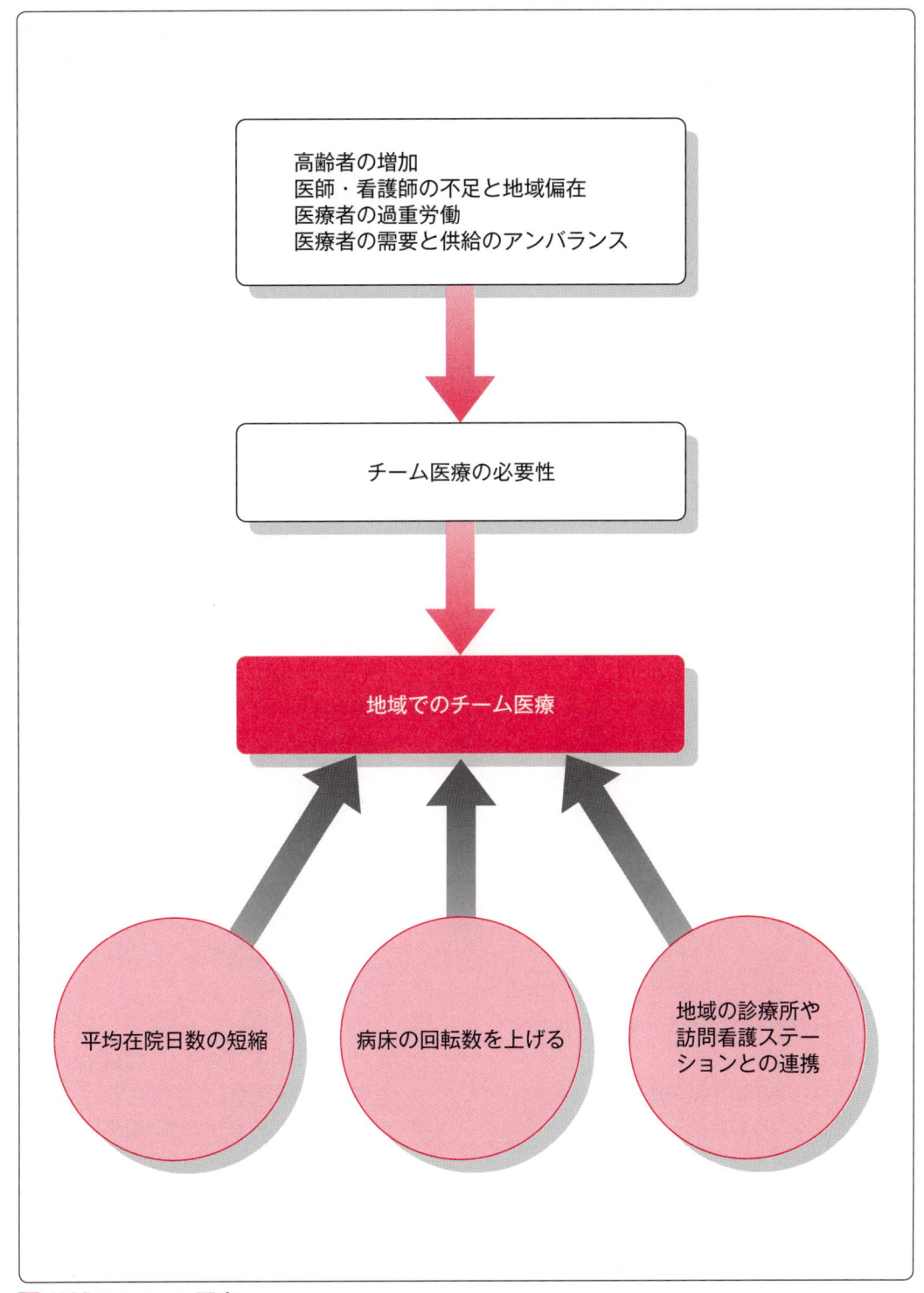

```
┌─────────────────────────────┐
│ 高齢者の増加                │
│ 医師・看護師の不足と地域偏在│
│ 医療者の過重労働            │
│ 医療者の需要と供給のアンバランス│
└─────────────────────────────┘
              ↓
      ┌───────────────┐
      │ チーム医療の必要性 │
      └───────────────┘
              ↓
      ┌───────────────────┐
      │ 地域でのチーム医療 │
      └───────────────────┘
         ↑      ↑      ↑
   ┌─────┐ ┌─────┐ ┌──────────┐
   │平均在│ │病床の│ │地域の診療│
   │院日数│ │回転数│ │所や訪問看│
   │の短縮│ │を上げ│ │護ステーシ│
   │      │ │る    │ │ョンとの連│
   │      │ │      │ │携        │
   └─────┘ └─────┘ └──────────┘
```

■ 地域でのチーム医療

38 看護は「実践の科学」？

- 看護は「実践の科学」であると言われますが、よく考えると難しい表現だと思います。どのように理解すればいいでしょうか？
- まず、科学という言葉から考えてみましょう。科学とは一言でいえば、「生物が生きていくのに役立つように、物事の仕組みや成り立ち、理屈を順序立てて調査し、理解する学問」のことね。看護が科学であるというのならば、この考え方に当てはまらないといけない。
- つまり、「人間が生きていくのに役立つように、看護の仕組みや成り立ち、理屈を順序立てて調査し、理解する学問」ということですか。
- 言い換えるとそうなるけど、もっと簡単に言うと、「なぜ？」を考えるところには、科学が存在する。ある事象に対して「なぜ？」を考えるとき、私たちはその事象の根拠や原因、理由などを追究しようとしている。それを調査し、理解して、順序立てて説明できるようにすることが、科学となる。
- 「なぜ？」とはよく考えるけど、それを十分に調べて、順序立てて説明できなければいけないんですね。
- 例えば、誰かが「何か食べよう」と言ったとする。その前提となる理由は多くの場合、発言者は「お腹がすいている」ということね。これは一般的な会話のなかで、「何か食べよう」という提案に対して「なぜ？」と考え推論した結果、その理由がわかったということ。

- では、もう一歩進んで、「なぜお腹がすいたのだろう？」と考えてみる。そこからが科学の領域なのね。というのも、その人が「なぜお腹がすいたのか？」について、空腹をきたす仕組みや成り立ち、またそれらに影響する要因などを、調査し、順序立てて説明しなければならないから（次頁図）。
- 論証については「問題解決思考プロセス」で学習しました（→ p13）。看護に即して言えば、空腹のメカニズムを理解して、食事制限のある患者さんや、十分に食事をしない患者さんに、食事を摂ることの必要性を説明したり、食事の介助をしなければならないということですね。
- 看護ではさらに、事柄を科学的思考でとらえたうえで、患者さんに対して実践、すなわち患者さんの状態が少しでも回復・改善するようはたらきかけなければならない。これが看護実践のなかに科学が存在している、ということの意味なのよね。ところでメグミさん、空腹のメカニズムは理解できてる？
- まず、お腹が鳴ります。
- それはお腹がすいたときに生じるサインね。お腹が鳴るのにもメカニズムがあることを、よく理解しておいてね。
- はい。勉強しておきます。看護は実践の科学ですからね！

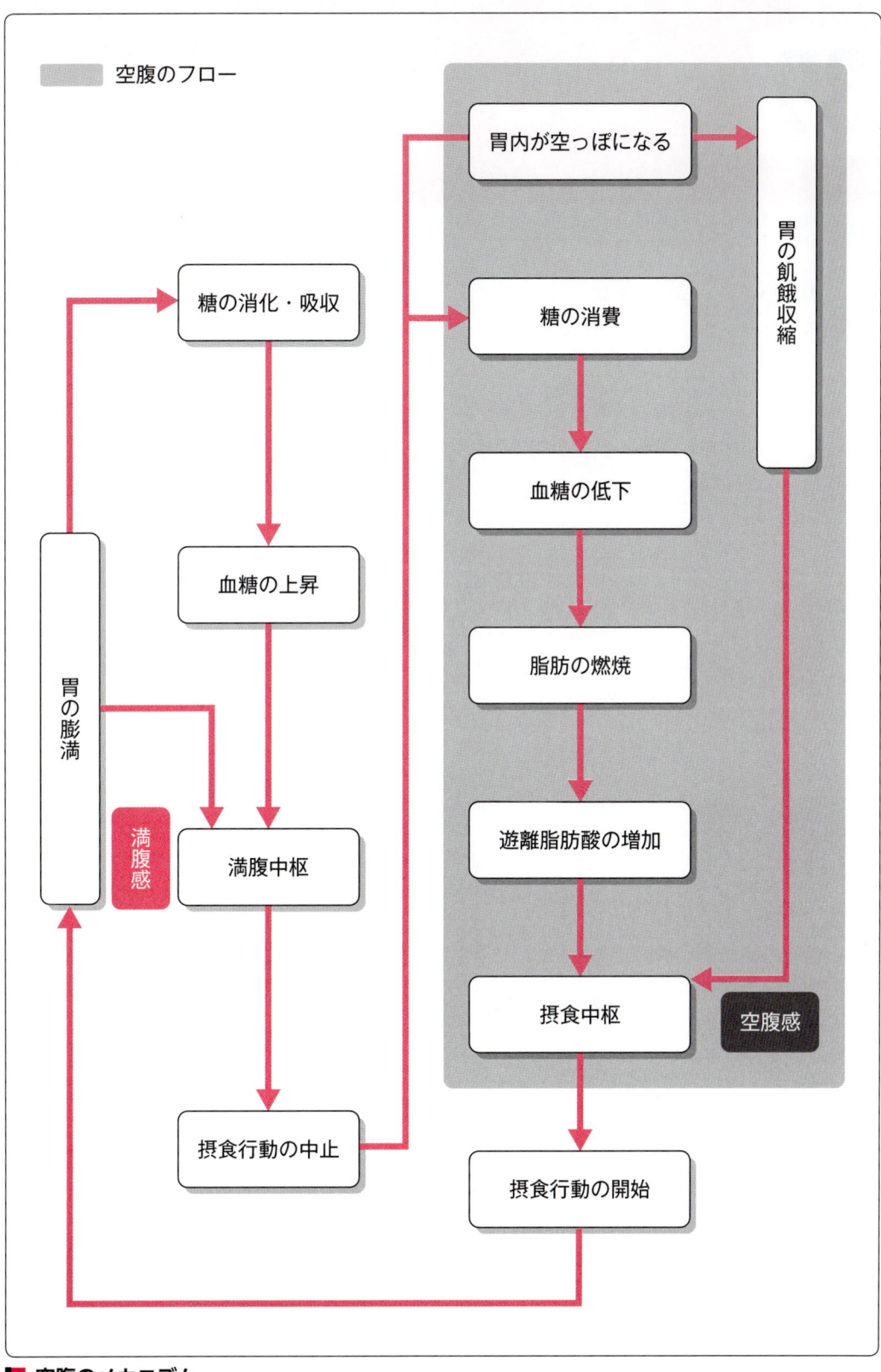

空腹のメカニズム

空腹のフロー

- 胃内が空っぽになる → 胃の飢餓収縮
- 糖の消費
- 血糖の低下
- 脂肪の燃焼
- 遊離脂肪酸の増加
- 摂食中枢 ← 胃の飢餓収縮
- 摂食行動の開始 → **空腹感**

- 糖の消化・吸収
- 血糖の上昇
- 胃の膨満
- 満腹中枢 ← **満腹感**
- 摂食行動の中止

CHAPTER 1 看護業務管理の道しるべ

38 看護は「実践の科学」？

39 アセスメントって何？

👩 このあいだ、ニュースを見ていて、「アセスメント」という言葉が出てきました。「アセスメント」って看護にだけ用いられているのかと思っていたんですが、違うんですね。

👩 **看護にかかわらず、1つの事柄を判断するためには、それにかかわるさまざまな情報を収集しなければならない。それらの情報から、その事柄に関連する情報を抽出し、不要な情報は破棄する。そして、類似した情報をカテゴリー化して整理して、さらに分析する。こうした一連の流れを、「アセスメント」と呼ぶのね。これらは看護にかかわらず、さまざまな事柄を判断するときに用いられる思考方法の1つと言われているわね。**

👩 たしかに、関係する項目をまとめると、原因や理由を追究するときにポイントがつかみやすいですね。原因や理由がわかると、目標も決めやすくなります。

👩 どんな情報が不足しているかもわかるから、どんな情報を追加して把握すればよいかもわかる。例えば「尿量が少ない」状態が起こったとする。これに関して必要な情報は何？

👩 たくさんありますね！ 30くらいかな？

👩 そうした情報をすべて確認したうえで、尿量が少ない原因を特定する。そのプロセスを「アセスメントする」と言っているの。「アセスメント不足」というのは、このプロセスにおける何かが不十分だったということね。

```
情報の収集  ・事実をありのままに
             とらえる
           ・不足した情報を収集
             する
           ・情報を確認する
    ↓
情報の整理  ・情報を分類する
           ・情報を統合し、関連
             づける
           ・不要な情報を破棄
             する
    ↓
情報の分析  ・なぜその事態が
             起こっているか、
             検討する
```

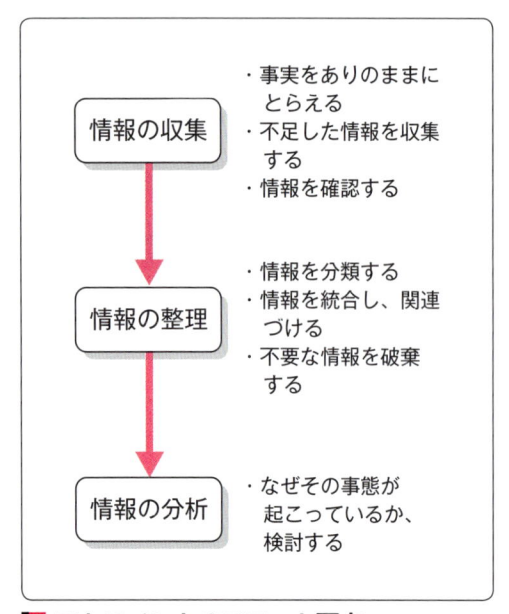

■ アセスメントのフローと要点

■ 情報整理の仕方

❶ どんなことが（発生事象）
❷ いつから（発生時期と経過）
❸ どのように（程度）
❹ どこで起こったか？（場所や部位）
❺ 放置するとどうなる？（予測）
❻ 関連する情報は何か？

■ 尿量が少なくなる状況（知識の想起）

❶ 尿になる材料が少ない → 水分が少ない
❷ 材料はあるが尿がつくれない → 腎機能障害
❸ 材料はあるが運べない → 心臓・肝臓・栄養障害
❹ 尿は生成されているが排出できない → 膀胱・尿路の障害
❺ 材料は足りているが、尿以外の排泄が多い → 出血・下痢・不感蒸泄（発汗・呼吸）

■ 尿量が少ないときのアセスメントに必要な情報

排尿時間（間隔）	体重	水分摂取の理解度
水分摂取量	下腹部その他の疼痛	腹部の聴診・打診
1回尿量	緊張や興奮、過度の不安	室温・湿度
腎機能の状態（検査値）	時間当たりの尿量	患者の思い（入院に対する）
発熱	排尿回数	呼吸
下痢・下血の有無	尿の色	寝具・着衣の状況（素材・枚数など）
嘔吐の有無	尿以外の排液量	皮膚の状態（ツルゴール反応）
心臓機能（脈拍：回数や強弱、血圧）	肝機能の状態（検査値）	生活習慣
浮腫の有無（下肢・顔面・腹部）	発汗量	性格傾向
下腹部の緊満（腹部膨満）	栄養状態	
尿意の有無	排便の性状	

COLUMN

実習指導者の看護実践能力が問われる国試の出題基準の変更

　2014年2月実施の第103回看護師国家試験から、その出題基準が変更となった。

　看護師としてとくに重要な基本事項を問う必修問題や、一般問題・状況設定問題の構成に変更はなく、従来どおり必修問題の80％をクリアしなければ（合否を判定する絶対基準として、原則50問中80％の正答率が設けられている）、一般問題・状況設定問題がいかによい点数（おおよその正答率基準60～70％が合格判定基準）であっても不合格になる。

　なお、厚生労働省が発表した出題内容の大きな改定点は、以下の4点である。
①2013年2月に発表された「看護教育の内容と方法に関する検討会報告書」に基づき、卒業時に求められる看護実践能力を国家試験に反映させる
②看護実践能力の向上に向けて2009年にカリキュラムを改正し、新たに設けられた統合分野の出題基準を設ける
③医療や看護を取り巻く環境の変化に伴い、それに対応できるように出題基準を見直す
④大・中・小項目からなる出題基準の項目間の整合性を図り用語を見直す

　看護学生の実習指導にあたる実習指導者は改定のポイントを把握したうえで、看護学生が十分に理解できるような教育を行うことが求められる。

＊改定の詳細については下記厚生労働省WEBサイトを参照のこと
http://www.mhlw.go.jp/stf/houdou/2r9852000002ylby.html （アクセス 2013.9.30）

40 看護の質とは何か？

- 「看護の質」ってよく言いますが、**看護の質って何でしょうね？**
- 何をもって質がよい、悪いって言っているかしら。お腹がすいてラーメンを食べに行ったと想定して考えてみましょうか？ Aという店は、とても清潔で、店員の愛想がよく、味つけもおいしくて、注文してもあまり待たずに食べ物が出てくる。そのうえ値段も安いとする。一方、Bという店は、テーブルなどが汚くて、店員の愛想が悪く、あまりおいしくないうえ、注文をしても食べ物はなかなか出てこず、値段も高いとする。あなたはどっちのお店を選ぶ？
- もちろんAを選びます。
- どうしてAを選んだの？
- 値段が安くておいしい、待たないし、店もきれいで店員の愛想がよい。当たり前ですよ！ つまり、ラーメン店としての「質が高い」ってことですね？
- もう少し掘り下げると、今あなたにあげてもらったものは、あなたがAという

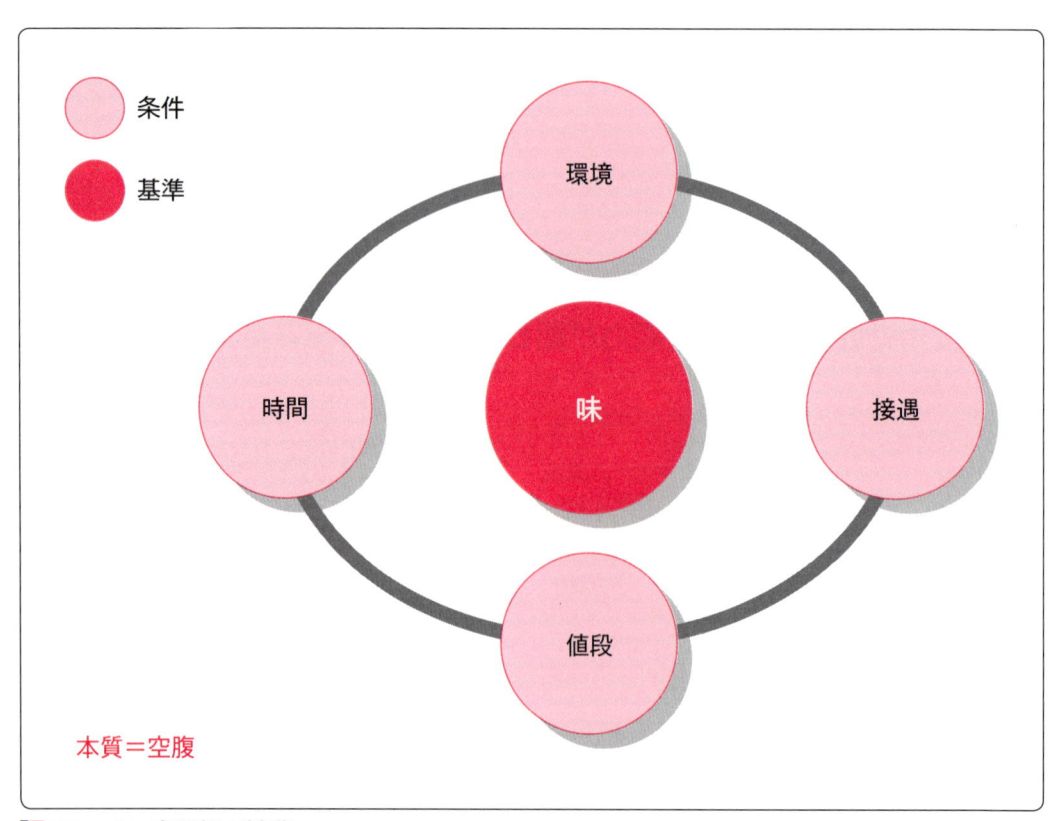

○ 条件
● 基準

環境 / 時間 / 味 / 接遇 / 値段

本質＝空腹

■ ラーメン店選択の基準

お店を選んだ基準と条件ね。「基準」は絶対に満たしたい要件、基準以外の「条件」はできれば満たしたい要件と考えるとわかりやすい。例えば、ラーメン店の「味」を基準にすると、基準と条件の関係は**左図**のようになる。

つまり、お金に制約があって値段が「基準」になると、味や環境はがまんしなければならない。「基準」や「条件」は変化するものであって、決定や選択に際しての要素ということですね。この考え方を看護に当てはめると、看護の質を構成している要素の抽出が必要になりますね。

まず「看護の質」という言葉を共有しましょう。さっきのラーメン店の質で考えてみると？

味も環境も時間も値段も接遇も、すべての内容がよかった。とても満足してうれしい気分になり、価値のあるお店と感じられた。

で、あなたは「質が高い」という言葉を使ったわけね？ とすると、質とは、「内容がよくて、満足感を与え、価値があると思わせるかどうか」ということになるわね？ それじゃ、看護の質はどのように表せる？

「提供した看護の内容がよくて、患者さんが満足し、その看護には価値があると思ってもらえるかどうか」ということ？

そうね。患者さんが満足できる看護の内容が提供できていることが重要ね。あなただって、Aというお店に比べてBというお店のサービス内容に価値がないと思ったら、もう二度と行かないでしょ？

そうですね。もうちょっと聞きたいのですが、「患者さんにとって頼りになる看護師、信頼できる看護師がいること」は、「質が高い」ということと言い換えることができますか？

そうね。あなたはどんな看護師が信頼されると考えてる？

知識が豊富で、技術が確かで、何でも相談できる心のやさしい看護師。

確かにそんな看護師は、患者さんにとって信頼できる看護師になりそう。患者さんにとって有益な、だから価値ある看護師ということね。

私は患者さんにとって、信頼される、価値ある看護師でしょうか？

信頼されるための要素は、**次頁の図**のようになる。処置や判断を誤らないという「安全性」、同じ看護を皆が提供する「安定性／継続性」、スピーディーに対応する「円滑性」、思いや考えが相手に伝わ

■ 看護の質を構成する要素

❶よく話を聴いて、共感してくれる
❷わかりやすい説明ができ、質問にも答えてくれる
❸安全で安心感が得られる確かな技術をもっている
❹よく気づき、声をかけてくれる
❺対応がソフトで、どんなときでも笑顔で対応してくれる
❻待たせず、すぐ対応してくれる
❼合併症に注意を払い、予防を心がけてくれる
❽苦痛や不安を軽くしてくれる
❾家族のことも気にかけてくれる

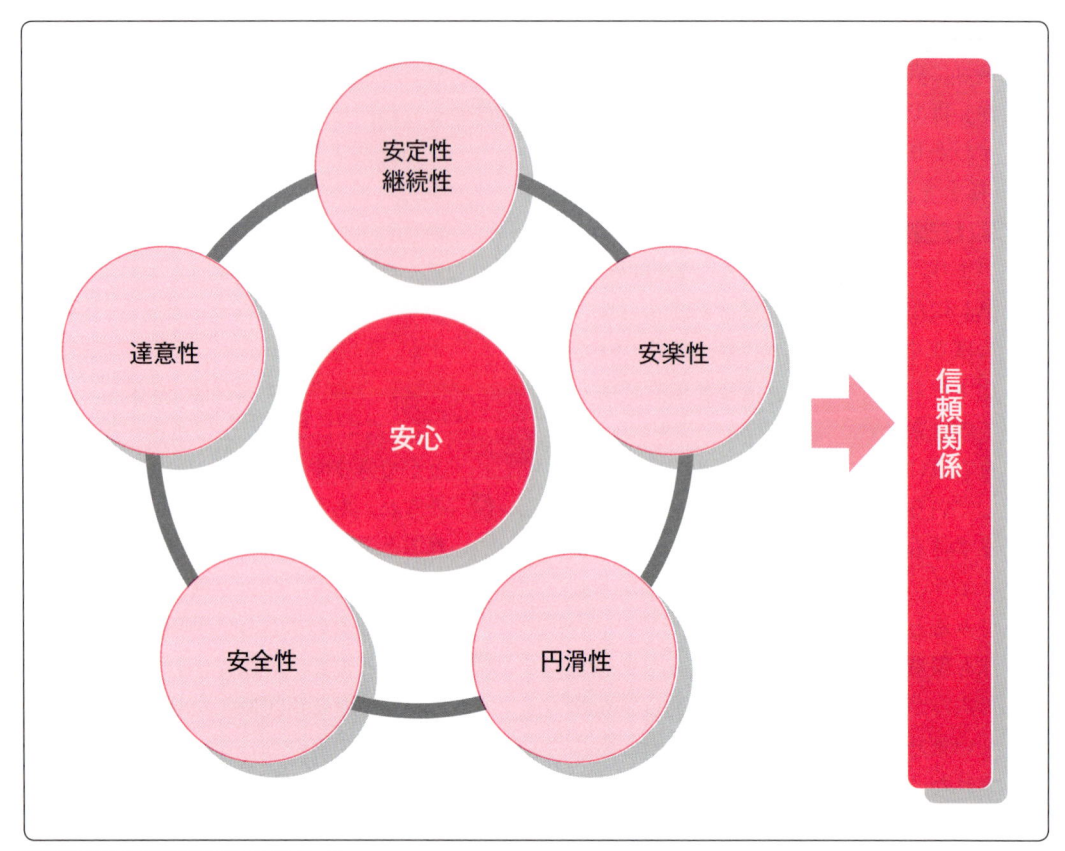

```
              安定性
              継続性

    達意性              安楽性

            安心                    →    信頼関係

    安全性              円滑性
```

■ 患者が看護師に求めるもの

る「達意性」、苦痛を回避してくれる「安楽性」などが要素としてあげられるわ。
- いろいろな場面で、「今何をすれば患者さんにとって役立つか」を考えていかなければなりませんね。時間になったからバイタルサインの測定をして、という感じではダメってことですね。
- **「自分たちの業務を遂行するための」バイタルサイン測定ではなく、「患者さんにとっての」バイタルサイン測定**ということね。バイタルサインが患者さんにとってどういう意味をもち、そのことが患者さんにどのように役立っているかを考

えられるといいわね。
- バイタルサインの測定だけでなく、すべての看護行為が患者さんにとってどう役立っているかを考えないといけない！
- そのとおり。それは、「いかに患者さんに寄り添うか」ということと同じ。**患者さんの立場になって物事を考え、行動すること**が重要になる。
- 言葉ではよく「患者さんの立場になって」と言ってきたけど、改めて考えると簡単なことではありませんね。
- 患者さんに役立つこと、喜んでもらえることを、看護をとおして行わないとね。

41 「よい看護」と「悪い看護」

- よく「よい看護」とか「悪い看護」とか言いますが、「よい看護」は当たり前に行っていることであって、つまり普通の看護が「よい看護」だと思うんです。「悪い看護」って、そもそも存在するんですか？
- **「よいか悪いか」の評価は、看護を受ける患者さんや家族、職員など、相手が行うもの。**「何がどうよいのか」「何がどう悪いのか」を判断するには、判断の基準が必要。
- つまり、よい看護は「看護の質が高い」ということですね。「悪い看護」は質が低いってことですか？
- それもあるけど、看護を構成している要素をもう一度考えてみましょう。看護を構成している要素は何かしら？
- いかに患者さんのもつ生命力や心身の機能を維持しながら、生命力の衰えている部分の機能を、看護の力で援助しながら回復に向けるかということが、看護の役割ですね。でも、どう考えたらいいでしょう？
- 例えば、右手（利き腕）が麻痺して回復が不可能としたら、左手の使い方を利き腕に近いくらいにトレーニングしなければならない。そのことを計画して、左手を使う機会を増やして、可能な限り看護師は手伝わないようにしたとする。しかし、その状況を見た家族が、「看護師は何もしてくれない」と判断した。すると家族にとってその看護師は、「悪い看護師」となってしまうかもしれない。患者さんの社会生活が自立できるようにと考え、回復できるように行っていた「よい看護」が、正反対の評価になる。どうしてこういう結果になるのかしら？
- 家族が自立に向けた看護を理解していないから？
- この問題の本質、つまり、なぜこの問題が発生したか、その原因は何だと思う？
- 家族に私たちの考え、看護計画が十分に伝わっていなかったとか、説明が不十分だったとか……。
- そうね。**行っている看護はいいけれど、行う看護を理解してもらうはたらきかけが不十分だったので、悪い看護となっている**のだと思うの。
- そうか。つい行っている看護ばかりに目が向いて判断してしまうけれど、患者さんや家族には、行う看護の意味を理解してもらって、納得してもらったうえで行わないといけないんですね。計画段階から家族にも参加してもらえばよかったかもしれません。
- **こちらの意図とは違うところで、他者は評価をするかもしれない。評価するところには、それなりの評価理由がある。**そのことを理解して改めていかないと、「よい看護」をしているとは言えないことになってしまうわね。
- よくわかりました。自分たちの看護に対する思いだけで判断してはいけないんですね。相手の思いも考えなければ！

42 人は印象が大切

- 患者さんや家族の方に、ちょっとでも「いい看護師だ！」「信頼できる！」と思われるには、どうすればいいんでしょう？
- **初対面の方との人間関係を構築するうえで重要なことは、「印象」**ね。
- 印象ですか？
- そう。**初対面の人と出会うと、瞬時（1〜6秒）に相手の印象を決めて、それを保持し続けてしまう**と言われているわ。これを「**初頭効果**」と呼んで、具体的には、相手の①雰囲気や外見、②表情や視線、③声の質や活気、④しぐさや姿勢、⑤話す内容の順に、印象は形成されるのよ。
- 話す内容よりも、話し方や表情のほうが印象形成には重要なんですね。
- 表情や化粧といった顔、体型、服装、ヘアスタイル、身なりの清潔さ、姿勢、装身具などが考慮されて、安心感・安定感が印象づけられる。人は瞬間的に、外見で内面も判断する。外見がよいと内面もよいと連想することは、「**ハロー効果**」と呼ばれます。
- 人間関係を構築するうえで、外見は大切な要素なんですね！
- 例えば衣服の色も重要だし、笑顔は好印象を与える。表情や視線も好印象を与える。初めて対面したときは、全体の時間の2/3は視線を合わせるとよいとされているのよ。見つめすぎると「にらんでいる」と思われて怖い印象を与えるし、視線を合わせないと「うわの空で真剣味がない」と感じられてしまうわね。
- 服装規定は病院で決まっているから変えられないけれど、ナースシューズや白衣を清潔に保つことはできますね。最近、服装や髪型などが乱れてきているように感じます。服装規定を守れない人もいますし。
- たしかにそういう面はある。服装規定については徹底できるように、看護師長会議のテーマにするわ。でも、その人たちはどういう気持ちでそういう格好をしているのだろう？　個別に話を聞きながら指導をしなければいけないわね。服装規定の意味をよく伝えましょう。
- **患者さんが寄ってこない、頼りにされない印象を、自らつくってはいけない**、ということですね。
- 職場は、他の人と違う格好をして看護師同士が外見を張り合う場所ではないからね。張り合うのなら看護の中身で張り合ってほしい。**患者さんに好印象を与えられるように、みんなが笑顔で接してほしいよね。**
- 笑顔をつくるにはどうすればいいですか？
- 笑顔のつくり方のポイントを**右表**にまとめました。

■ 言葉で注意したい点

1. やわらかい言葉にする方法
語尾に「わ」をつける：「○○だわ」
語尾に「ね」をつける：「○○だね」
語尾に「よ」をつける：「○○だよ」
語尾に「の」をつける：「○○なの」

2. 建設的な意見を言う
主語をつける：「私は……だと思います」

笑顔のつくり方

目	細める
気持ち	「笑おう」「楽しもう」という感情を込める気持ちをもつ
表情	会話の後に、無言で軽く「イ」を付けるつもりの表情をすると、口角が上がって笑顔がつくれる。例えば、「おはようございます（イ）」など

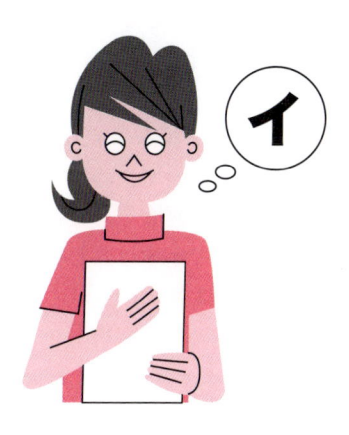

COLUMN

色の心理的影響

さまざまな色によって、相手にもたらす印象は異なると言われている。色彩が人間の心に及ぼす影響を心理学的に解明する「色彩心理学」という学問もあるほどだ。

色	心理的影響（色のもつメッセージ）
赤	私は元気です。私に注目してほしい。目立ちたい
ピンク	やさしくしてほしい。守ってほしい。幸せです
オレンジ	楽しいです。気軽に接してほしい
黄	楽しくやりましょう。新しいものが好き。話をしましょう
緑	平和にいきましょう。バランスをとります。仲よくしましょう
青	ご安心ください。頼もしい。問題を解決します
紫	他の人とは違います。直感的に行動します。私の魅力は何でしょう？
黒	言うことを聞きなさい。私に間違いはありません。逃げたい！
白	誠実に接します。言うことを聞きます。素直、清楚

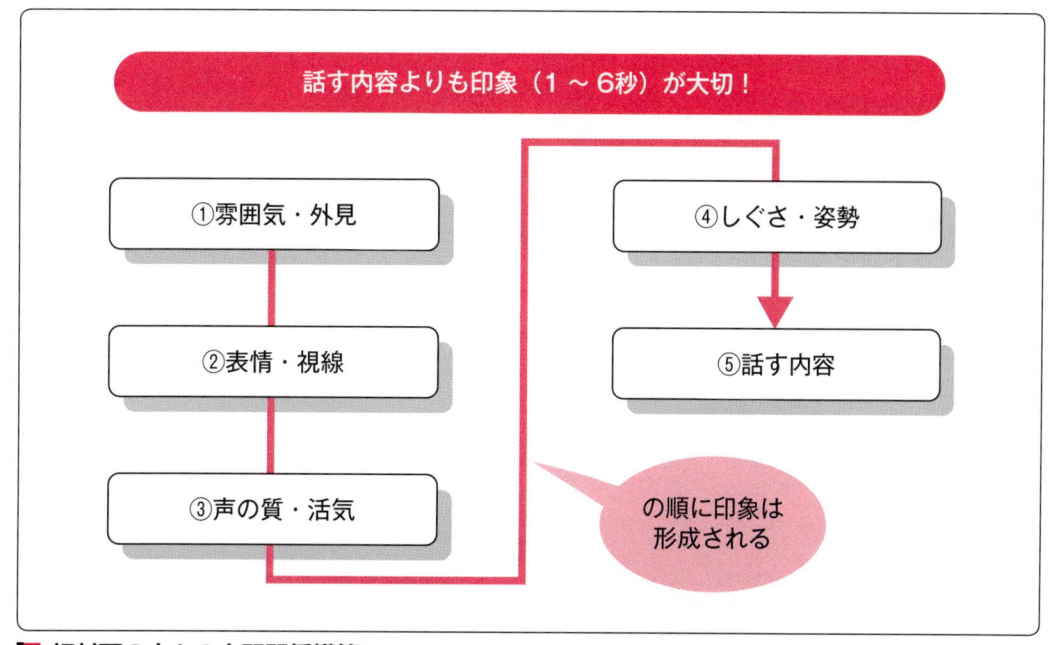

話す内容よりも印象（1〜6秒）が大切！

①雰囲気・外見
②表情・視線
③声の質・活気
④しぐさ・姿勢
⑤話す内容

の順に印象は形成される

初対面の人との人間関係構築

43 看護研究はなぜ行うの?

- 今年度は看護研究を行うことになっているんですけど、気が重いです。
- どうして気が重いのかしら?
- 今まで看護研究を行った人たちは、みんな大変そうなんですよ。休みの日も看護研究に自分の時間を使ってたし、せっかくの研究成果を現場に生かせなかったと、落ち込んでいる人もいました。
- **看護研究で問題を明らかにして解決することが、看護の発展につながる。**だからとても重要なことだと、私は思うけれど。
- 必要性はよくわかるんですけどね。
- 看護研究を学会などで発表するのであれば、勤務時間中に研究の時間を確保できるよう看護部長に相談してみるわよ。
- 院内の発表ではダメですか?
- 院内での研究発表は、研究成果がどんなに優れていても、広く看護に貢献したことにはならない。あくまでも、個人の能力向上にしかならないのよ。研究的な態度を身につけるための教育の一環として、看護研究が企画されているのであれば、勤務時間内で行うことができると思うよ。
- わかりました。学会で発表できるように頑張って取り組みます!
- **看護研究は、看護文化を発展させるためのツールね。先行研究をよく確認して新しい研究、継続的な研究となるようにする**のよ。ところで、研究テーマは決まっているの?
- 3人のメンバーで取り組む予定なので、これから3人で話し合って決めます。
- 以前に、研究について調査をしたことがある。その結果は後で示すけれど(右のコラム参照)、まずは**自分たちが自主的に研究に取り組もうと思う気持ちが大切。**そういう意味で、テーマは自分自身が「ぜひ知りたい!」という欲求に応えるものにしてね。臨床現場で普段疑問に思っていること、興味のあることを、3人で共有するのよ。
- 他に研究を進めるうえで気をつけることはありますか?
- 研究計画書を作成して、倫理委員会で研究の承認を得ないといけない。取り組むテーマが決まったら研究計画書を作成すること。計画書ができたら教えてね。
- わかりました。

■ 看護研究を進めるうえでの管理的ポイント

1. 看護研究が看護部の教育企画に基づいて行われるのであれば、勤務時間内の時間を確保する必要がある
2. 看護研究を他の団体の助成金をもらって個人が行うのであれば、自分の時間を使って行うよう指導する
3. 院内の看護研究会が会員の会費によって運営され、事業として看護研究を行っているのであれば、自分の時間を使って行うよう指導する

COLUMN

看護研究に関する調査結果

　以前に看護研究を行ったことのある看護師44名を対象に、研究に関して調査を行ったところ、次のような結果を得た。
　これらの結果からわかることは、「看護研究は自主的に行うか行わないかで、成果に大きな差が出る」ということである！

1. 研究を初めて行った時期
50%の人は看護師3年目に看護研究を初めて行い、次いで2・4年目が15%ずつであった。

2. 研究を行っての感想（単位：人、カッコ内は%、複数回答）

感想	看護師経験年数		
	1、2年目：10	3年目以上：34	全体：44
研究は楽しかった	1（10）	13（38.2）	14（31.8）
充実していた	2（20）	12（35.2）	14（31.8）
つらかった	8（80）	22（64.7）	30（68.2）
研究がよくわからなかった	4（40）	14（41.2）	18（40.9）
これからも研究を行う	3（30）	4（11.8）	7（15.9）
二度と研究は行わない	4（40）	12（35.2）	16（36.4）

3. 研究の自発性
研究を自発的に行った看護師は9人、順番や命令により行った看護師は35人であった。

4. 自発的に研究を行った看護師とそうでない看護師の感想（単位：人）

感想	看護師の群区分	
	自発的に行った：9	順番・命令により行った：35
研究は楽しかった	6	7
充実していた	6	9
つらかった	3	28
研究がよくわからなかった	3	15
これからも研究を行う	4	1
二度と研究は行わない	1	16

5. 研究の成果（単位：%）

	役立っている	役立っていない
自主的に研究を行った群	100	0
順番・命令により行った群	65.5	34.5

44 倫理って何？

- 先ほど、「倫理委員会で研究の承認を得る」という話が出ましたが（→ p72）、倫理ってどんなことを言うのですか？
- 倫理とはそもそも、人間のあるべき姿のこと。その姿は普遍的なもので、つまり、場所や時間、人種や人格が変わっても変化をしない原則であるとされる。
- 道徳と倫理は似てますね。何が違うのですか？
- 道徳も倫理も、人間のあるべき姿を描き、それとともに人間の善悪を判断する基準を示すという意味では同じことね。しかし、「職業倫理」などという場合の倫理とは、**ある職業に就いている人が守らなければならない普遍的原則**のことを言う。倫理には、**それによって自分を律すると同時に、他者を尊重する**という傾向があるわ。
- 具体的にはどういうことでしょうか？
- 倫理の原則には、**①自律の原則、②善行の原則、③正義の原則、④誠実の原則、⑤忠誠の原則**、などがある。
- 「自律」の原則は、p44 で学びました。「善行」の原則とは、例えば患者さんに害を与えないように細心の注意を払わなければならないことですね。「正義」「誠実」「忠誠」はいずれも、人間関係や信頼関係を構築するうえで重要そうですね。
- 職業倫理という面で言えば、特に医療職のような免許や資格に基づいて仕事を行っている人は、自分に許されている免許や資格に恥ずかしくない行いをしないといけない。あなたは「患者の権利」という言葉を知ってる？
- もちろん知ってます！
- 患者の権利を尊重することはとても大切だと言われるけれど、職業人としての私たちの職業倫理に従えば、それらを尊重することは当然のことよね。
- ところで、さっき言った「倫理委員会で研究の承認を得る」のことですが……？
- 看護研究における倫理的配慮というのは主に、看護の受け手である患者さんの権利を擁護するために必要なの。患者さんの生命、健康、プライバシーを守り、尊厳と権利を尊重する。倫理的な配慮のポイントについてくわしくは、厚生労働省

■ 倫理の原則

- ❶ 自律の原則：人間は自分自身の意思で、思考や行動を決定する自由をもつこと
- ❷ 善行の原則：善を行い、害を避けるよう心がけること
- ❸ 正義の原則：人や事柄に対して、常に公平にかかわるよう心がけること
- ❹ 誠実の原則：他者に対して、嘘をつかず、真実を伝えるよう心がけること
- ❺ 忠誠の原則：他者を最大限に尊重するよう心がけること

■ 患者の権利

- ❶ 医療に参加する権利
- ❷ 自分の病気・自分に行われている治療を知る権利
- ❸ 最善の医療を受ける権利
- ❹ 自分が決める権利（自己決定権）
- ❺ 平等な医療を受ける権利

の臨床研究における倫理指針や、疫学研究における倫理指針[1]、日本看護協会の看護研究における倫理指針[2]などを参照してね。

---

1) 厚生労働省：研究に関する指針について
http://www.mhlw.go.jp/seisakunitsuite/bunya/hokabunya/kenkyujigyou/i-kenkyu/index.html
（2013年7月1日閲覧）
2) 国際看護師協会、日本看護協会訳：看護研究のための倫理指針
http://www.nurse.or.jp/nursing/international/icn/definition/data/guiding.pdf
（2013年7月1日閲覧）

■ 看護研究にあたっての倫理の考え方

「看護の発展のために協力していただきたい」ことを伝えるのが重要。また、研究を進めてもけっして害してはならない事項がある

1. 安定性：研究に協力していただけるかどうかにかかわらず、常に同じ看護を、同じ感情で提供する
2. 安楽性：研究により、患者の心身に苦痛を与えるようなことはあってはならない
3. 利便性：看護研究の方法は、できるだけ患者にとって負担のない方法を選択する
4. 安全性：患者に有害を及ぼさないよう、十分に配慮している
5. 信頼性：患者が、自分がかかわっている研究の内容に安心できる
6. わかりやすい説明（インフォームドコンセント）
   ＜説明項目＞
   ・研究目的
   ・研究の方法（研究期間や方法、苦痛の有無等）
   ・プライバシーや人権侵害がない。
   ・研究の参加によるメリット・デメリット
   ・承諾の有無
   ・研究取りやめの手続き

COLUMN

看護系大学数、国家試験合格者の状況

　看護系大学（学部）の設置が毎年増加している。看護学部看護学科のみの単科大学から総合大学の医学部保健学科、医学部看護学科など看護教育を行っている4年制大学は、国立42校、大学校1校、公立47校、私立121校で合計211校（2013年4月現在）である。
　2013年度の看護学生を募集した大学（学部）は208校で、都道府県別の競争率は2.1～10倍（平均5.3倍）の状況にある。2014年度においてもすでに4～5大学（学部）の新設が予定され、看護師を希望する者の大学指向は高まっている。

　いっぽう、看護師養成所3年課程の学校では、47都道府県中15の県で入学生の定員割れが起きている。現に2012年度102回看護師国家試験の受験者5万6,530人のうち、合格者数5万224人（合格率88.8％）、およそその3分の1（1万3,042人：合格率96.6％）が大学卒であり、しだいに大学卒が増加している。今後、少子化によって看護師を目指す者がどのように変化するかはわからないが、大卒（一学年定員：1万6,975人）と看護師養成所3年課程卒（一学年定員：2万5,741人）はいずれ逆転する。

45 業務を整理して、看護の質を上げる

- 以前にお話ししたように、看護研究のテーマについて3人で話し合って（→p72）、「看護師が行わなくてもよい業務がどれくらいあるか？」を仮のテーマとしてみました。病棟で事前調査をしたところ、次のような業務内容に看護師が時間を費やしていることがわかりました。
- どのように調査したのかしら？
- 現在看護師が行っている業務で、看護師が行わなくてもかまわない平日の日中業務について、文献を調べたり、スタッフから情報を得て、項目を抽出しました。その項目を記載した調査シートに、実際にかかわった時間を記載してもらい、1週間分のデータをまとめました。短期間だと特定の看護師のデータに偏ったり、能力の差が時間に影響することもあるかもしれないので、1か月くらいの調査をしたいと考えています。
- その前に、それらの抽出した項目は本当に看護師が行わなくてもかまわない業務内容かどうか、検証しないといけないと思うけど、検証は行ったの？

看護師が行わなくてもよいと思われる業務と所要時間（1日平均時間）

① カウンターでの患者・面会者対応（68.7分）
② カウンター、センターテーブル、パソコン周辺の整理整頓（40.3分）
③ データベースの入力（36.3分）
④ ベッドネームの準備とセット（23.6分）
⑤ 病院の規則の説明（17.3分）
⑥ 退院手続きの説明と方法、入院費用の概算の説明（11.9分）

- まだ行っていません。全看護師に協力してもらい諾否法で検証する予定です。
- 面白い研究だと思うわ。看護師全員に協力してもらえるように副看護部長に相談してみるけど、相談するには研究の目的を明確に確認しておかないといけない。「こうしたデータを調査してどう研究に結びつけるの？」「看護師でなくても行える業務を看護師がこんなに行っているんだ。フ〜ン」で終わらせないために、どう評価するかを考えないといけない。そのためには目的がはっきりしていないといけないわね。研究の目的は？
- もしもその時間を看護に使えるのならば、看護の質を上げるためにみんなが何を行いたいか、把握できればいいと思います。それで、看護師にしかできないことは何かをはっきりさせることができるかもしれません。
- もしかしたら看護部長から、全病棟で行うように言われるかもしれない。そうしたらどうする？
- まとめを私たちが中心になって行わせてもらえれば、全病棟で行うことは願ってもないことです。
- 面白くなってきたね！　看護業務が改善して看護の質を上げる機会ができるかもよ。ぜひ頑張って成果を出してほしいわ。支援できることがあったら何でも言ってね。
- 全体で調査を行えるということになれば、研究を行う3人が集まることができる日程を調整していただけるとうれしいです。

46 業務改善の原則

- 👩 今年度、私は業務改善係になったので、何を改善してほしいと思っているか、みんなに確認をしたいのです。病棟会議で時間を少し、いただいてもいいですか？
- 👩 もちろん。ところで、メグミさんは業務改善を行う意味について、どのように考えている？
- 👩 むだな業務を改善して、病棟目標が達成できるようにしていきたいと思っています。ケアのための時間を確保できるように、できるだけむだをなくしたいと考えています。
- 👩 それならば、みんなに業務改善をしてほしい項目を尋ねるのではなく、「時間を確保するためにむだなことがないか？」「時間を短縮できる業務はないか？」と、確認したほうがわかりやすいんじゃないの？
- 👩 たしかにそうですね。
- 👩 **業務の目的をよりよく達成する手段を選択し、方法を工夫して、円滑に進められるようにすることはとても大切。でも、私たち自身がつくってしまっている時間のむだもある**から、確認するといいわね。
- 👩 例えば何があるでしょうか？
- 👩 私が答えるよりも、みんなの意見として出てくるほうがいいから、病棟会議の意見を待ちましょう。もしも意見が出なかったら、私のほうから提案するわ。
- 👩 わかりました。業務改善を行ううえでの決まりごとはありますか？
- 👩 **業務改善により、業務をとおして目指している目的や目標が損なわれることは、絶対にあってはならない**。例えば患者さんにマイナスの影響が及ぶことや、他部門に影響が及ぶなどは、避けなければならないわね。病棟だけで解決できる内容、看護部門全体で取り組まなければならない内容、他部門と協同で取り組まなければならない内容などを見きわめて、注意して検討することが重要ね。
- 👩 組織の満足や職員の満足、そして患者さんの満足に結びつくような業務改善を行いたいですね。それぞれの満足度がまとめて上がっていけばいいんですね。

■ 業務改善で対象となる領域

①物品の新規導入、更新・変更、増加
②スタッフの意識改革
③スタッフの知識・技術の向上
④システムの変更
⑤スタッフの増員
⑥実施時間、曜日の変更
⑦実施回数の増減

47 業務改善とは目的を満たしつつ方法を変えること

- 👩 病棟で、口頭での申し送りを廃止する業務改善案が出ていますが、どう思われますか？
- 👩 なぜ申し送りを廃止したいという話になっているの？
- 👩 **業務引き継ぎの時間帯に業務量が多くて、申し送りにかける十分な時間を確保することが難しい、**と言っていました。
- 👩 「十分な時間」ってどれくらいの時間が確保できればいいの？
- 👩 人によってまちまちですね。15分で終わる人もいれば30分の人もいる。
- 👩 申し送りにかかる時間の問題は、個々の能力が影響しているかもしれない。そうであれば、個々の申し送りの能力を高めることも必要じゃないの？
- 👩 実際にはナースコールの対応に追われて、数名の人が申し送りに参加しているにすぎないとも言っていました。
- 👩 申し送りを全員で聞こう、全員で参加しようという考え方を変えないといけないかもしれないわね。
- 👩 でも、情報をみんなで共有する必要はあると思います。
- 👩 共有しなければいけない情報と、担当者やチームが把握していればよい情報があると思うけど。
- 👩 では、「申し送りを廃止すること」は難しいということですか？
- 👩 そうじゃないのよ。業務改善を行うときは、慎重に行わないと、改善したことで大きな問題が発生することがあることも考えてほしいの。
- 👩 うーん、いろいろと考えることがあって、どうクリアすればいいか、わからなくなります。
- 👩 申し送り時間帯での時間確保ができれば、申し送りを廃止する必要はないのでは？ 申し送りに関する看護師の能力を高めればいいことになりますね。あるいはナースコール対応でみんなが情報を共有できないのであれば、情報を共有できる方法へと改善すれば申し送りを廃止する必要はないと思うわ。
- 👩 何から検討すればいいんだろう！ わかりません。
- 👩 そもそも**申し送りは何のために行うのか、現在どういうデメリットが生じているのか、メリットを含めてよく検討してほしいの。**現行の方法で問題を解決できれば、申し送りの廃止を検討しなくてもいいのではないかしら？ 口頭での申し送りを廃止して他の手段を用いた申し送りを導入したいのであれば、申し送りは情報伝達の方法にすぎないんだから、より効果的な方法があれば変更することはできるはずよ。

COLUMN

時間確保の考え方

60分の時間を、一度に短縮しようという考え方は、実現することが難しい。短い時間をみつけて、積み重ねて確保することが重要！

- 検討すべきことは、申し送りの目的が満たせるかということですね。
- 業務改善とは、目的を満たしつつ方法を変えることなの。何のために方法を変えようとしているのかを確認し、共有して進めないといけないわ。
- 申し送りの目的、現行のメリットとデメリット、改善の目的について、もう一度よく検討してみます。
- 前向きに、みんなが業務を検討してくれることはとてもうれしい。みんなが限りある時間を大切にしようとする気持ちが、十分に伝わってきます。

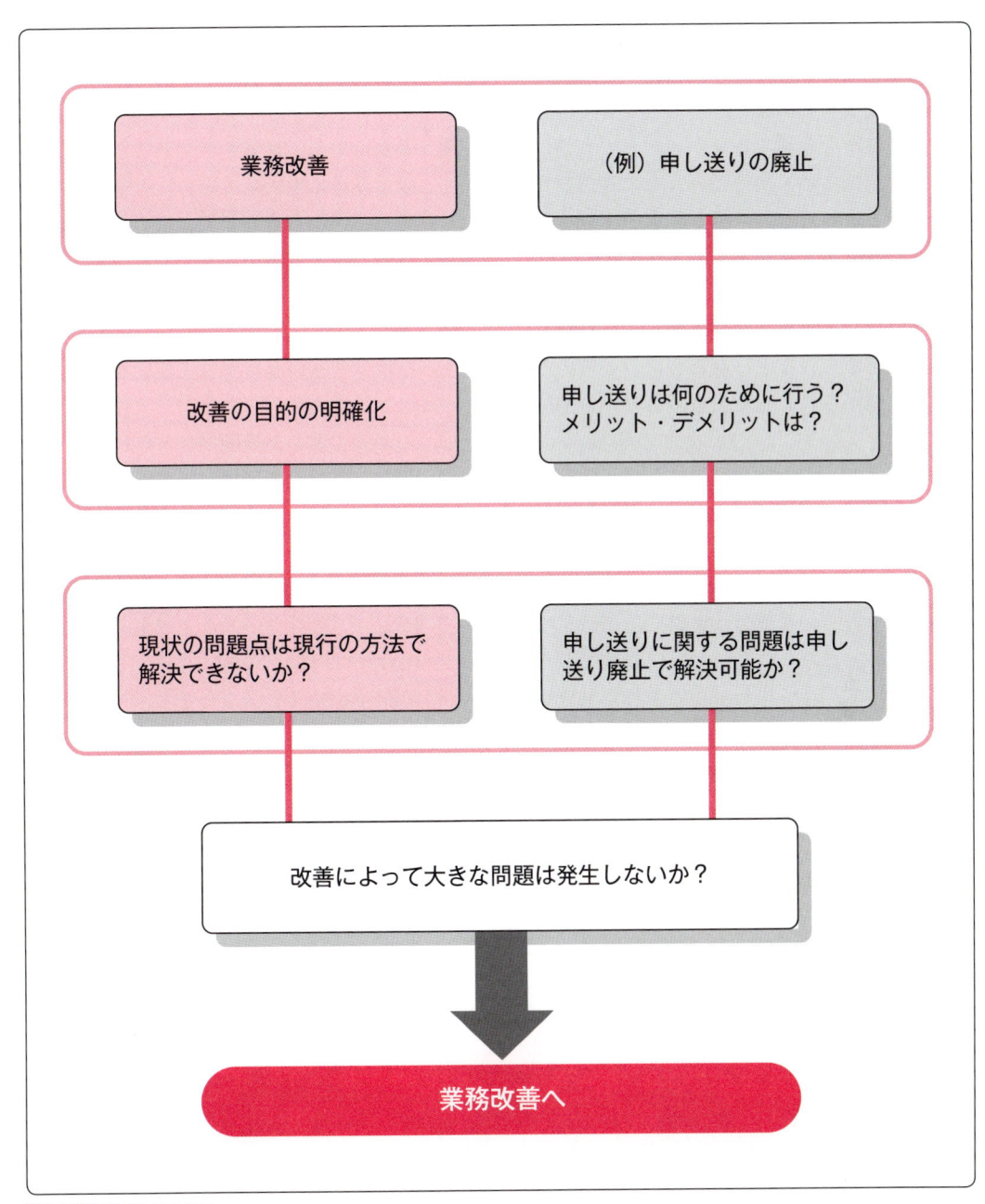

```
業務改善                （例）申し送りの廃止
   │                        │
改善の目的の明確化       申し送りは何のために行う？
                         メリット・デメリットは？
   │                        │
現状の問題点は現行の方法で   申し送りに関する問題は申し
解決できないか？             送り廃止で解決可能か？
   │                        │
        改善によって大きな問題は発生しないか？
                    ↓
                業務改善へ
```

■ 業務改善のフロー

48 転んでもただでは起きない！

- 師長も覚えていらっしゃると思いますが、看護師3年目のときに、入院をした経験があります。医療に携わる者として、自分の健康を管理できなかったという情けない気持ちと、病棟のみんなに迷惑をかけてしまったという申し訳なさでいっぱいだったことを覚えています。
- 患者さんになったのよね。
- 入院をしてみて、普段看護をしていて気にも留めていなかったことに、いろいろと気づかされました。看護師の足音や話し声・笑い声、においなどの環境、「おじいちゃん」「おばあちゃん」という話しかけ方。病室への入室では、「失礼します」と言い終わらないうちにすでに入って来ているし、食事量の確認は患者の自己申告で、看護師は実際には確認していない。また、つらいときに看護師が声をかけてくれて味わった癒された気分など、たくさんのことを学びました。
- 「学問なき経験は、経験なき学問に勝る」かしらね？ 経験して学ぶほうが、机の上だけで実際に経験していない学びよりも優れている。頭ではわかっていても、経験しないと実感としては重みがない。自己流の「当たり前」ができあがってしまう。
- そうですね。反省させられましたし、今後の看護に生かしていこうと思いました。あのときから現在まで、あの経験を生かして、新人看護師にも十分に指導をしています。
- 「転んでもただでは起きない」ということね。そういう姿勢は大切よね。入院したことは失敗だったけど、入院したことによって誰もが経験できるわけではない学びを得た。入院費が授業料と思えば安いんじゃないの？
- お金では買えない経験ですね。師長を含めて、当時の同僚のみなさんには、入院によって迷惑をかけたんですけど、その代わりに経験を病棟に還元しようと思って、今も続けているんです。
- 失敗をいかにプラスに変えるか、ポジティブに向き合えるかが大切ね。看護に関しては、身体に侵襲の少ないケアや技術については繰り返して、経験を積み重ねて磨き上げていくといいわね。

49 好きな物は最後に食べるタイプ

- ところであなたは、好きな食べ物は先に食べる？ それとも最後に食べる？
- 私は先に食べます。
- 私は最後に食べるタイプなのよ。
- このことに何か意味があるんですか？
- その人の傾向がわかるって言うのよ。
- どんな傾向ですか？
- 好きな物を先に食べる人は、嫌な物は後で食べるわけだから、嫌なことは後回しにする傾向があるらしい。
- ということは、好きな物を最後に食べる人は、嫌いな物を先に食べるわけだから、嫌なことを先に行う傾向がある、ということですね。
- どう？ 当たってる？
- 当たらずとも遠からずですね。好きなこと、やりたいことを先にやって、切羽つまって嫌なことをする傾向は、確かにあるような気がします。嫌なことは時間がかかるので、好きなことを行う時間がなくなるような気がするんです。
- 私は嫌なことを後回しにすると、間に合わないような気がするので、先に行ってしまいたくなる。好きなことをやっていても、気になって楽しめない。
- まるで逆ですね！
- 私もまだスタッフだったときは、好きな食べ物は先に食べる傾向があったように思う。副看護師長になったころ、研修を受けるためのレポートを、期限ぎりぎりで師長に提出したら、「レポートを修正する時間がない」と叱られた。そのままレポートは看護部長に提出されて、今度は師長が看護部長から叱られた。結局、研修は受講できなかったの。そういう経験があって、好きなことは後に回すようにした。当時の師長から、レポートでは何を重視されるかについて、指導を受けたことを思い出すわ。
- 何が重視されるんですか？
- 私は「達意性」と指導された。つまり、この**レポートをとおして何を伝えたいのか、書き手の思いが読む人に伝わるような記述を行うこと。そのためには、何回も書いてみることが必要**。当時の私は時間に追われて、書き終えること、提出することを目標にしていた。叱られて納得したわ。
- 私にも当てはまる気がします。好きなことは後回しにする努力も必要なようですね。ところで、伝わる文章を書くにはどうしたらいいでしょうか？
- **まずは書いてみることね。その書いた文章のなかで、最も伝えたいことは何か、またなぜそれを伝えたいのかをチェックする。そのうえで、あなたの文章表現を通じて、あなたが最も伝えたいことが伝わっているかどうかを確認する。こうし**たことを繰り返していくことが、達意性に通じるのね。

起	これから話を展開するうえで、必要な知識を紹介する部分 自己紹介、テーマの背景などを簡潔に記載する
承	核となる「転」へとつなぐ役目を果たす部分。テーマの過去の状況と現在の状況、考え方の変化などを記載する。書き手の意図を、読者が理解できるように記載し、関心や興味をもってもらえるとよい
転	文章の核となる部分。テーマに対する自分の考えと理由などを、読者が理解できるようにていねいに記載する
結	文章の締めくくり。結論、今後の予想、希望などを記載する

■ 文章表現の流れ

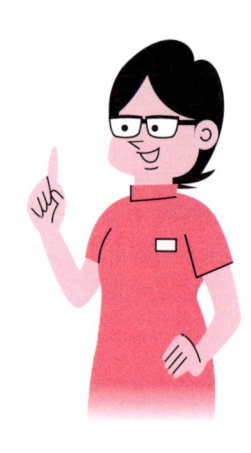

50 人を評価する

- 👩 そろそろ業績評価の時期ですね。ちょっとドキドキします。
- 👩 よい評価もよくない評価も、評価はとても大事。評価をするからこそ、次へ進めるからね。
- 👩 評価がないと発展しないということですね。評価の必要性はわかります。
- 👩 評価形式には、自己評価や他者評価など被評価者による区分や、相対評価や絶対評価などの区分があることは知ってる？
- 👩 自己評価とは評価者が自分を評価すること、他者評価とは評価者が他者を評価することですね。これらを併用することが多いのはなぜですか？
- 👩 自己と他者で評価をして、評価が一致するものと不一致のものを見いだすことが大切なの。両者の評価が高いものは及第点だし、両者の評価が低いものはもっと学びを深めないといけない。両者の評価が低い場合、あるいは両者の評価が不一致の場合は、なぜそのような結果になったのかを検討する。不一致は、評価者の基準が異なるのかもしれないし、あるいは同じ基準でも、評価が甘かったり辛かったりするのかもしれない。
- 👩 さっき言っていた絶対評価と相対評価について教えてください。
- 👩 絶対評価は、指導前にあらかじめ設定した教育目標を基準として、それに照らし合わせて達成度を評価する方法。知識や技術などの他、意欲や思考力、判断力、表現力などの資質も評価できるのよ。
- 👩 なるほど。それでは相対評価は？
- 👩 相対評価は、集団の基準（平均値など）

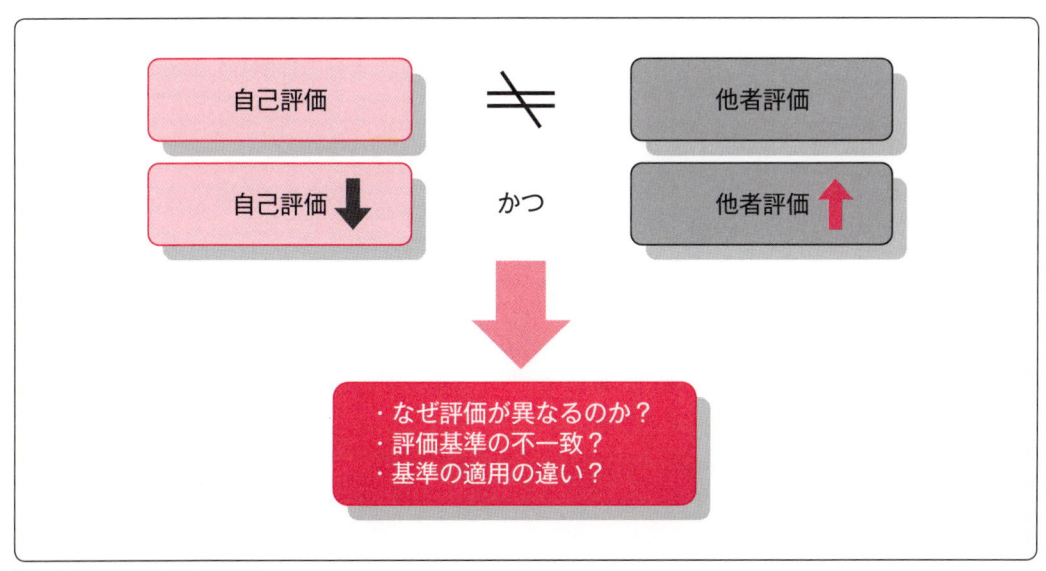

■ 自己評価と他者評価

相対評価と絶対評価の比較

	相対評価	絶対評価
基準	集団の平均値	教育目標
評価の考え方	平均値より高いか低いか？	目標を達成したか？
メリット	・客観性がある ・集団内での自分の位置が明確になる ・異なる評価資料を比較できる ・基準の設定が容易である ・評価が簡単である ・競争心が育つ	・1人1人の学習状況が把握できる ・自分が目標に対してどの程度到達しているのかを知ることができる ・その後の指導改善に生かしやすい ・やればできるという意欲が育つ ・指導のあり方を考えることができる
デメリット	・人数の少ない集団では適用できない ・異なる集団との比較ができない ・指導の効果が適切に反映されない ・目標をどの程度達成できたかという十分な情報が得られない ・指導のあり方を問う客観的な情報を得にくい	・評価者の主観が入り込みやすく、評価者による評価の差異が生じる ・集団内での自分の位置づけがわからない ・基準の設定が難しい ・評価に手間がかかる

に照らし合わせて、集団のなかでの個人の位置を明らかにする評価方法で、例えば5段階評価などがある。5段階評価では「1」と「5」はそれぞれ7％、「2」と「4」はそれぞれ24％、「3」は38％と比率が決められていて、1人1人の得点を比率に照らして当てはめ、どの位置にいるかを示す。

― どちらの評価方法も、よい点と悪い点があるように思うんですが……。

― 確かにどちらの評価方法にも、メリットとデメリットがあるわね。**現在は、両方の評価方法を一次評価、二次評価として併用する方法が用いられることが多い。**

― その他にも評価の方法はあるんですか？

― **「個人内評価」**という、評価基準を個人におき、変化を継続的に評価していく方法がある。よい点や可能性、進捗状況を知ることができ、以前の評価と比べて変化を見ることができるわけ。また、教育を行う前に知識や技術をどれくらい身につけているかを診断するための**「診断的評価」**、教育活動の途中で目的に達成しつつあるか、軌道修正が必要かを知るための**「形成的評価」**、ある一定期間の教育が終了した後、その期間にどれだけ目標を達成したかを明らかにする**「総括的評価」**などがあるわ。

― 総括的評価とは、学期末試験のようなもののことですね。それにしても、人を評価するって難しいですね。

― 評価とは、それ自体が目的ではないこと、全人的な評価ではないこと、これからの発展の糸口を見いだすために行うことなどを、十分に理解しておかないとね。

さまざまな評価法

個人内評価	評価基準を個人におき、変化を継続的に評価していく方法
診断的評価	教育を行う前に知識や技術をどれくらい身につけているかを診断
形成的評価	教育活動の途中で目的に達成しつつあるか、軌道修正が必要かを知る
総括的評価	ある一定期間の教育が終了した後、その期間にどれだけ目標を達成したかを明らかにする

51 評価の際に留意すること

- 👩 評価をするときに注意することを教えてください。
- 👩 評価は、その目的や内容をしっかり理解してから実施することが大切。また、評価に誤差が出ないように気をつける。
- 👩 「評価の誤差」ですか？
- 👩 例えば、個人の看護技術の到達度を評価するときには、「個人的好悪による誤差」が生じることがあるわね。
- 👩 「個人的好悪による誤差」？
- 👩 「性格がよい」とか「興味が共通している」など、好みや相性によって評価をしてしまうことで、評価に誤差が生じることね。どんなに細かく看護技術の到達度を評価しても、看護技術とは直接関連のない要素がまぎれ込んでしまう。
- 👩 そう言われれば、「こういう低い評価をつけると傷つくかな？」とか考えて、「ふつう」の段階の評価を与えてしまうことがありますね。
- 👩 それは、評価が甘くなる「寛大化傾向」と呼ぶの。逆に、とても評価が厳しくなる「厳格化傾向」もある。
- 👩 どうすれば正しい評価ができますか？
- 👩 看護技術が適正に評価されず、十分に実施できていないのにもかかわらず、次のステップへと進んでしまったら、被評価者は「できない」にもかかわらずどんどん進んでしまうんだから、結果的にはマイナスよね。評価によって看護技術の力をつけ損なっているんだから。評価は、「できないこともありのままに認める」ことと、「何を評価するのか」を念頭に置きながら実施することが重要だと思う。
- 👩 他にも注意することはありそうですね。
- 👩 評価の対象となる看護技術の実施状況を十分に把握していなければ、正当な評価はできない。把握せずに評価しなければならないとしたら、どうする？
- 👩 自己評価の項目があれば、本人の評価のとおりにしておくか、または「ふつう」にしておきます。
- 👩 可もなく不可もないという評価は「中心化傾向」といって、評価にかかわる情報が乏しいときに起こりやすい評価なの。普段から評価者として意識をもっていないと、正当な評価ができなくなる。ハロー効果により、評価が正当になされないこともあるからね（→ p70）。
- 👩 そうでした。「外見がよいと内面もよいと連想する」ということですね？
- 👩 そのとおり。評価でも同じことが起こるの。第一印象や全体的な印象、印象の強い評価項目の評価得点に引きずられてしまうことがある。先入観によって評価に誤差が生じることもある。例えば、「スポーツをしている人は責任感が強く根気がある」とか「角張った字を書く人は神経質」とか「学歴が高いから」とか。偏見が影響するのね。
- 👩 評価をするって責任重大ですね。
- 👩 普段から十分に被評価者の状況を把握していないと、評価できないことがわかったでしょう？

52 リーダー業務を検討する

- 師長は毎朝、「今日のリーダーナースは○○さんです。何か困ったことやわからないことがあったら相談してください」と言っていますけど、どうしてですか？
- リーダーナースの役割はもちろん知っているよね？
- 業務が円滑に進むように患者情報を把握し、業務予定を確認して、調整をする役割を果たす看護師ですね。
- **その日の看護業務を円滑に行うことと、看護の質を継続することに全神経を集中して、役割を果たしている。みんながリーダーナースを意識せず、それぞれに業務を行ったらどうなると思う？**
- リーダーナースに受け持ち患者の行動計画に関して、報告・連絡・相談をしなくなる。医師への患者報告や医師の指示受けなども、それぞれの看護師が個々に行わなければならない。検査や処置、ケアの進行状況も個々が確認して、業務調整も個々に行わなければならない。大変ですね。
- 医師にとっても業務が煩雑になるし、看護師にとっても業務が煩雑になる。そうした役割を一手に行う役割がリーダーナースなのよ。だから、みんなに周知するために毎朝リーダーナースを明らかにして、意識づけをしている。年齢的にも経験的にも、メンバーナースより若いリーダーナースのときもあるから、余計に必要性もあるのね。
- 自分自身もリーダーのときは、自分の役割を改めて認識できると感じています。それにしても、リーダーナースの責任は重いですね。毎回「綱渡り」をしているような感じで緊張します。
- みんなをまとめて一定の成果を出すことは難しいことだけれど、誰かが行わないと業務が遂行できない。
- リーダーナースの選出基準はあるんですか？
- 看護部としての基準がある。❶〜❹を満たしたうえで、❺の看護師長の判断を待って、リーダーの役割を命じる。
- 「リーダーとしての適性」については、師長は何を判断するのですか？
- **①人間関係調整能力、②感情の安定性、③責任感、④信頼感、⑤コミュニケーション能力、⑥問題解決能力、⑦判断力、を評価している。**
- もし、適性が不十分だったらどうするのですか？
- 当人と話してリーダーの役割が担えるように教育計画を立て、実施し、再評価しているわ。
- 私もリーダーを行う前に研修を受けました。

リーダーナースの選出基準

（看護部による選出基準）
❶ リーダーシップ・メンバーシップの研修を修了していること
❷ 臨床実習指導者研修を修了していること
❸ 看護師経験 4 年目以上
❹ 該当病棟の経験が 1 年以上

（看護師長の判断）
❺ 看護師長がリーダーとしての適性を判断する

🧑 あの研修は、リーダーの適性がある人に行う研修で、3日間程度、リーダーナースにくっついてリーダー業務を一緒に体験しながら、リーダーナースが行っている業務内容やその方法、また、自分がリーダーナースになったらどのように対処するかなどを学ぶためのものだった。研修は、次の段階で実際にリーダー業務を行いながら、リーダー経験者から指導やサポートを受けながら、独り立ちできると判断されるまで行っているのよ。

👩 とても緊張したのを覚えています。何が起こり、どんな相談をされるかわからないので、今でも緊張はしています。

🧑 限られた時間に業務が遅滞なく終わるようにするのは、とても難しい。リーダーが責任を感じるのと同じように、師長である私も緊張しているのよ。最終的にはすべて看護師長の責任だから、困ったことがあったら、いつでも相談してほしいと思っているわ。今、リーダーのサポートシステムについて検討しているところだから、いろいろと相談に乗ってほしいわ。

👩 「リーダーのサポートシステム」ってどんなものですか？

🧑 リーダーの業務内容はとても重要よね。だから、現在のリーダーの業務内容を少し分散し、軽減したいと思っている。

🧑 現在のリーダーナースの役割は、**表**のようになっていますね。

🧑 現在、リーダーが行う3）の業務をサブリーダーに行ってもらうサポート体制をとろうと考えているけど、どう思う？

👩 いろいろな診療科の医師がやってくるし、時間もバラバラ。回診で業務の中断もあり、結構な時間をとられているので、とても助かります。サブリーダーと相談しながら行うこともできるので、精神的にも負担が軽減されます。リーダー業務が楽しくなるかもしれない。

🧑 リーダー業務を負担に感じている看護師は多いし、業務の重責から離職を考える看護師も少なくない。リーダー業務をいかにサポートするか、業務内容を検討し、業務軽減を図る対策を講じることが課題。リーダークラスの経験者が辞めることが、病院にとって一番の損失だからね。

👩 そのように言ってもらえるとありがたいです。

🧑 では、業務内容を具体的に割り当てたいから、リーダー担当者に集まってもらって、検討する場を設けましょう。

■ リーダーナースの役割

1) スタッフのまとめ役として、スタッフだけでは解決できないような問題があったときに、フォローをしたり、相談を受ける
2) 医師の指示を受け、医師と相談してそれをメンバーナースに伝えたり、入退院患者、緊急入院、緊急処置、急変患者などの病棟全体の動きを見ながら、看護師の動きを采配する
3) 医師の回診の介助や患者の退院支援、新人への指導を行う

53 管理当直は大変?

- 👩 師長の**管理当直**で大変なことって何ですか?
- 👨 管理当直は看護部長代行だから、責任が重い。でも、救急の外来患者対応や病棟巡視は大変だとは思わない。普段は病棟の管理を中心に行っているから、バラエティに富んだ救急外来患者の対応は、自分の看護師としての能力が試されるので、ワクワクするのよ。
- 👩 今までに困ったことはないのですか?
- 👨 突発的な事態が発生した場合は困るわね。また、入院が必要な患者が複数受診したときに、病棟に偏りがないようバランスよく入院させることが難しくて、困ったことがあるわ。
- 👩 病棟の空床に偏りが出てしまったということですか?
- 👨 そうではなくて、空床があっても入院の受け入れが困難という場合がある。主に夜勤の看護師の能力によるんだけれど。
- 👩 そんなときはどうするんですか?
- 👨 管理当直に入ったらすぐに、入院の必要な患者が受診したら入院させることを告げて、心の準備をさせておく。さらに、緊急入院患者の受け入れは病院の使命であり、その役割を一緒に果たそうということを話しておく。私が以前に勤務していた病院では、救急受け入れ病棟が決まっていたから、入院先の病棟を決める必要がなかったので、楽だったわ。
- 👩 入院受け入れシステムがあるといいですね。ところで、「**突発的事態**」ってどんなことがあるのですか?

- 👨 まず、**看護師の病気や家族の不幸、公共交通機関の遅れや停止などが生じて勤務できない事態が発生すると、勤務調整を行う必要がある。各病棟の看護師個々の状況がわからないから、勤務間隔とその病棟の看護師からの情報を頼りに、勤務命令を出すことになる。出勤までに時間がかかることもある。その間に事故が起こらないように気をつかう。**
- 👩 他の病棟の勤務調整までするんですか!? やっぱり大変だ。この病棟のように、不測の事態が生じた場合を想定して、代替看護師を日々決めておくといいですよね?
- 👨 このやり方は、みんなの看護への気持ちが強いから可能なんだけれども、勤務に過度に拘束されたくないという人もいるから、一律にはできない。
- 👩 他にはどんな突発的事態がありますか?
- 👨 無断離院、患者の自殺や自殺未遂、不審者の出没、木刀や包丁を持って病棟に来た患者などに遭遇したことがあるわ。
- 👩 そんなときはどうするのですか?
- 👨 無断離院の場合、病院内をまず探す。トイレに入っていたということもあった。院内にいないことが確定したら、家族や近親者に連絡し、状況を説明する。次に、家族の了解を得て、警察に保護願いを出す。自殺の場合は自殺者の救命措置と警察への届出。自殺未遂では溢首や投身、人工呼吸器の接続を外そうとした人などに遭遇した。いずれの場合も、家族への説明とその後の細やかな観察が必要にな

る。包丁や木刀を持った患者が病棟に来たときは、警察への連絡とともに、病棟からできるだけその人が離れるように、病棟に背を向けて対峙したの。でも私は、精神科の経験があったから怖くはなかったわ。

🧑 私にはとてもできません！

COLUMN

早死に職業ランキング

　寿命を規定する因子には、遺伝的、体質的要因に加え、食生活、運動習慣などの生活習慣が広く知られている。それに加え、どのような仕事に就いているか、どのような社会的地位にあるかも健康に大きな影響があるという。

　事故が起こりやすい危険度の高い仕事などを除いた場合、職業が寿命と関連する要因は大きく分けて2つある。1つは「裁量権の有無」。自分で自分の仕事をコントロールできる人ほど、ストレスが低いので長生きする傾向がある。もう1つは「過重労働・暴飲暴食」。深夜までの残業や徹夜があたりまえの長時間労働や、接待続きなどの過剰飲酒は、当然体に悪い。

　まず健康によくない職業として大手広告代理店の営業マンがあげられる。徹夜仕事はあたりまえの超激務で裁量が少ない。加えて顧客の接待で連日大酒を飲むことも珍しくない。給料やステータスは高いものの、体には負担が大きい。次いで、「IT企業の下請けSE」、「チェーン飲食店店長」と続く。どちらも長時間労働のうえ、給料も安い。下請け会社のSEは基本的に親会社の方針には逆らえないし、店長も雇われていることが多く、裁量権はほぼない。そして、意外にも「若手官僚」は、エリートで好待遇のイメージがあるが、それは年長者だけで、若手は給料も安いし、深夜まで働かされるのが通例である。

　寿命に影響する職業上の要因としては、上記2点に加えて「勤務時間が不規則」があり、病棟勤務の看護師や会社勤務のタクシー運転手、長距離トラック運転手などは数日に1回は夜勤があるので体内リズムを崩しやすい。また、どちらも上から管理される仕事なので、裁量権はない。不規則な生活は、当然、体に害で、不定期に夜勤があるような仕事は健康に負担となる。

　早死にする職業ベスト10は、1位　大手広告代理店の営業、2位　IT企業の下請けSE、3位　チェーン飲食店店長、4位　若手官僚、**5位　病棟勤務の看護師**、6位　タクシー運転手、7位　LCCの客室乗務員、8位　自衛官、9位　公立学校の教員、10位　トラック運転手となっている。

54 会議の進行のポイント

- 明後日はプリセプター会議で司会をしなければいけないんです。何だか気が重くて。
- 頑張ってね。でも、会議ではなく「会合」にならないようにしなくちゃね。
- 「会合」ですか？
- 例えば、**上司からの一方的な指示・伝達・命令や、相手への一方的な説明・説得、一方的な情報収集や意見の聴取、親睦や懇親のための集まりなどは「会合」と呼ばれるの。**形式的には会議と呼んでいても、機能的には会合になっていることが多いのよ。
- たしかにそうかもしれませんね。では「会議」とはどんなものですか？
- **情報を与え、質疑応答が行われるもの、意思決定が行われるもの、問題を明らかにし対策を検討するなど何らかの成果が得られるもの、**これらが会議ね。ところでプリセプター会議では何を検討する予定なの？
- それがまだ、何を検討するかが出ていないんです。
- 検討議題を考えておいたほうがよさそうね。今、あなた自身がプリセプターとして困っていることはないの？
- プリセプティに「わかりましたか、できますか？」と確認をすると、「はい」と返事をしてくれるんですけど、実際には「わかっていないしできないことが多い」ということですね。
- それにはみんな困ってるかもね。プリセプターとして現在困っていることをそれぞれに話してもらって、困っている内容の多いものをテーマにして検討したらどう？
- ではテーマの選定について、すぐに会議の参加者に知らせないといけないですね。一方通行や成果が得られない会合にならないように気をつけたいと思います。ところで、会議をうまく進めるにはどうしたらいいですか？
- **会議を成功させるには、いくつかのポイントがある**ので参考にしてね。

会議	≠	会合
●情報を与え、質疑応答が行われるもの ●意思決定が行われるもの ●問題を明らかにし対策を検討するなど、何らかの成果が得られるもの		●上司からの一方的な指示・伝達・命令 ●相手への一方的な説明・説得 ●一方的な情報収集や意見の聴取 ●親睦や懇親のための集まり、など

■ 会議と会合は異なる！

■ 会議を成功させるポイント

1. 事前準備
❶ 定刻どおりに始め、定刻に終わる。案内も 15:00～16:00 などと時間を明確にする
❷ 司会者は検討事項をよく理解し、必要であれば事前に参考資料を参加者に渡す
❸ 議題を参加者から募って、前もって参加者に周知する。文書で配布する
❹ 議題の提出者の出席を確認する。提出者には必ず出席してもらう
❺ 討議のポイントや決定事項を記録する。間違いがないか、参加者に確認する
❻ 検討事項が出ない場合は、司会者が検討事項を提出する

2. 参加者の心得
❶ 何が問題かを明確に理解して、会議に臨む
❷ 寛容をもって臨み、個人攻撃をしない。建設的な意見を心がける
❸ 空理空論を避け、実現可能なことを考える
❹ 発言を独占しない。勇気をもって発言する
❺ 解決方法を創意工夫する
❻ 結論を急がない。あせらずに結論を導く

3. 上手な話し方
1) 話すための五目標：何を目標に話をするのかを心得てから話す
　❶ 知らせるのが目的
　❷ 納得させるのが目的
　❸ 感心させるのが目的
　❹ 面白がらせるのが目的
　❺ 行動づけるのが目的

2) 話すための四要素：話しやすい雰囲気と充実した時間にするために気をつけること
　❶ 声の大きさと口調に気をつける
　❷ 話すときの態度に気をつける
　❸ 話の内容が合っているか（脱線していないか）に気をつける
　❹ 話の組立（要点をわかりやすくする）に気をつける

4. 司会者の心得
❶ 仲間意識をもって話し合いに臨む
❷ 何でも言える雰囲気をつくる
❸ 討議する問題を明確にして、理解させる
❹ 参加者に満足感を与えるように、発言が偏らないようにする
❺ 討議する問題の内容や背景、経過、要因を理解して、問題の対象が何かを絞る
❻ 質問を効果的に使用し、意見や考えを出させる
❼ 話し合いが主題から外れそうになったり、話が堂々めぐりして進まなくなったら、討議内容を整理してまとめる
❽ 時間配分を考えて進行する
❾ 司会者は進行に徹し、自らの考えは参加者からの意見として出るように進め、同一意見が出ない場合には最後に述べる

■ 討議形式

検討事項に関して結果が得られるように、有効な討議形式を用いる必要がある。

1. フォーラム
❶インタビューフォーラム：1人が発言者として対談し、これをもとに全員が加わって質疑応答を中心に話し合う。
❷フィルムフォーラム：検討事項に関連する映像を上映してから、司会者を中心に討議する。
❸グループインタビュー：1人の発表者に数人がインタビューしてから、全員が参加して話し合いを進める。

2. バズセッション
5〜10人のグループに分けて、5〜10分の限られた時間に問題を討議する方法。司会者と書記を決めて話し合いを進める。話し合った内容を全体に発表して次の段階へ進める。

3. パネル討議
あるテーマについて視点や経験、知識などの異なる5〜8人ほどが、みんなの前でお互いに話し合いをし、終わったら司会者が要約をして全体の質疑応答・討議へと進めていく。

4. シンポジウム
異なった見解の3〜5人がテーマに対する見解を述べ、補足をした後、全体の質問を受け、意見を出し合って討議する。

5. ロールプレイング
ある問題に関係のある場面や事柄について、選ばれた者がそれぞれの役柄を自由に自分の思うように演じ、提示された問題点について話し合い、検討する。

起
- 課題に関して、すべての人に意見を出してもらう
- つまらない意見、小さい意見でも自分の思っているままに出してもらう
- 何を言っても笑わない、ばかにしない
- 「同じ意見です」と絶対に言わない

↓

承
- 意見がすべて出尽くしたら、似た意見をまとめる。まとめた意見に間違いがないか、出席者に確認する
- 話し合いの最も重要な段階で、それらの意見の同じ点と異なる点を、司会者が整理する

↓

転
- さらに意見を募り、関係のある内容をふくらませ、最終的には対立する2つの意見にまとめる
- 対立する2つの意見に対して、賛成意見と反対意見を述べてもらう

↓

結
- 他に意見が出ないようであれば、採決を行う

■ 議事進行の法則（起承転結）

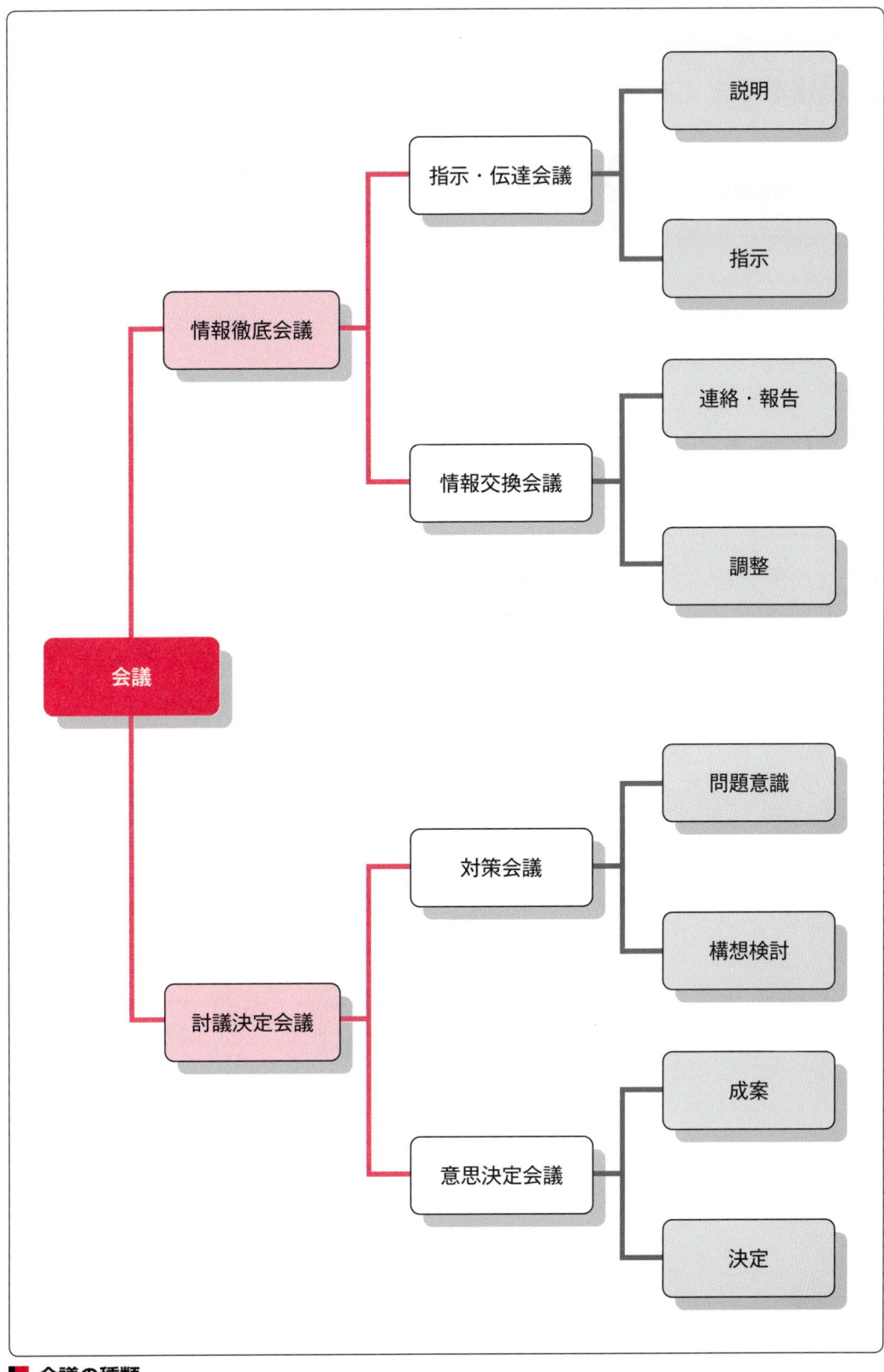

```
                                           ┌─ 説明
                     ┌─ 指示・伝達会議 ─┤
                     │                     └─ 指示
        ┌─ 情報徹底会議 ─┤
        │            │                     ┌─ 連絡・報告
        │            └─ 情報交換会議 ─┤
        │                                  └─ 調整
会議 ─┤
        │                                  ┌─ 問題意識
        │            ┌─ 対策会議 ────┤
        │            │                     └─ 構想検討
        └─ 討議決定会議 ─┤
                     │                     ┌─ 成案
                     └─ 意思決定会議 ─┤
                                           └─ 決定
```

■ 会議の種類

COLUMN

会議をうまく進めるコツ

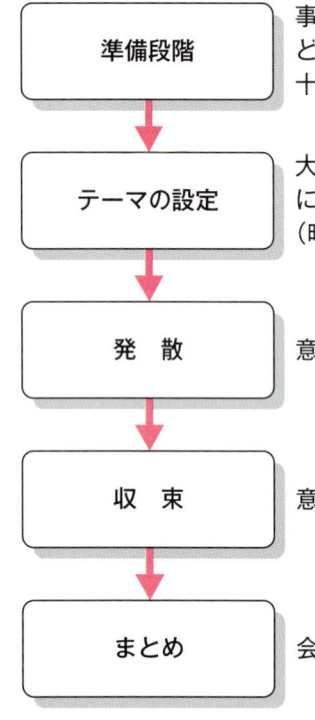

準備段階	事前準備（情報共有：何を目的とした会議か、いつ、どこで、どれぐらいの時間をかけて、どのようなメンバーで、など）を十分に吟味する。
テーマの設定	大まかに検討するテーマについてメンバーに知らせ、そのことについての意見を考えてきてもらう。会議の前に会議の進め方（時間や方法）を確認する。
発散	意見を全員に出してもらう。
収束	意見のメリットやデメリットを整理して要点を絞り込んでいく。
まとめ	会議で話し合った結論・方向性（決定事項）を出す。

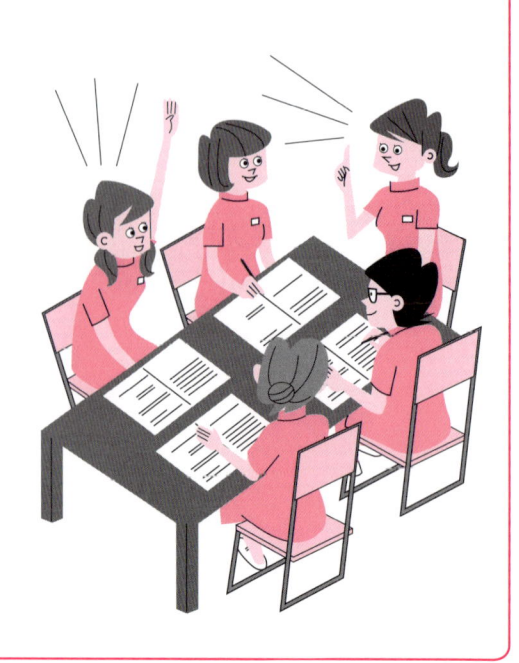

CHAPTER 2
人事・労務管理の道しるべ

01 人事管理って何?

- 人事管理ってどういうことを言うんですか?
- 一言でいうと「**病院で働く人、人的資源をいかに有効に管理するか?**」ということね。
- 何となくピンときません。
- 良質な人を採用して適所に配置したり、業務状況を分析して評価したり、人事考課として処遇を検討したり、といったことがある。
- 私たちには直接のかかわりはないみたいですね?
- そうでもないのよ。**適性によってローテーションを検討したり、能力のある必要人員を維持するために教育を行ったり、研修の参加を促したり、資格の取得を勧めたりするのも人事管理**なの。
- 教育や指導も含まれているんですか? 幅広いですね。
- 夜勤の実施回数や時間外労働時間など、給与に関係するものも含まれる。毎日、時間外労働時間の実績を記載して確認し

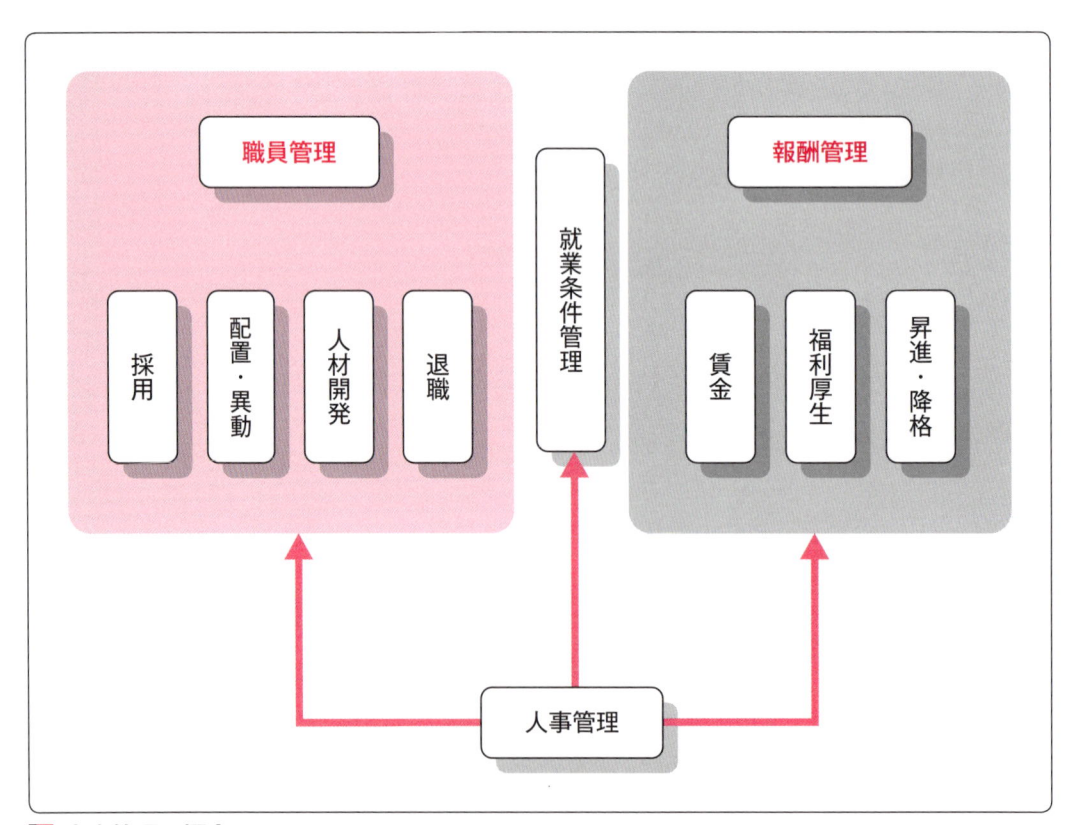

職員管理: 採用 / 配置・異動 / 人材開発 / 退職

就業条件管理

報酬管理: 賃金 / 福利厚生 / 昇進・降格

人事管理

■ 人事管理の概念

ているでしょう？　また、勤務の変更や有給休暇、日勤や夜勤などの勤務実績を書類で提出することも人事管理よ。
- 時間管理も含まれるのですか？　それは「労務管理」ではないんですか？
- たしかにそういう考え方もあるわね。しかし、実際には人事と労務を切り離して考えるのは難しい。だから人事管理は、職員健康診断の受診を勧め健康管理を行うことや休業・休暇状況の管理、モチベーションの低下防止のための労働環境改善、医療事故防止などにも関連する。
- 普段の仕事のなかに、人事管理がこんなに関係しているとは思わなかった！
- **看護の質を向上させるための内容、モチベーション維持にかかわる報酬、看護人員といった基本的要素が、人事管理だと思っていれば間違いないわ。**

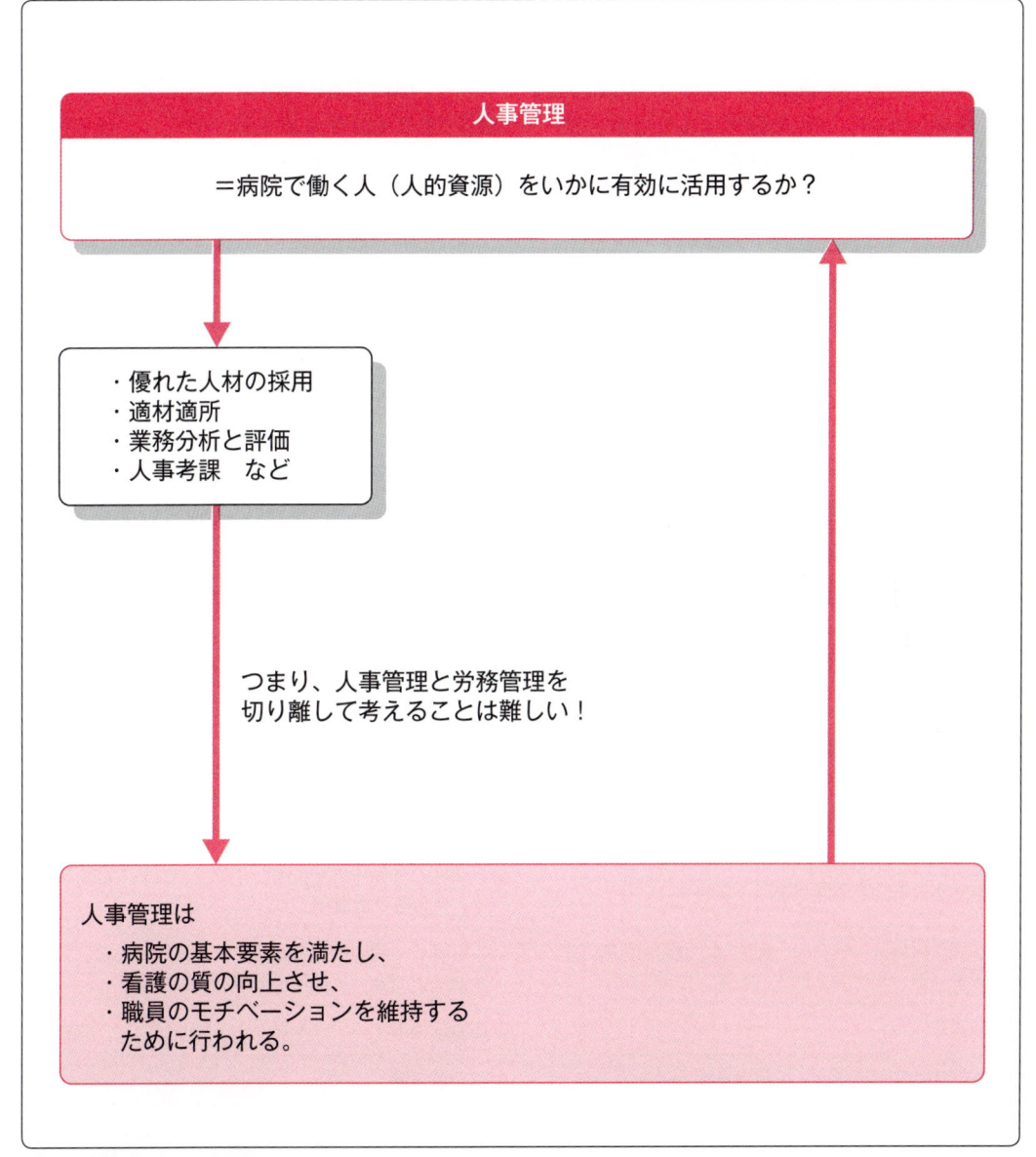

人事管理

＝病院で働く人（人的資源）をいかに有効に活用するか？

- ・優れた人材の採用
- ・適材適所
- ・業務分析と評価
- ・人事考課　など

つまり、人事管理と労務管理を切り離して考えることは難しい！

人事管理は
- ・病院の基本要素を満たし、
- ・看護の質の向上させ、
- ・職員のモチベーションを維持するために行われる。

■ **人事管理を行う理由**

02 人事管理の資料とは？

- 👩 人事管理、職員管理に関して準備すべき資料にはどんなものがありますか？
- 👩 たくさんあるわ。例えば、すでに述べた職員の健康管理として行われる**職員健康診断の受診率**に関して、誰が受診し誰が受診していないかを把握することも、健康管理を行ううえでは重要ね。受診しない人には指導する必要が出てくる。
- 👩 健康管理は自己管理ではないのですか？
- 👩 もちろんそうなんだけど、**1人の看護師が体調を崩して休むと、患者さんをはじめ職員みんなの体調や生活に影響してくる**でしょう？
- 👩 それじゃ、ワクチンの予防接種なんかもそうですね。
- 👩 そのとおり。普段から職員みんなの体調（顔色や動作など）を確認しながら声をかけるようにしている。体調を崩してつらい状態で働いていて、それで治ってしまえばよいけれど、悪化して長期に休むようなことにならないようにしたほうが、本人を含めてみんなのためになるでしょう？
- 👩 **通勤率や宿舎利用率**とかはどういう目的で把握するのですか？
- 👩 大きくは2点あるわ。第一に、災害発生時にすぐに駆けつけられる人がどれくらいいるか、地震発生時に帰宅困難になる人がどれくらいいるかを把握し、非常食の準備や簡易宿泊の準備を考える資料とすること。第二に、宿舎の利用度による維持費や、通勤手当や住居手当などに伴う人件費や労働災害などに伴って支出が増える。つまり、経常収支率への影響から把握する必要があるの。
- 👩 そうか。災害時対応と経営に関連するので把握するんですね。いろいろな管理上の目的があって把握をしているんですね！

■ 人事管理で準備しておくべき資料

❶職員充足率	❼夜勤実施状況：平均夜勤実施回数、夜勤形態別平均実施回数
❷職員定着率：平均在職年数、退職率	❽安全性：労働災害発生率、インシデント内容別発生率、健康診断受診率
❸労働喪失状況：欠勤率、病欠率、長期病欠率、平均欠勤日数、平均病欠日数、年休消化率	❾教育状況：院内教育参加率、院外研修参加率、病棟学習会参加率、実習指導者研修参加率
❹既婚率	❿配置転換率
❺有子率：既婚有子率、未婚有子率	⓫講師派遣率
❻時間外労働時間：超過勤務率、平均超過勤務時間、超過勤務実施日数	⓬通勤率・宿舎利用率

03 看護師を確保するとは

- 👤 看護師を確保するにはどうしたらいいのですか？
- 👤 看護師確保には2つの要素がある。**第一は、今勤めている看護師の離職を防止すること、第二は必要な看護師が採用できること。**
- 👤 離職防止と採用者のバランスをとるということですね？
- 👤 そのとおり。しかし、基準になるのは離職防止なの。なぜかわかる？
- 👤 離職者分の人数を採用するわけだから、離職者が多いと採用者を多く集めなければならない。離職者を少なくすれば採用者が少なくてすむ。たくさん集めなくてはならないのは大変ですよね。もっとも、少ない採用者を集めるのだって大変だと思いますけど。
- 👤 確かに大変ではあるけれど、**問題の本質は「看護力が低下する」ことにある。**この点が、離職防止において最も重要なことになるのよ。
- 👤 そうか。辞めることによって起こる状況が一番の問題なんですね。**離職防止とは、看護の質の低下を防止することでもある**わけですね。当院では、新規看護師の採用に向けてどういう取り組みをしているんですか？
- 👤 まずは新人看護師の採用が大切。そのためには、看護学生への病院のPRが必要になる。看護学生が「勤めたい！」と思う病院でないといけない。看護学校への訪問、看護学校や人材サービス業者などが行う就職説明会への参加、病院で行う就職説明会や病院見学会の開催、インターンシップの開催、奨学金制度の設置による看護学生の支援など、広くPRして看護師確保に努めているわ。スタッフのみんなも就職活動に参加してくれているわよね？
- 👤 私は何か活動しましたっけ!?
- 👤 **新人看護師をより多く確保するうえでは、看護学生の実習指導を行っている施設であることも大きな要素になるんだけれど、実習指導中の状況が大きく影響するのよ。**「モデルとなる看護師がいない」「忙しくて大変そう」「怖い看護師がいた」「人間関係が悪い」「業務への不平不満が多い」「職員同士の誹謗中傷がある」といったマイナスな評価があると、実習施設であっても就職を希望しなくなってしまう。学生は、「働く環境が整っていない」「魅力がない」と感じてしまうのね。
- 👤 実習指導が就職につながっているんですね。当院の状況はどうですか？
- 👤 病棟によって希望者に差がある。この病棟は、指導者の実習指導の内容はもちろん、医師を含めてスタッフの業務に対する姿勢や人間関係などが評価されていて、希望者が多くて困るくらい。ありがたいと思っているわ。
- 👤 看護学生からよい評価を得ているのはうれしいですね！　実習そのものが看護師確保活動にもつながっているんですね。

04 働きやすく、看護の質を保証する勤務表

- 🧑 勤務予定表の作成は大変そうですね。
- 👩 勤務表は、看護職員にとっては業務命令書であり、個人の生活を規定する生活予定のもとになるものだから、とても気をつかって作成しているわ。
- 🧑 作成のコツはあるんですか？

- 👩 勤務表作成上の原則をしっかり守って、働きやすく看護の質を保証できるように作成することが重要ね。**勤務表には、看護師長の看護への思いや看護師への思いが反映されている**のよ。

■ 勤務表に現れる看護師長のポリシー

縦列：パフォーマンス機能
　どういう看護を提供するのか
　業務量と業務遂行時間（看護師の対応能力）の判断
　チームワークの配慮
　看護の質の保証に伴う研修への配慮

横列：メンテナンス機能
　個人生活への配慮
　健康に対する配慮

縦横列
　業務上の安全への配慮

（図：縦列＝氏名など、横列＝日付など）

■ 勤務表作成の原則とその応用

1. パフォーマンス機能とメンテナンス機能のバランスがよい

　パフォーマンス機能とは、勤務表の縦列を眺めて、患者のニーズを満たし、業務に見合った看護師の配置（能力に応じた人数や組み合わせ）に配慮しているかを表す
　メンテナンス機能とは、勤務表の横列を眺めて、看護師1人1人にとって夜勤や休みの回数・間隔など、健康管理上の配慮や社会生活を送るうえでの配慮を表す
　これら2つの機能のバランスがよい勤務表を作成する

2. 業務量に応じた人員配置である

　週間予定で曜日によって業務量が多い場合とそうでない場合では、勤務者数に差が出てくる。そうした内容に配慮した勤務表を作成する

3. 看護師個人にとって公平である

　新人看護師とベテラン看護師は同じ看護師ではあるものの、知識も技術も大きく異なる。人数としては「1人」であるが、同等であるというわけにはいかない
　公平とは平等ではなく、区別するということでもある。経験年数によって、また個人の抱える事情（産後や育児中など）によって、区別が必要となる。
　同じ条件の者同士では、平等を考えた勤務表を作成する

4. 無理のない計画である

　業務量に対する人員配置によって、業務遂行に支障が出ないか（時間外労働時間が発生しないかなど）を配慮するとともに、連続勤務日数（休みの間隔）や夜勤回数など、健康を害したり私的時間（ライフワーク）が有意義に過ごせることに配慮した勤務表を作成する

05 勤務表のチェックリストをつくろう

👩 看護師によって能力も生活環境も異なるので、勤務表作成には細心の注意が必要そうですね。

👩 勤務表のチェックリストを作成して、勤務表が「勤務表作成の原則」を満たしているかを確認しながら作成するのがコツね。

■ 勤務表の縦列：パフォーマンス機能

中項目	小項目	チェック欄
業務の遂行に必要な人員の配置	夜勤人員の不足はないか？	
	夜勤人員の組み合わせに問題はないか？	
	日勤人員に不足はないか？	
	日勤人員の組み合わせに問題はないか？	
	変則勤務（早出・遅出など）人員に不足はないか？	
看護業務の遂行に支障のない人材の配置	新人職員同士や経験の浅い看護師の組み合わせはないか？	
	新人職員と准看護師の組み合わせはないか？	
	准看護師のみの組み合わせはないか？	
	師長不在時の師長代行者は配置されているか？	
	リーダーシップを発揮できる人が配置されているか？	

■ 勤務表の横列：メンテナンス機能

中項目	小項目	チェック欄
継続勤務への配慮	7日以上にわたり勤務を割り振った者はいないか？	
勤務内容の配慮	夜勤数は規定日数以内か？	
	夜勤の連続回数は規定回数以内か？	
	夜勤パターンに間違いはないか？	
	夜勤間隔に無理はないか？	
休日への配慮	代休制度がある場合の代休は消化できているか？	
	休日は消化できているか？	
	土・日の休日が平均化されているか？	
教育への配慮	院内教育や研修への参加が配慮されているか？	
	新人看護師と指導者の組み合わせが配慮されているか？	

06 夜勤回数の算出法

👩 夜勤回数のバランスをとるのは大変ですよね？

👨 ひと月の看護師1人当たりの夜勤回数を求めて、過去の夜勤回数を勘案したうえで月の夜勤回数を決めるの。バランスを保っていくことが大切ね。

■ 看護師1人当たりの月の平均夜勤回数の求め方

夜勤延日数（＝1日の夜勤人数×期間の日数）÷夜勤可能者数

　上記式により求められる数は、「基準となる夜勤回数」と「余り（基準以上の夜勤者数）」に分けて、以下のように表すことができる。

夜勤延日数÷夜勤可能者数＝基準夜勤回数
　　　　　　　　　　　　基準以上夜勤者数[*1]

注＊1　基準以上夜勤回数＝基準夜勤回数＋1

[例]
24人の看護師が3人夜勤（三交替制）を行っている。5月（31日間）の基準夜勤回数とその人数は何人になるか。

(3×2)[*2]×31[*3]÷24[*4]＝7（＝基準夜勤回数）
　　　　　　　　　　　　　18（＝基準以上夜勤者数）

答え：夜勤回数7回が6人[*5]、夜勤回数8回が18人

注　＊2　「3×2」：1日に必要な夜勤者数
　　＊3　「31」：5月の日数
　　＊4　「24」：夜勤可能者数
　　＊5　看護師数24人から、基準以上夜勤者数18人を引くことで求められる。

なお、1か月の日数は、大の月は31日、小の月は30日、2月はうるう年は29日、それ以外の2月は28日で計算する。

■ **夜勤人数と1か月の看護師必要数の一覧表**

- ひと月は31日と計算する。
- 月1人当たりの夜勤最大回数8日と7日とする。
- 小数点以下は繰り上げる。
- ○：○は三交代制の一勤務帯の夜勤者数、二交代制の場合は1日必要夜勤者数

夜勤可能看護師必要数＝1か月の夜勤延べ回数[*1]÷8（または7）[*2]

注　*1　1か月の夜勤延べ回数＝31×1日に必要な夜勤看護師数
　　*2　1か月夜勤8日の場合、または7日の場合

(単位：人)

夜勤体制	1日に必要な夜勤看護師数	1か月夜勤8日の場合の夜勤可能看護師必要数	1か月夜勤7日の場合の夜勤可能看護師必要数
2：2	4	16	18
2：3	5	20	23
3：3	6	24	27
3：4	7	28	31
4：4	8	31	36
4：5	9	35	40
5：5	10	39	45
5：6	11	43	49
6：6	12	47	54
6：7	13	51	58
7：7	14	55	62
7：8	15	59	67
8：8	16	62	71
8：9	17	66	76
9：9	18	70	80
9：10	19	74	85
10：10	20	78	89

07 「たかが1回、されど1回」の夜勤回数

- 夜勤回数が1回くらい多くても、あまり問題はないと私は思いますが、違うんですか？
- たかが1回、されど1回。1年間で夜勤回数の最も多い人と最も少ない人を比べると、相当な差が出てくるのよ。**こういうことが、不平不満につながるかもしれないから要注意**なの。
- そんなものですかね？
- 例えば**右表**では、12か月の月平均夜勤回数は0.91回の差にすぎないけれど、統計的に処理するとP = 2E^{-10}（0.0000000002）となり、10億人に2人（10億回に2回）の確率となって、とても大きな違いのある勤務表を作成したことになってしまうのよ。

■ 夜勤回数の状況と分散分析

夜勤回数の状況

	最多夜勤回数	最少夜勤回数		最多夜勤回数	最少夜勤回数
4月	8	7	10月	8	7
5月	8	7	11月	8	7
6月	8	7	12月	8	7
7月	8	7	1月	8	7
8月	8	7	2月	7	7
9月	8	7	3月	8	7
			合計	95	84
			平均	7.91	7.0

＊この表から、2月を除いて年間に11回の差があることがわかる。

分散分析：一元配置

	データ数	平均値	不偏分散	標準偏差	標準誤差
最多夜勤者	12	7.9167	0.0833	0.2887	0.0833
最少夜勤者	12	7	0	0	0
合計	24	7.4583	0.2591	0.509	0.1039

分散分析表

変動要因	偏差平方和	自由度	平均平方	F値	P値	F (0.95)
全変動	5.958333					23
群間変動	5.041667	1	5.0417	121	2E-10	4.3009
誤差変動	0.916667	22				0.0417

08 夜勤回数のバランス

- 三交代制の夜勤と二交代制の夜勤では、どちらがいいのでしょう？
- **三交代制と二交代制、それぞれにメリット、デメリットがあります。** どちらの夜勤も、体にとってはつらいよね。生理的な睡眠のメカニズムとたたかって覚醒し、業務を行っている。24時間患者さんを看護しなければならないから夜勤からは逃れられないけれど、**夜勤の人数を増やして看護師1人当たりの業務量を減らすか、夜勤時間を短くするか、夜勤間隔を広げて回数を減らすか、**という対策を考えるべきね。看護師1人当たりの平均夜勤実施回数は右の数式で求められるけれど、夜勤形態別の平均実施回数も求めておく必要があるわね。
- どの対策を講じるにしても、夜勤可能な看護師が増えないと実現できませんね。

> 平均夜勤実施回数（看護師1人当たり、単位：回）
> ＝延べ夜勤実施回数／夜勤実施者数

> 平均準夜勤実施回数（看護師1人当たり、単位：回）
> ＝延べ準夜勤実施回数／準夜勤実施者数

> 平均深夜勤実施回数（看護師1人当たり、単位：回）
> ＝延べ深夜勤実施回数／深夜勤実施者数

- 増員分の人件費が、経営には影響してくるのよ。現状では、3人夜勤で月に8日を維持するのが精一杯だから、病欠や夜勤免除などがあると、すぐに夜勤が9回、10回になってしまう。何をおいても、夜勤回数のバランスだけは維持しないといけないと考えて調整しているの。
- 働いている人がいるから経営は成り立っているという面もあるんですよね。働く人の労働条件と生活水準の改善にも、積極的に取り組んでほしいと思います。

COLUMN

ILO

ILOとは、国際労働機関（International Labour Organization）の略語で、1919年に創設された世界の労働者の労働条件と生活水準の改善を目的とする国連最初の専門機関。加盟国は185か国（2012年6月現在）。条約の批准数は、日本48、ドイツ83、イギリス86、スウェーデン92、フィンランド98、オランダ106、ノルウェー107、フランス123、スペイン133などとなっていて、ヨーロッパ諸国の条約批准が多いのが特徴。

09 退職率＝離職率を減らせ！

🧑 当院の看護師の退職率は何％ですか？

👩 退職率は一般的には「離職率」と呼ばれます。離職率は以下の数式で求められる。当院の離職率は9.6％で、全国の看護師離職率より低いのよ。

離職率（単位：％）
＝調査する期間の退職者数／調査する期間の平均看護師数 × 100

🧑 全国平均の離職率はどれくらいですか？

👩 日本看護協会が毎年調査をしているデータがあります。それによると、2011年度の看護職員の離職率は常勤10.9％、新卒7.5％[1]。全国平均の離職率は4年連続で減少していて、その要因としては、労働条件の改善や、教育研修体制の整備に取り組む病院が徐々に増えていることがあげられます。しかし、そうした体制整備が難しい中小病院での離職率は、なお高い状況がある。

🧑 離職率は、看護師の定着状況を見るためのものですよね。

👩 **平均在職年数（→p109）とともに、看護師の定着性を見る指標**ね。

🧑 低ければ低いほどいいのですか？

👩 低いほど定着率がよいということになる。

🧑 離職者の特徴は何かあるのですか？

👩 当院の場合、看護師経験年数では4年目が最も高く、次いで6年目となっている。これは、日本看護協会が行っている調査と同じ傾向ね。一般的には、東京23区・政令指定都市の離職率は高く、過疎地域の離職率は低い。さっきちょっと触れたように、病床の少ない中小病院の離職率は高く、300～400床の中規模病院の離職率は低い。一般病院の入院基本料による比較では、7対1が最も離職率が低く、15対1が最も高い。

🧑 どれくらいの離職率が望ましいのでしょうか？

👩 高すぎると新卒看護師が成長するまでみんなが大変よね。許容範囲としては10％。それ以下でないと、業務に支障が出る。

🧑 300人の看護職員だと30人までの離職者数ということですね。病院全体で8看護単位だとすると、1看護単位当たり3～4人の新卒看護師の配置で補充するということですね。

👩 看護師の構成によって離職率の許容範囲の考え方はいろいろあると思うけれど、この病棟では1割くらいが限度と考えています。

🧑 新卒看護師が3人だと、成長するまでに他のスタッフがかかわり、補うための時間的余裕がずいぶんあるように感じます。じっくりあせらずに育てられますね。

---

[1] 日本看護協会：「2012年 病院における看護職員需給状況調査」速報
http://www.nurse.or.jp/up_pdf/20130307163239_f.pdf
（2013年7月2日閲覧）

10 離職の理由と、本当の意味

- 👩 離職の理由を師長は何だと思われますか？
- 👩 一般的に離職であげられる理由には、いくつかのものに分けられるのだけど、マズローの欲求5段階説で考えれば、不満が強ければ強いほど、制度や賃金が整って自己実現の図れる他の施設に、「青い鳥」を求めて去っていく。

- 👩 欲求不満ということでしょうか？
- 👩 表面的な離職防止対策を講じても、離職は減らない。**心理での不満をいかに取り除くか**だと思うわ。ただ、生理的欲求や安全の欲求などの基本欲求は、満たしても満たしても次の欲求が出てくるものなので限度がない。だから、**看護に充実感がもてるようにすることが大切**ね。

■ マズローの欲求5段階説

(ピラミッド図)
- 自己実現の欲求（挑戦・貢献・表現） — 存在欲求
- 承認と自尊心の欲求（認められたい） — 欠乏欲求
- 所属と愛の欲求（皆と仲よくやりたい） — 欠乏欲求
- 安全の欲求（安全な場所・食べ物を得たい） — 基本欲求
- 生理的欲求（睡眠欲・食欲・性欲・排泄欲） — 基本欲求

■ 価値観（生き方）の6要素と、マズローの欲求段階

① ライフスタイル：自己実現の欲求
② キャリア：自己実現の欲求
③ 健康：生理的・安全欲求
④ 家族：承認・所属の欲求
⑤ ネットワーク：承認・所属の欲求
⑥ パーソナルファイナンス：生理的・安全欲求

■ 一般的な離職の理由

表面的な理由	状況	マズローの欲求段階
給与や手当が安い	労働に見合った賃金でない	安全の欲求
キャリアアップを図りたい	この施設では自分はだめになる。もっと自分を試したい	自己実現の欲求
教育制度が整っていない	辞めないと学びたい看護が学べない。教育や研修に出してもらえない	自己実現の欲求
人間関係が悪い	仕事より人に気をつかう。叱られてばかりで嫌になる	所属と愛の欲求 / 承認と自尊心の欲求
育児や介護に専念したい	仕事はしたいが支援がない	所属と愛の欲求
過重労働（疲労）に耐えられない	仕事がきつく、仕事か寝ているかの生活である。有給休暇がもらえない。看護人員が少ない	生理的欲求

CHAPTER 2 人事・労務管理の道しるべ

11 離職率を減らすために魅力的な病棟を！

- 👧 ○○病棟は離職率（→ p106）が高いって聞いたんですけど本当ですか？
- 👩 20%と聞いているわ。
- 👧 2割の人が辞めると、○○病棟は30人だから6人もいなくなるんですね。どうしてそんなに高いんでしょう？
- 👩 結婚による転居、夫の転勤、子育てへの専念、親の看病、地元への戻り、他の施設への就職などが重なったようね。お手伝いに行かないといけないわね。
- 👧 あまり気が乗りませんね。でも明日はわが身かもしれないから仕方ないか……。
- 👩 やむを得ないどうにもならない離職理由もあるけど、他施設への就職は何とかして止めないといけないわ。

■ 看護の魅力を構成する要素

❶ モデルとなる看護師がいる：モデルとなる看護師とは、看護の知識や技術、コミュニケーション能力に長け、誰からも頼りにされ、気分の浮き沈みがなくいつも心穏やかで、誰からも好かれ、身だしなみが整っていて、動作がスマートな看護師
❷ 教育が整っている：経験年数に応じた教育プログラムと評価基準がある。また、わからないことはいつでも教えてもらえる。院外研修に出張で参加でき、参加費が保証されている
❸ 人間関係がよく、チーム医療を行っている：それぞれの職種が役割を認識し、認め合っている。
❹ 自己のもつ能力を発揮でき、看護の充実感と存在感をもてる
❺ 業務に見合った報酬がある
❻ 時間外労働時間が少なく、夜勤回数も月8日以内である
❼ 必要なときに休暇がとれる
❽ 育児に配慮してもらえたり、介護休暇制度が活用できる

- 👧 看護師が他施設に就職したいと思う理由は何でしょうか？
- 👩 例えば給与が他施設のほうが高い、ゆとりがあって休暇がたくさんもらえる、1人当たりの業務量が少なくて時間外労働が少ない、夜勤人数が多い、交代制夜勤がライフサイクルに合っている、アクセスが便利、他施設に、経験したい学びたい看護がある、友だちが働いている、などかしらね。
- 👧 うちの病院に当てはめてみると、改善できる問題と改善できない問題があるように思います。
- 👩 そうね。私の経験では、工夫をすれば離職率を減らすことはできる。
- 👧 どうするんですか？
- 👩 一言でいうと、**魅力的な病棟・病院をつくればいいの。**
- 👧 「魅力的」？「魅力」ってどういうことですか？ ちょっと抽象的すぎるような気もするのですが。
- 👩 魅力とは、「人を引きつける力」のこと。**看護のどのようなところに魅力を感じられるか、その要素を抽出したり、病棟や病院への不満を調査して、日々の看護実践において、充実感や達成感がもてるようにしていく。**魅力のある病棟では、明らかに離職率が低いのよ。
- 👧 師長の管理姿勢や能力、人間性も大きな要素かもしれません。

12 平均在職年数って何？

- 「平均在職年数」は何を見る指標ですか？
- **職員の定着性を見る指標よ。**
- 平均在職年数が短い場合、どういうことが考えられるんですか？
- 「退職者が多い」ということね。しかも、ある程度経験のある看護師の退職者が多いということ。勤めて1年経過すれば、すべての看護師に1年加算される。例えば、次の状況で実際に考えてみましょう。

  A病棟の22人の看護師の平均在職年数は約6.4年。Aさん（**下表**の職員番号4番）とBさん（13番）が今年度退職するとする。そして新人看護師2人が補充された場合、在職年数はどのように変化するのでしょう？　なお、全員が1年経過して、在職年数に加算されるとします。
- AさんとBさんが退職をしなかったら、全員が1年分加算されるわけだから、約7.4年になる。しかし、退職によって看護師の平均在職年数は約5.7年になってしまいます。
- 約2年分在職年数が短くなったわね。定着率が下がったということになる。看護師の退職は避けられないものだけれど、長く働き続けられるように退職理由を分析して対応していく必要があるわ。
- 在職年数の長い人が退職せずに、経験の短い人が退職すれば、在職率は上がりますね。
- **たしかに在職率は上がる。でも気をつけなければならないことは、それが必ずしも、看護の中身が充実しているわけではないということ。**マンネリ化して、活気がない状況であるかもしれないし、新たな看護を試みられないような状況があるかもしれない。つまり、**経験者が多いから、看護の質が高いとは限らない**のよ。
- そうすると、看護師がこの病棟や病院で、どんなところに魅力を感じて在職しているのか、把握する必要がありますね。
- 退職理由だけでなく、在職理由も確認する必要がある。どのように確認をすればいいと思う？
- 「なぜこの病院に勤めているの？」とは聞けないし、「この病院のどこに魅力がある？」とも聞きづらいですね。
- 聞きようによっては、「なぜ辞めないの？」と、とらえられかねないからね。この病院をもっと魅力的にするために、今後どのような取り組みをしていけばいいか、確認してみたらどうかしら？

■ A病棟の看護師の在職年数

職員番号	在職年数	職員番号	在職年数
1	20	12	4
2	18	13	4
3	15	14	3
4	13	15	3
5	10	16	2
6	9	17	2
7	8	18	2
8	7	19	1
9	6	20	1
10	5	21	1
11	5	22	1

13 平均だけでの判断は危険

- 👩 **下図**に示すように、平均は全体を表すものではない。全体を代表する、ある1点だけを示しているにすぎません。
- 👧 統計では平均や割合などをよく使いますが、それだけでは不十分ということでしょうか？
- 👩 平均や割合だけでは、全体の中身がどうなっているかがまったくわからない。例えば、看護師の平均在職年数で考えてみると、**右表**に示すA病棟とB病棟では、同じ平均在職年数になる。
- 👧 6.36年で同じです。
- 👩 でも中身が違うことは、**表**を見るだけでよくわかる。
- 👧 たしかにわかります。B病棟のほうが若いです！
- 👩 では、「この中身の違いをどう表すか？」ということになるんだけど。
- 👧 どうするんですか？
- 👩 標準偏差（Standard Deviation：SD）を用いれば、中身の違いを表せるわ。
- 👧 「標準偏差」ってよく聞きますが、じつはよくわからないです。
- 👩 **標準偏差とは、平均を基準にして、中身がどれくらい散らばっているかを見る指標**のこと。数値が大きいほど散らばりが大きく、数値が小さいほど散らばりが少ないことを示すのよ。
- 👧 **表**の「標準偏差（SD）」の項目を見ると、A病棟のほうが値が大きい。するとこ

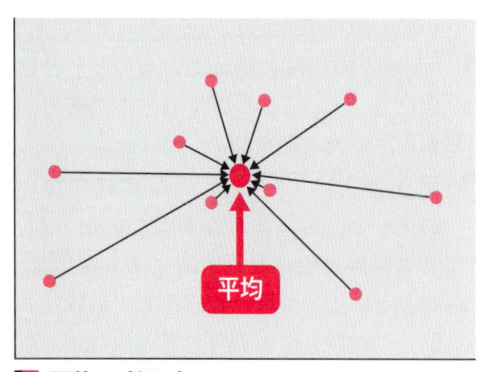

■ 平均の考え方

■ A病棟とB病棟の在職年数の比較

職員番号	A病棟 在職年数	B病棟 在職年数
1	20	15
2	18	14
3	15	13
4	13	12
5	10	11
6	9	10
7	8	9
8	7	8
9	6	7
10	5	6
11	5	6
12	4	5
13	4	4
14	3	4
15	3	3
16	2	3
17	2	3
18	2	2
19	1	2
20	1	1
21	1	1
22	1	1
計	140	140
平均	6.36	6.36
標準偏差（SD）	5.33	4.39

- れは、散らばりが大きいということですね？
- そのとおり！　B病棟のほうが平均経験年数に近いところに集まっている。
- この違いがどの程度のものなのかはわからないんですか？
- いわゆる多重比較検定を行えば、A病棟とB病棟の標準偏差にどれくらいの違いがあるかがわかる。
- どちらがいいとか悪いとかについては、この表だけではわからないですね。
- あくまでも平均経験年数に違いがあるかどうかを表しているに過ぎない。病棟の看護能力の差を求めるのであれば、質評価項目に沿って回答を得て、統計的な処理をする必要があるわ。

COLUMN

2012年度日看協による看護職の賃金調査結果 —看護師を辞めたくなる—

　公益社団法人日本看護協会広報部が2013年9月4日に報道関係者向けに発行したNews Release（http://www.nurse.or.jp/up_pdf/20130904145414_f.pdf）によれば、看護師の正規職員（平均年齢23.2歳）の基本給月額は204,146円で、51.8歳の看護師の基本給月額は296,358円となっている。23.2歳を100%とすると51.8歳では145%の伸びである。年収を比較すると、正規職員看護師（平均35.0歳）の年収額は **519万2,417円** で、看護師長や副看護師長の中間管理職（平均45.5歳）が **648万3,444円** である。賃金構造基本統計調査（厚生労働省）の試算では、全産業の課長級（47.4歳）が **832.6万円**、係長級（43.5歳）が **664.4万円** で、看護師長は係長以下の評価となっている。

　人の命を預かり、部下20〜80人を管理してもこの程度という結果である。看護師が行っている業務量や業務内容に対して67.8%（1,322人）が給与に対して「不満」「やや不満」と回答している。離職を考えている者の69.8%は賃金に対する不満であり、60.2%が現在求職中であった。また、「賃金表がない」病院が17.2%、「勤続年数に基づく昇給がない」18.9%、「賃金決定の基準に年功給を採用している」77.8%となっており、定期的な昇給に納得していない看護師の離職の意向は56.4%に上る。時間外労働14.1時間のうち手当が支払われたのは8.1時間で、43%はサービス残業となっている（同News Releaseには、その他夜勤手当、既卒看護師の賃金処遇、管理職・中間管理者の賃金額、有料職業紹介事業者の紹介手数料などの調査結果が掲載してあるので、参照されたい）。

　このような状況には、①労働組合がない、あっても機能していない、②給与を決定する会議に看護の代表者が出ていない、出ていても発言力が弱い、③事務系の人間が給与表を作成している、といった理由が背景にある。

　残業手当の不払いがある場合は労働基準監督署に届けたり、賃金表がない病院や昇給がない病院には勤めないといった、看護師側からも実際に"動き"を見せていかなければならない。辞めることが解決策ではなく、動きを起こすことが解決策である。

14 ワーク・ライフ・バランスを大切にする

- 最近、「ワーク・ライフ・バランス」を重視しようと言われていますが、これはどのような意味ですか?
- ワーク・ライフ・バランスは「仕事と生活の調和」のこと。2007年に政府・地方公共団体・企業・民間団体などが協力し合って、「ワーク・ライフ・バランス憲章」というものを策定したの[1]。それが今日、重視されるようになっているのね。
- どのような憲章ですか?
- 「国民1人1人がやりがいや充実感を感じながら働き、仕事上の責任を果たすとともに、家庭や地域生活などにおいても、子育て期、中高年期といった人生の各段階に応じて多様な生き方が選択・実現できる社会」を目指そうという宣言。具体的には、①就労による経済的自立が可能な社会、②健康で豊かな生活のための時間が確保できる社会、③多様な働き方・生き方が選択できる社会、を実現することを目指しているのね。
- どうしてこういったことが唱えられるようになったのですか?
- 仕事・労働は賃金を得るための生活の糧よね。また、個人の生活を支える重要なものでもある。そこにやりがいや生きがいを見いだせば、当然、充実した生活を送る源になるんだけれど、仕事のために私生活の多くを犠牲にしてしまう「仕事中毒」「ワーカホリック」と呼ばれる人が増えてきて、そうした人がうつ病に移行したり、過労死や自殺、家庭崩壊などを引き起こす事例が、後を絶たなくなってきてしまったの。
- 確かに、患者さんでもそういう人が増えてきているようですね。
- こうした状況が、日々の生活や将来への不安につながり、社会の活力を低下させている。また、多忙によって安定した生活ができないことで、出生率が低下して、人口減少にもかかわっている。といったような社会的な認識が、「ワーク・ライフ・バランス憲章」を定めた背景にあるのよ。
- 看護部が、日本看護協会の作成した調査票を用いて[2]、毎年「ワーク・ライフ・バランス調査」を行っているのは、そうした背景があるからなんですね。

---

1) 内閣府:仕事と生活の調和(ワーク・ライフ・バランス)憲章
http://wwwa.cao.go.jp/wlb/government/20barrier_html/20html/charter.html
(2013年7月1日閲覧)
2) 日本看護協会:看護職のワーク・ライフ・バランス推進ガイドブック
http://www.nurse.or.jp/kakuho/pc/various/guidebook/index.html
(2013年7月1日閲覧)

15 ご褒美をあげる

- 👧 このあいだ、師長から「有給休暇を取りますか？」と尋ねられたとき、とてもうれしかったです！最近忙しくて余裕がないと感じていたので、見てもらえている、守られている、気にかけてもらえていると感じました。みんなと話していたら、他の人もそう言ってました。
- 👩 管理者は、スタッフみんなの有給休暇の消化状況を見て、消化の少ない人には声をかけるようにすることが大切なのよ。
- 👧 師長も、スタッフ1人1人の年間の有給休暇の状況を把握しているんですか？
- 👩 もちろん。でも、有給休暇の取得はあくまで個人の申請によるものなの。多いからいい、少ないからいけないというものでもないし、また強制できるものではないから、まずはていねいに確認することを心がけているわ。
- 👧 では「私は有給は要りません」と言われたらどうするんですか？
- 👩 無理に勧めることはない。「必要なときには言ってね」と伝えて、次に少ない人に声をかけるようにしている。半日でも1時間（労使協定により年5日を限度として時間単位で有給休暇が取得できる）でも、体を休めてもらえるといいかなと思っているわ。
- 👧 でも、有給休暇の希望が重なってしまうと大変ですね！
- 👩 有給休暇をどのように過ごすかはその人の自由で、理由を申請する必要もない。旅行や子どもの学校のイベント参加、デートや研修参加など、どれをとってもその人にとっては重要なことだと思うわ。でも、希望が重なってしまう場合には、その日に予想される業務量によっては、日程変更をお願いできるかどうか、確認しなくてはならない。みんなの予定のなかにも、変更のできるものとできないものはあるからね。そういうことを考える時間がほしいこともあって、みんなにはできるだけ早めに有給休暇の申請を出してもらうようにお願いしているのよ。
- 👧 特別な予定がないのに有給休暇をとるのは、何だか少し、気が引ける感じがします。
- 👩 有給休暇の取得は働く人の権利。どんな理由で休みをとるかは関係がない。のんびりして体を休めたり、気分転換になる活動をして、できるだけリフレッシュして、病棟に戻ってきてもらいたいわ。

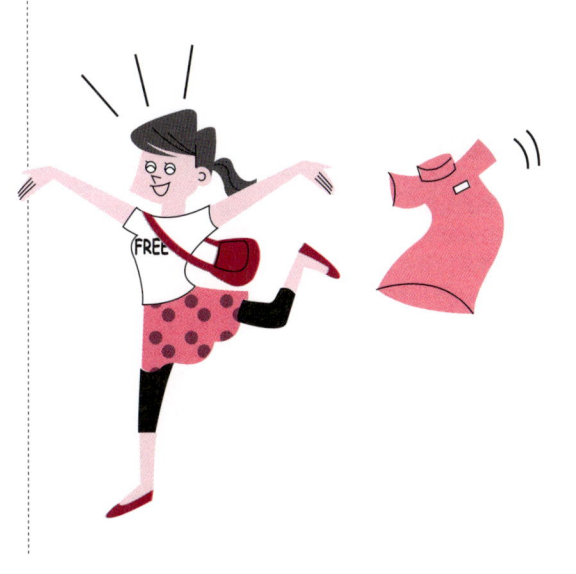

16 諸届けは適切な時期に提出する

- 🧑‍⚕️ 休暇簿や勤務変更用紙、海外渡航申請など、いろいろな届出用紙があるけれど、スタッフの提出が遅いと指導を受けてしまったわー。
- 🧑‍⚕️ 届出用紙にはそれぞれ提出時期があることは、みんな知っていると思うんですけど。
- 🧑‍⚕️ 私の指導が不十分だったのよ。
- 🧑‍⚕️ でも、産前・産後休暇用紙などは、対象者がいないと取り扱うことはないし、忘れてしまうかもしれません。
- 🧑‍⚕️ 今回注意を受けたのは、結婚に伴う改姓で、看護師免許証の更新をするという指導が漏れてしまったことなの。結婚がわかった時点で指導すべきだったわ。申請から交付までに早くても1か月、遅いと3〜6か月かかってしまうんですから。
- 🧑‍⚕️ そんなに時間がかかるんですか！？
- 🧑‍⚕️ 勤務地または住所のある地域の保健所に申請をして、厚生労働省にまで手続きのルートがあるから、時間がかかるのよ。

■ **諸届け・書類の管理のポイント**

❶ 作成時期：書類をいつ作成するか？
❷ 作成様式：作成する書類に様式があるか？
❸ 作成内容：作成する項目に規定があるか、サインや印が必要か？
❹ 提出時期：いつまでに提出すればいいか？
❺ 書類の提出先：誰に提出すればいいか？
❻ 保存期間：いつまで保存すればいいか？
❼ 保存方法：どのように整理して保存すればいいか？
❽ 内容の伝達：書類内容を誰に伝えればいいか？
❾ 伝達の方法：どのように伝えれば確実に伝わるか？

- 🧑‍⚕️ 手続きをしないといけないのは知っていたけど、くわしいことは知らなかったです。
- 🧑‍⚕️ 今度みなさんに諸手続について、学習会を設けることにするわね。
- 🧑‍⚕️ 諸届けの管理で基本的なことは何ですか？
- 🧑‍⚕️ 基本は、**作成時期、作成様式、作成内容、提出時期、提出先、保存期間、保存方法、内容の伝達、伝達方法の9項目**ね。
- 🧑‍⚕️ どの書式の書類をいつまでに作成するか、印や署名の有無や添付文書の有無の確認、誰に提出するか、保存が必要な書類は何か、また必要時誰に伝達すればいいのか、といったことですね。
- 🧑‍⚕️ 勤務、人事、労務、物品、教育など、病院にはいろんな書類があります。だから、申請書類の見本と手続きチャートをまとめて、それを使って学習会を開くといいのよね。
- 🧑‍⚕️ そうすればわかりやすいし、いちいち言われなくても、その前に気づくことができそうですね。
- 🧑‍⚕️ いつも使用している書類なら、提出時期が遅れるなんてことはないんだけどねー！

看護師免許の更新、再交付の手続き

1. 看護師免許の更新

結婚や離婚による改姓（氏名変更）、
戸籍（都道府県名）変更、
本籍地の変更の場合では、
勤務地もしくは住所在地の管轄する保健所に 30 日以内に申請してください。

申請に必要なもの

> ①申請用紙（保健所にある）
> ②看護師免許証
> ③戸籍謄本か抄本 1 通（6 か月以内）[*1]
> ④印鑑（シャチハタは不可）
> ⑤運転免許または保険証
> ⑥切手（保健所で金額確認）
> ⑦収入印紙（1,000 円）

* 1　結婚・離婚・転籍が複数の場合はすべて確認できる書類

2. 看護師免許の再交付

毀損・紛失[*2]の場合は、免許証の再発行の手続きが必要です。

* 2　毀損：誤って破いてしまったり、免許証の文字が判読できない状態。紛失：盗難や火災などにより、手元に免許証がない状態。

申請に必要なもの

> ①申請用紙（保健所にある）
> ②住民票 1 通（6 か月以内）
> ③毀損した現在の免許証（毀損の場合）
> ④印鑑（シャチハタは不可）
> ⑤運転免許証か保険証
> ⑥切手（保健所で金額確認）
> ⑦収入印紙（3,100 円）

更新の場合も再交付の場合も、申請中であることの証明書をもらって、管理課へ提出してください。

■ **改姓等に伴う看護師免許証の更新リーフレット**

17 既婚率を管理に生かす

- 既婚率を算出していると聞きましたけど、管理上のどのようなことに使用するのですか？
- **既婚率は次の数式で求められるんだけれど、既婚者が一定の病棟に集まると、どういう状況が生じるか、想像できる？**

> 既婚率（単位：％）
> ＝既婚看護師数／全看護師数 × 100

- 出産や配偶者の転勤、配偶者の病気による急な休みなどでしょうか？
- そのとおり。さまざまなライフイベントが生じる可能性が高くなるので、病棟に既婚者がどれくらいいるかを把握すると、いざというときの対応に備えられるのよ。
- 看護部として把握しているのですか？
- もちろん。全部署の人事配置のバランスに、偏りが出ないように配慮しているのよ。
- そうなんだ。人事配置に活用されているんですね？
- 最近は未婚者でも妊娠・出産するし、恋人が転勤するから病院を辞めたいと言ってくる看護師もいるから、なかなか思ったようにはいかないんだけどね。今の世の中、出生率が低下しているから、結婚と出産は必ずしも結びつかないし、結婚年齢も高くなって、女性の初産年齢が30歳を超え、特殊出生率（15〜49歳の女性が生涯に産む子どもの数）も減少しているからね。
- 少子化も改善されないですね。将来、看護を目指す人がいるのだろうかと不安になるかもしれませんね。医療の発展や食文化の発展などによって長生きする代わりに、病気になる確率の高い高齢者が増えているということですもんね。
- **そうした意味では、結婚する人たちがいて、出産する人たちがいるということは、社会全体にとってはいいことだと思う。** そういう人たちも、大切にしないといけないと思っているわ。

COLUMN

日本の初婚年齢と結婚・離婚状況

　日本の平均初婚年齢は徐々に高齢化し、1950年には男性25.9歳、女性23.0歳であったが、2011年には男性30.7歳、女性29.0歳となって、いずれも5〜6年ほどの晩婚化がみられる。
　現在、女性の第1子出産年齢も30.1歳である（2011年厚生労働省人口動態統計）。
　2012年に生まれた子どもの人数は、105万698人だった2011年と比べて約1万8,000人（約1.7％）減り、今まででもっとも少ない。これは出生数を左右する34歳以下の女性の出産数が減少傾向にあることが原因となっている。また、1人の女性が生涯に産む子どもの人数（合計特殊出生率）は1.39人で2011年と同じである。

18 有子率はどのように役立てる？

- 既婚率だけでなく子どもがいるかいないかも、管理するうえでは考えておかないといけないのよ。
- 子どもは急に熱を出したり、入園式、入学式、卒園式、卒業式、運動会や参観日など、さまざまなイベントがあるからですね。
- 年間行事は早めに予定がわかっているからいいのだけれど、急な学校の予定は、勤務上の調整が難しくなるのよね。有子率は以下の数式で求められるの。

> 有子率（単位：％）
> ＝子どものいる看護師数／全看護師数
> ×100

- でも、師長はうまく調整して、希望者が参加できるようにしていますね。
- 一生に一度のイベントは大事にしてあげたいと思っているの。誰もが子どもがいたら行事に参加したいと思うし、他のスタッフもみんな、そう思っていてくれているみたいで、勤務調整を快く受け、協力してくれているわね。うれしいわ。
- そういう職場風土は大切ですね。
- **安心して子どもが産めて、育児や学校のイベントに参加することが気兼ねなくで**きるように、また、子どものいない人も同じ立場になれば同じように対応する公平さを理解してもらえるように、**管理者として取り組んでおかないとね**。業務上の差別や区別ととらえる人も出てくるからね。
- 男性看護師もいますけど、対応は同じですか？
- 男女共同参画の時代よ！　男性も女性も子どもがいること、イベントがあることなどに違いはないわ。子育ては両親で行うものでしょう？
- そう考えると既婚率と同じで、子どものいる看護師が特定の病棟に集中すると、管理上、難しい問題が出てくることがわかりますね。
- 行事の日が重ならないといいんだけれど。よくあることだけれど、住んでる地域が同じで、同じ保育園だったり同じ学校だったりすると、勤務調整は難しい。
- 有子率を押さえておくのは、**勤務調整と人事配置時に生かすという目的**があるんですね。
- そのとおり。また有子率を**既婚有子率、未婚有子率**と分けて、両方を押さえておくことも重要ね。

19 時間外労働時間とは？

- 勤務時間外の労働は、できればしたくないと、看護師はみんな思っています。
- 私も、できるだけ少なくしたいと思っているけど、「0」にするのは難しい。でも、経年的にみると、減少してきてはいるのよ。
- 「時間外労働を概念化する」（→ p18）で、時間外労働を生み出す要素について確認しました。それらの要素のいずれか、もしくは複数が時間外労働を生み出すんでしたね。
- そのとおり。**看護師別に日々の超過勤務時間、月の超過勤務時間、3か月ごと、1年の超過勤務時間を確認して、必要に応じて指導を行っているわ。**なお、超過勤務率、平均超過勤務時間、超過勤務実施日数については、以下の数式で求めることができます。

> 超過勤務率（単位：％）
> ＝延べ超過勤務時間数／延べ正規労働時間数 × 100

> 平均超過勤務時間（単位：時間）
> ＝延べ超過勤務時間数／超過勤務実施者数 × 100

> 超過勤務実施日数（単位：日）
> ＝延べ超過勤務実施日数／延べ超過勤務実施者数 × 100

- 所定の期間でチェックをしているのには、何か理由があるのですか？
- 36協定（サブロクきょうてい）（労働基準法第36条）で締結し

■ 労働基準法第36条：時間外及び休日の労働

第三十六条　使用者は、当該事業場に、労働者の過半数で組織する労働組合がある場合においてはその労働組合、労働者の過半数で組織する労働組合がない場合においては労働者の過半数を代表する者との書面による協定をし、これを行政官庁に届け出た場合においては、第三十二条から第三十二条の五までもしくは第四十条の労働時間（以下この条において「労働時間」という。）又は前条の休日（以下この項において「休日」という。）に関する規定にかかわらず、その協定で定めるところによつて労働時間を延長し、又は休日に労働させることができる。ただし、坑内労働その他厚生労働省令で定める健康上特に有害な業務の労働時間の延長は、一日について二時間を超えてはならない。

②　厚生労働大臣は、労働時間の延長を適正なものとするため、前項の協定で定める労働時間の延長の限度、当該労働時間の延長に係る割増賃金の率その他の必要な事項について、労働者の福祉、時間外労働の動向その他の事情を考慮して基準を定めることができる。

③　第一項の協定をする使用者及び労働組合又は労働者の過半数を代表する者は、当該協定で労働時間の延長を定めるに当たり、当該協定の内容が前項の基準に適合したものとなるようにしなければならない。

④　行政官庁は、第二項の基準に関し、第一項の協定をする使用者及び労働組合又は労働者の過半数を代表する者に対し、必要な助言及び指導を行うことができる。

- た時間外労働時間を、労働基準監督署に届けなければならないし、承認を得た限度時間を遵守しなければならないのよ。
- 協定を結ぶときの基準として、過去の超過勤務時間を参考にするんですね。
- 病院で働く職種によって、超過勤務の発生やその時間に違いがあるので、職種別の過去の超過勤務時間の状況を加味しながら締結する必要があるのよ。
- 「労働者は守られている」ということですね。
- 過重労働や過労死の問題など、看護師という職業は過酷なもの。夜勤があるし、患者さんを抱えたりといった力仕事もある。記録を書くとき以外は、ずっと動きっぱなしなので、重労働よね。患者さんが急変することもあるから、勤務中は集中力が必要で、気を抜けない。だから、できるだけ時間外労働を少なくしたいと思っているのよ。

COLUMN

医師・看護師の長時間労働環境の改善の指示

　厚生労働省は、2014年度からすべての病院に労働環境の見直し計画を作成するように求めることを発表した。
　医師や看護師の日中の短時間勤務を可能とする制度の導入や、職場復帰しやすい環境を整え離職防止と復職を図ることで、現在勤務している医師や看護師の1人当たりの業務を軽減することを目指す。短時間勤務でも退職金をもらえ、育児休業をとれたり、夜勤時間の制限などがあっても、正規職員と同様の待遇とすることなど、厚生労働省は2013年度末までに基本指針をまとめることにしている。
　また、医師事務作業補助者（2008年度の診療報酬改定に伴い設けられた制度で、診断書などの文書作成、処方せんの作成、検査の予約など医師の事務的業務を医師の指示のもとで、医師に代わって行う。入院患者対事務作業補助者の比率による診療報酬点数は、15対1補助体制加算810点、20対1補助体制加算610点、25対1補助体制加算490点、30対1補助体制加算410点、40対1補助体制加算330点、50対1補助体制加算255点、75対1補助体制加算180点、100対1補助体制加算138点の該当する点数を入院初日に加算する）を積極的に採用することを基本に示す。
　なお、各病院の計画作成にあたっては医療労働改善支援センター（仮称）を全国に設置し、社会保険労務士や経営コンサルタントなどの専門チームを派遣し、計画の助言を行うことにしている。改善計画書の提出は求めず、病院の自主性に任せる予定だ。

20 就業前出勤時間を調査せよ！

- 🧑 就業前出勤時間の調査を行っているようですね。これはなぜですか？
- 👩 **私は、業務開始の5〜10分前に出勤すればいいと思っている。** 最近早くに出勤してきている看護師がいると師長会議で情報提供があって、調査をすることになったのよ。
- 🧑 早く出勤してきて何をしているのかな？
- 👩 患者の情報収集や点滴の準備、手術出しの準備だと聞いたんだけど……。早く出勤することってどう思う？
- 🧑 交通機関の都合によるのならば、やむを得ないとは思います。でもつらいですよね。1日の勤務時間が長く感じると思います。
- 👩 その時間、「業務」をしていなければいいのだけど。
- 🧑 どういうことですか！？
- 👩 勤務表の勤務割り振りでは、就業時間が決まっている。例えば当院では日勤だと8時30分が就業開始時間で17時30分が就業終了時間よね。就業開始時間前に業務に就くということは、時間外労働でしょう？ また、**業務命令をしていないのに業務に就いているわけだから命令違反とも考えられる。**
- 🧑 そこまで考えたことはなかったけど、そう言われるとそうかもしれませんね。
- 👩 管理者として一番問題だと思うのは、命令されずに勤務をしていて、もしもナー

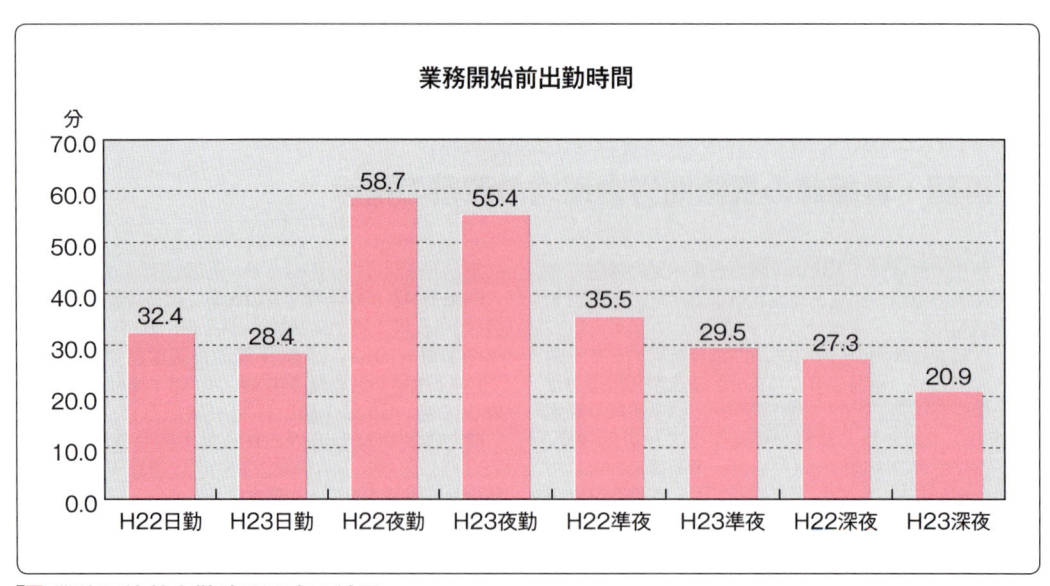

業務開始前出勤時間

勤務帯	分
H22日勤	32.4
H23日勤	28.4
H22夜勤	58.7
H23夜勤	55.4
H22準夜	35.5
H23準夜	29.5
H22深夜	27.3
H23深夜	20.9

■ **業務開始前出勤時間調査の結果**
平成22年と平成23年の各勤務帯の業務開始前出勤平均時間は全体で減少しているが、とくに夜勤前の出勤時間が早い。

スコールが鳴って勤務時間外に患者対応をせざるを得ないときに、インシデントやアクシデントが起こってしまった場合。また、勤務中の看護師から依頼されて患者対応をしているときに、インシデントやアクシデントが起こってしまった場合。あるいは、何らかの原因で勤務時間外にその看護師がけがをした場合に、労働災害としての申請がどうなるのか。こういった場合に、誰が責任を負うのかも含めて、管理責任の問題が出てくる。

🧑 そうか。そういうことも考えておかないといけないんですね。決められた時間のなかで業務を行うということに関しては、就業終了時間を超えた超過勤務ばかりに注目していたけど、開始時間も考えておかないといけない。ところで、さっき師長が言ったような場合、管理責任はどうなるのですか？

👓 当該の師長が責任を負うことになると思うよ。「就業前に出勤していた部下がいて、業務をしていたことを知らなかった」とは言えないでしょう？

COLUMN

女性が長く働ける職場環境の改善を

　エン・ジャパン（東京都新宿区に拠点を置くインターネットに特化した求人求職情報サービス事業）が実施した女性向け求人情報サイトによる20～40代の女性966人を対象としたアンケート調査では、「結婚や出産など人生の転機を超えて長く働くには、待遇より周囲の理解が重要と考える人が多い」という結果が得られた。
　「長く働けると感じるのはどのような職場環境だと思うか」という質問では、年代・未既婚別にかかわらず「職場（上司・同僚）の理解がある」（85％）が1位で、その理由として、「職場の上司や同僚の理解がなければ、いくら待遇などがよくても働けない」「周囲に理解をもってもらうことで気持ちも安定する」という意見があげられた。2位は「待遇・福利厚生が充実している」（68％）、3位は「多様な働き方を実現する制度がある」（67％）であった。
　「結婚後働き続けるうえで課題だと思うこと」については、「勤務地や時間など、自分の勤務条件に合う仕事を見つけること」（76％）がトップで、「相手の理解を得ること」（65％）、「時間の制約」（59％）が続いた。年代別で見ると、「相手の理解を得ること」は年代が上がるほど回答率が高くなる。いっぽう「上司の理解を得ること」や「保育園・幼稚園などの空き状況」は、20代および30代が40代を大きく上回った。
　看護師に長く働いてほしい施設ではこうした点を改善していかないと看護師確保（採用、離職防止）はできない。

21 欠勤と欠勤率

- 「欠勤」とはどういう状態を言うのですか？
- 有給休暇扱いにならない、つまり給料が支払われない休みのことね。
- 有給休暇を申請すればいいのに、と思いますが。
- 欠勤になる場合にはいろいろあるの。有給休暇として認められた範囲の日数を超えて休む場合には欠勤扱いとなるし、病院の了解なく無断で休んだ場合も欠勤となる。
- 突然、連絡もなく休む「無断欠勤」だと、看護業務に影響が出ます。
- 仮に欠勤であっても、連絡がないと業務調整ができないし、みんなのタイムスケジュールが混乱してしまう。超過勤務も生じかねないよね。
- 早めにわかれば業務調整ができるし、状況によっては勤務調整をして、休暇の人に急遽出勤してもらうこともできますね。
- こういうこともあって、欠勤は労働喪失に含まれ、ある期間内に欠勤がどれくらいあったかを算出しているのよ。
- 欠勤率はどのように算出するんですか？
- 看護職員全員のある期間の延べ欠勤日数を、全員の延べ正規労働日数で割り算して求めます。

```
欠勤率（単位：%）
＝延べ欠勤日数／延べ正規労働日数
　×100
```

- 「正規労働日数」とは、勤務を行った日数のことですか？
- 年間365日から決められた休日日数を引いた、予定された勤務日数のこと。例えば週休二日制なら、1年52週として、104日引けばいいの。これを「所定労働日数」と言い、これに休日出勤した日数を加えたものを「正規労働日数」と言うのよ。
- 欠勤をした場合に、給料で何かマイナスになることはありますか？
- 病院によって違いはあるけど、当院では、欠勤1日につき1か月分の1日、つまり日割り計算で算出した「日給分」を賃金から引いているわ。また、「遅刻」「早退」は、3回で1日分と計算している。さらに、期間内の賞与の査定をする際に欠勤を考慮していて、減額対象となります。
- 欠勤について知っておかないといけない。いろいろマイナスになることがあるんですね。
- それにもまして、無断欠勤で連絡がないと、何か事件や事故に巻き込まれていやしないかと心配するし、所在確認に時間を費やしてしまう。所在確認に、住居まで出向くこともあるからね。
- 社会人のルールとして、仕事を休むときは連絡を怠らないようにしないといけないですね。

22 病欠と病欠率

- 病気によって休む場合は、どういう扱いになるんですか？
- これも施設によっていろいろで、病気休暇として特別な休暇を設けているところもあれば、欠勤となるところもある。
- 当院はどういう取り扱いですか？
- 特別休暇が設けられていて、年間90日までは病気休暇として休むことができる。ただし、給与が80％に減額される。
- 病気で休むときは、有給休暇を使用してもいいのですか？
- 有給休暇は、休みの理由が何であれ、使用できるわ（→ p113）。
- 病気休暇制度が設けられていない病院ではどうなるんですか？
- 有給休暇を使用するか、欠勤扱いとなる。
- うーん。ところで、病気による欠勤の割合が「病欠率」ですね？
- そのとおり。病欠率は以下の数式で得られる。**病欠率は労働喪失を見るもので、病気によって休みが出ると、実労看護師が減少してしまう。**病欠率が高いと、看護の質の維持が困難になったり、超過勤務が発生したり、入院基本料の看護師数の要件を満たせなくなる事態が生じて、病院の経営にも影響することがあるわ。いずれにしても、**管理者の健康管理に対する指導不足が問われてしまう**わね。

> 病欠率（単位：％）
> ＝延べ病欠日数／延べ正規労働日数 × 100

- 病欠率の他にも、労働喪失を見る指標はありますか。
- 病気が長期になった場合の「長期病欠率」や、延べ欠勤日数を欠勤者数で割り算して表す「平均欠勤日数」、延べ病欠日数を病欠者数で割り算して表す「平均病欠日数」、延べ年休消化日数を延べ年休保有権利日数で割り算した「年次休暇消化率」などがあるわ。

> 年休消化率（単位：％）
> ＝延べ年休消化日数／延べ年休保有権利日数 × 100

23 セクシュアルハラスメントとは？

- 「職場の安全性」というのも、求められていますよね？　看護師の安全はどのように守られているのですか？
- まず、医療現場は危険なもので囲まれていることを忘れてはいけない。使用する器具も、ひとつ使い方を間違えれば、安全性が脅かされてしまう。そういう意味では、薬なども危険物であるという認識をもっていたほうがいいわね。
- セクシュアルハラスメントやパワーハラスメントを起こす危険な存在の人もいる。
- セクハラとは、**「相手の意思に反して不快や不安な状態に追いこむ性的な言葉や行為」**のこと。男女雇用機会均等法では職場におけるセクシュアルハラスメントとして、**「"職場"において行われる、"労働者"の意に反する"性的な言動"に起因するもの」**などと規定されている[1]。
- 一言でセクハラと言っても、いろいろなものがありそうですね。
- セクハラは、立場や階級といった上下関係や権限を利用し、下位にある者に対して性的な言動や行為を行う対価型と、性的な嫌がらせを行う環境型に大別される。
- 対価型とは、どのようなことですか？
- 対価型は、職場で昇進を条件とした性行為の強要、学校で単位を条件とした性行為の強要、取引先との売買契約を条件とした性行為の強要、のほか、職務上の立場を利用して酒席での酌を強要したり体を触ったり、あるいは性的ないじめやいやがらせを行うことなどがあるわ。
- 環境型とは？

- 女性従業員が、女子トイレや休憩室、男性従業員の前などで、男性の容姿や恋人関係などに関して噂話すること。これは男性の場合も同じね。また、職場や学校などでのヌードカレンダーや水着ポスターなど、人によって不快感を起こすものをわざと掲示すること。性的な冗談を言う、容姿を執拗にほめる、恋愛経験や体のサイズなどを尋ねる、などがあるわね。
- 男性に対しても適用されるんですね。
- もちろん。男性に対して結婚のことを執拗に尋ねる、職場における男性ランキングを作成して公開する、男性に対して「男のくせに根性がない」と言う、男性を風俗店にむりやり誘う、裸踊りを強要するなど、同性・異性にかかわらず、セクハラは適用されるのよ。
- 思わず話してしまいそうな噂話も、内容によってはセクハラになる。相手が不快に感じるかどうかで、セクハラになるかどうかが決まるのですね。
- **相手の嫌がることは、言ってもいけないし、行ってもいけない。**先に述べた男女雇用機会均等法では、事業主はセクハラへの対応を十分に行わなければならないことや、紛争が起こった場合は都道府県の労働局長が仲裁に入ることなどが定められている。紛争で労働者を不当に扱うような場合には、厚生労働大臣から勧告や指導が行われる。勧告や指導を無視したり虚偽報告などを行うと、世間に企業名を公表したり、罰則が適用されることにもなるのよ。

24 パワーハラスメントとは？

- 「パワハラ」ってどういうことを言うのですか？
- パワハラは、**職場において権力（パワー）を利用して嫌がらせをすることね。**一般的には、役職のある上層の者が下層の者に対して、あるいは正規雇用者（正社員）が非正規雇用者（アルバイト・パート）に対して、その地位と職権を利用して嫌がらせをすることとされているわ。また、場合によっては同僚から同僚へ、部下から上司へ、年上の同僚から年下の同僚へ、年上の後輩から年下の先輩へなども起こりうるとされている[1]。
- 具体的にはどのようなことでしょうか？
- 厚生労働省が、①暴行・傷害、②脅迫・名誉毀損・侮辱・ひどい暴言、③隔離・仲間外し・無視、④業務上明らかに不要なことや遂行不可能なことの強制、仕事の妨害、⑤業務上の合理性なく、能力や経験とかけ離れた程度の低い仕事を命じることや仕事を与えないこと、⑥私的なことに過度に立ち入ること、以上6つの典型例を示しているわ。
- 例えば医師が、多くの人がいる前で医師や他の医療スタッフを叱責したり、バカ呼ばわりするといった行為はどうですか？
- **明らかなパワハラで、「公開叱責（多数の面前での叱責）」「人格否定」などに当たるよね。繰り返し行われるようであれば、それなりの対処を行わなければならない。**他にも「感情を丸出しにするモンスター上司」「部下や同僚を給料泥棒呼ばわりする」「退職勧奨や脅し」「過剰なノルマ」「パワハラの訴えを聞き流す」なども、パワハラに含まれるのよ。
- 感情のコントロールができない人や、相手を思いやる気持ちのない人はパワハラを起こしやすいかもしれませんね。
- 刑事訴訟や民事訴訟が起きて、罰せられたり慰謝料を払わなければならないこともあるから、気をつけないとね。みんなにも伝えておくけど、みんなからそのような話を聞いたら、すぐに知らせてね。

職場のパワーハラスメントの類型

❶ 暴行・傷害：身体的な攻撃
❷ 脅迫・名誉毀損・侮辱・ひどい暴言：精神的な攻撃
❸ 隔離・仲間外し・無視：人間関係からの切り離し
❹ 業務上明らかに不要なことや遂行不可能なことの強制、仕事の妨害：過大な要求
❺ 業務上の合理性なく、能力や経験とかけ離れた程度の低い仕事を命じることや仕事を与えないこと：過小な要求
❻ 私的なことに過度に立ち入ること：個の侵入

---

[1] 厚生労働省：あかるい職場応援団－みんなでなくそう！職場のパワーハラスメント
http://www.no-pawahara.mhlw.go.jp/index.html
（2013年7月2日閲覧）

CHAPTER 2　人事・労務管理の道しるべ

25 労働災害とは？

- 師長、労働災害について教えてください！
- 急にどうしたの？
- 看護学校時代の友人が、業務中にけがをして労災を受けると言っていたんです。それで「労災」って何だろうと思って。
- **労災、すなわち労働災害とは、労働者が業務中、負傷（けが）、疾病（病気）、障害、死亡する災害のこと。業務中の災害だけでなく、通勤中の災害も含まれるのよ**[1]。
- 通勤中も含まれるんですか？
- 通勤中の災害を**通勤災害**というんだけど、通勤災害は1973年の労働者災害補償法の改正で、それまでの業務災害に加えて、労働者災害補償保険、つまり労災保険の適用が認められるようになった。ただし、通勤の経路や方法にさまざまな規定があるわ。
- 通勤は、行きも帰りも対象になるのですね。
- 規定に則っていれば、通勤災害となる。まず、「住居」について説明すると、労働者が居住して日常生活を行っている場所と認められれば、単身赴任先の住居が認められ、さらに反復性や継続性が認められれば、単身赴任先と帰省先の双方が住居として認められうる。また、やむをえない事情があれば、ホテルや病院も住居として認められうる。
- けっこう広い規定ですね。
- そうなのよ。で、「往復」とは、不特定多数の者の通行を予定している場所での往復のこと。つまり、住居の敷地内または専有部分内は「往復」には当たらず、したがって労災の対象とはならない。例えば、通勤時に玄関先で転倒して負傷しても、私有地内での事故ということになるわね。
- 通勤というのは、住居と仕事場の往復のことだけを言うんですか？
- いいえ。就業の場所から他の就業の場所への移動なども、通勤に入る。ただし、移動の終点となる就業の場所は、労災保険の通勤災害保護制度の対象となる事業場に限るとされている。これは、通勤災害に関する保険関係の処理は、終点たる事業場の保険関係で行うことと関係しているのね。
- 「直行」「直帰」という場合はどうなるんですか？
- 直行とは、自宅から訪問先へ直接向かうこと、直帰とは訪問先から自宅へと直接帰ることね。これらは日常の通勤経路上であるかどうかにかかわらず、通勤災害ではなく、業務災害であるとされるわね。
- なるほど。先ほど、「単身赴任先」「帰省先」という言葉が出てきましたが、もうちょっと説明してほしいです。
- 転勤などのやむをえない事情によって、配偶者、子、要介護状態にある父母や親族らと別居することになった場合に、帰省先への移動に反復性や継続性が認められれば、単身赴任先と帰省先との間の移動が、通勤と認められる場合がある。しかし、私生活上の必要などによって往復した場合は、対象にならない。

- 業務中の災害にも、細かな規定があるんですね？
- 労働者が使用者の支配下にある状態（業務遂行性）にあると認められなければ、労災として認定されない。業務遂行性が認められる場合は、①作業中（事業主の私用を手伝う場合を含む）、②生理的行為（用便、飲水等）による作業中断中、③作業に関連・附随する行為（作業の準備・後始末・待機中）、④緊急事態・火災等に際しての緊急行為中、⑤事業施設内での休憩中、⑥出張中（住居と出張先の往復を含む）、⑦通勤途上や競技会等への参加中であっても業務の性質が認められるとき、などとされているわ。
- 補償としてはどのような内容となるのですか？
- 事業主が、療養費用や休業中の賃金などに関して、補償責任を負うことになっている。しかし労災保険による給付が行われるため、事業主の負担はない。ただし、休業が1〜3日目の休業補償については、労災保険から給付されないため、事業主は、労働基準法で定める平均賃金の60％を労働者に直接支払わなければならないのよ。

---

1) 厚生労働省東京労働局：労災保険とは
http://tokyo-roudoukyoku.jsite.mhlw.go.jp/hourei_seido_tetsuzuki/rousai_hoken/rousai.html
（2013年7月2日閲覧）

COLUMN

過酷な状況下で看護師に多い切迫流産

　全国の看護師を対象にした日本医療労働組合連合会（日本医労連）の2010年の調査によると、切迫流産を経験した看護師は34.3％で、一般事務職員（17.1％）の2倍になる。切迫流産とは「流産になりかけている」という意味で、実際は流産が起こりうる妊娠22週未満の時期に子宮出血がある場合や妊娠12週以前の胎芽（胎児になる前の状態）の心拍が確認されている場合、心拍が確認される以前で出血がある場合でも妊娠で出血を伴う場合、流産になる可能性が高くない場合でも出血があれば切迫流産とされる。

　重要なのは出血の有無より、胎芽が順調に発育していくかどうかである。切迫流産では、妊娠初期の胎嚢（胎芽が入る袋）の周囲の妊娠組織が子宮内の粘膜を壊しながら入り込んでいくため、そこでは常に微少な出血が起こり、同時に吸収されることになる。妊娠初期の出血の多くは、この出血が時に吸収されずに子宮内に溜まったり、外に流れてくるものと考えられている。冷えや過労などの母体そのものへの負担や、着床時に胎盤と子宮の間に血液が溜まる「胎盤後血腫」、子宮の出口の炎症、頸管無力症、子宮筋腫、子宮頸部円錐切除後などが原因となる。また、特にこれといった原因がなくても、妊娠初期には出血が起こることもある。

　切迫流産では、少量の子宮出血が断続的に見られるというのが大半で、出血量が多いほうが流産の可能性が大きく、下腹部痛を伴うこともある。超音波検査で胎芽の心拍が確認されていれば、よほど出血量が多量でない限り、多くの場合はいずれ出血が止まり、妊娠が継続する。特別な治療法はなく、出血がある間は安静にし、止血薬が処方されることもあるが、直接に流産を予防する効果は確認されていない。子宮収縮が強く、痛みを伴う場合は、対症的に子宮収縮抑制薬を使うこともある。

26 医療監視に必要な書類

- 突然ですが、今月29日に**医療法第25条1項の規定に基づく医療監視**が行われることが決まりました。
- 行政による立ち入り検査ですね。医療監視は医療法に基づくんですよね。
- **医療法第25条第1項の規定に基づいて、その病院が、医療法やその他の関連法令によって規定された人員と構造設備を備えていて、適正な管理が行われているかどうかについて、立入検査される**のね。医療監視は、病院が科学的で適正な医療を行う場にふさわしいものとなっているかどうかを確認するために行われる。すべての病院が対象で、市区町村の保健所が原則年1回実施することになっています。
- 何年か前はあったことは覚えていますが、昨年はありましたっけ？　記憶にないですけど。
- 「前年文書指摘のなかった病院に関しては、場合により立入検査を省略することもある」という規定があり、一昨年は指摘事項がなかったので、昨年は実施されなかったのよ。
- そうだったんですね。で、私たちは何を準備すればいいんですか？
- 出勤簿の捺印、看護記録のサイン、指示受けサイン、各種書類のサインがしっかり行われているから、みんなに特別、準備してもらうことはないわね。
- 医療監視に当たっては、どんなものを準備するんですか？
- 部署によって違いがある。病院によって、書類を保管している部署が異なることもあるけれど、当院では**左表**のようになっているわ。

■ 医療監視に必要な書類

部署	提出書類
看護部長室	❶看護管理日誌 ❷当直日誌 ❸急患簿 ❹勤務予定・実施表 ❺勤務変更届 ❻各種休暇申請書　など
病　棟	❶病棟管理日誌 ❷入退院名簿 ❸業務割り当て表 ❹入院患者カルテ ❺分娩台帳（産科病棟） ❻家族付き添い許可証 ❼食事変更届け ❽外出泊申請書　など
外　来	❶外来管理日誌 ❷業務割り当て表 ❸通院治療センター日誌 ❹人工透析日誌　など
手術室	❶手術台帳 ❷手術室看護管理日誌 ❸業務割り当て表　など

27 配置換えの考え方

- 👩 看護師の配置換えは、どういう基準で行っているのでしょうか？
- 👩 配置換えについては、師長によっていろいろな考え方があると思う。私は本人に確認したうえで、**下表**の4点を考慮して看護部長に配置換えをお願いしているわ。
- 👩 具体的に聞いてもいいですか？　まず「**本人の適性やモチベーション**」に関しては？
- 👩 適性では、看護師としてのコンピテンシー[*1]を有しているかという判断と、病棟の看護が性格的に合っているかどうかということが第一。仕事へのモチベーションがあって、積極的に学びを深めようという気持ちがあるかどうかも考える。
- 👩 次に、「**配置換えの意向**」については？
- 👩 本人の配置換えの意向については、毎年2回の面接をとおして把握しているわ。他の項目と総合的に判断をするんだけれど、本人に配置換えの意向はなくても、将来的に認定看護師を目指すというような目標があるのならば、関連する部署への配置転換を考える。
- 👩 そのお話は、次の「**看護師としての将来計画**」というのと関連していますね。
- 👩 看護師としての将来計画については、将来どういう看護師でありたいかを面接などをとおして確認する。例えば将来、訪問看護を行いたいということであれば、幅広い看護ケアができるような部署を経験できるように考慮したほうがいいし、専門看護師や認定看護師を目指す場合や、管理者としてのキャリアアップを目指す場合なども、同様に配置部署を考慮する。
- 👩 最後の「**その部署での看護師としての経験**」については？
- 👩 部署での看護師経験については、配置換えを考える際に、上記3点と合わせて判断する項目ね。例えば将来、看護教員を目指しているとする。本人の適性もモチベーションも問題なく、いろいろな部署で看護の経験を積んでおきたいという考えがあっても、もしその人がまだ新人看護師であれば、配置換えは行わない。看護のことをもっと深く理解し、楽しめるようになったら配置換えを行います。
- 👩 4つの要素を複合的に判断して配置換えをしていることがわかりました。
- 👩 経験者が病棟からいなくなってしまうような配置換えは、病棟の業務遂行や看護の質に影響するので、大きな痛手よね。しかし、将来の看護師を育成するのも管理者の務め。最後に、看護部全体の配置転換率は、以下の数式で求められるからね。

■ 配置換えに関して考慮すべきこと

1. 本人の適性やモチベーション
2. 本人の配置換えの意向
3. 本人の看護師としての将来計画
4. その部署での看護師としての経験

配置転換率（単位：％）
＝配置転換看護師数／平均看護師数×100

*1　コンピテンシー：ある業務に関して、それを遂行できるだけの潜在的・顕在的能力を有していること。

28 研修状況の把握

- 院外研修に参加を望む人も多いと思いますが、参加の決定や許可に関して、どんなことを基準にしているんですか？
- 一言で院外研修といっても、研修によっては看護師の経験年数を参加要件にしている場合、主催する団体の会員でなければならない場合、ステップアップ研修などで前回の研修を受講していなければ参加できない場合など、さまざまな条件があるわ。過去の研修参加状況を考慮しつつ、個々の看護師に学んでほしい研修内容を考慮することも必要。自主的に学ぶ姿勢があるかどうかや、時期が適しているか、その研修に適した人材か、なども加味して決定しているのよ。
- 「希望すれば参加できる」というものでもないわけですね。例えば、リーダーシップ研修やメンバーシップ研修、実習指導者研修などは、いつくらいに受講できるのですか？
- メンバーシップは看護師経験2～3年目、リーダーシップ研修は4～5年目、実習指導者研修は、6年目以上としているわ。
- 学ぶ機会は均等にしてあるのですか？
- 均等に学ぶ機会はあるけど、個人が学びたいと思っているかどうかがカギになる。学んでほしい人に参加を勧めるけど、学びたくない人に無理に研修へ参加させることはない。**個々の看護師で学んでほしい研修内容を考えて、そのことを上手に伝えることも考えているわ。**
- 将来、自分がなりたい看護師のイメージ像がないと、研修には積極的に参加しないかもしれませんね。実際、どんな研修を受けたらよいか、わからないだろうし。
- 院内で行う研修、院外で企画される研修など、研修の機会はいっぱいある。院内外の研修を上手に組み合わせて受講できるようにと考えている。希望者が多い研修や、人数の制限がある研修の場合、当然「狭き門」になるので、何回も応募してようやく受講できるケースもある。
- 本人の意向、適した時期、適した人材、受講の機会などがマッチしないと、研修も簡単に受講できないですね。
- **研修受講状況について個別に面接を行い、参加希望とともに、これまでに参加した研修についても把握することが大切ね。** また、こうした状況を数字で把握しておくこともムダにはならないわよ。

院内（外）研修参加率（単位：%） ＝延べ院内研修参加者数／延べ看護師数×100

実習指導者研修参加者（単位：%） ＝実習指導者研修受講者数／対象看護師数×100

29 個人情報保護って何?

- 👩 個人情報については、当院でも最近細かい規定がありますね。そもそも個人情報ってどういうものですか?
- 👩 個人情報とは、「**生存する個人に関する情報で、氏名、生年月日、その他の記述などによって、特定の個人を識別することができるもの（他の情報と容易に照合することができ、それにより特定の個人を識別することができるものを含む）**」のように定義されている。
- 👩 どうして個人情報保護法が制定されたんですか?
- 👩 ここも法律的な言い回しになってしまうけれど、個人情報保護法とは、高度情報通信社会の進展に伴って個人情報の利用が著しく拡大してきたことを受けて、個人情報は個人の人格尊重の理念のもとに慎重に取り扱われるべきものであるとして、個人の権利利益を保護することを目的として、個人情報を取り扱う事業者が遵守すべき義務などを定めた法律ね[1]。
- 👩 医療においては、どのようなものが個人情報の対象になるのですか?
- 👩 カルテや看護記録、検査結果などは、すべてに氏名や生年月日が記載されている。特にカルテなどの重要書類には、住所や連絡先、家族情報、病名、治療経過なども記載されている。これらは、すべて個人情報の対象になるわ。
- 👩 もしも個人情報が漏れた場合には、誰がどういう責任を負うんですか?
- 👩 国や地方公共団体は、個人情報の適正な取扱いを確保するために、必要な方策をつくって実施することとされている。例

■ 個人データの第三者提供の例外*

区分	事例
法令に基づく場合	・警察や検察等から、刑事訴訟法に基づく捜査関係事項照会があった場合 ・弁護士会から、弁護士法に基づく所要の弁護士会照会があった場合 ・地方公共団体や統計調査員から、基幹統計調査に際し、統計法に基づく照会や協力依頼があった場合 ・地方公共団体や税務署による税務調査における質問や検査に対応する場合
人の生命、身体、財産の保護に必要な場合	・大規模災害や事故等の緊急時に、患者の家族等から医療機関に対して、患者に関する情報提供依頼があった場合 ・製品に重大な欠陥があるような緊急時に、メーカーから家電販売店に対して、顧客情報の提供依頼があった場合
公衆衛生・児童の健全育成にとくに必要な場合	・児童虐待の恐れのある家庭情報を、児童相談所、警察、学校、病院等が共有する場合 ・国等に協力する場合 ・税務署等から、任意の顧客情報の提供依頼があった場合

* 例外にはこの表の他、「本人の求めにより提供停止（オプトアウト）することとしている場合」「第三者に当たらない場合」がある

えば病院のような個人情報取扱事業者についても、その利用の目的をできる限り特定するとともに、本人の同意を得ないまま、特定された利用目的の達成に必要な範囲を超えて、個人情報を取り扱ってはならないと、その責務が明示されている。

- ほとんどの情報が当てはまりますね。
- そうね。ただし、適用にならない事項もあるの。「個人データの第三者提供の例外」といって、①法令に基づく場合、②人の生命、身体または財産の保護に必要な場合、③公衆衛生・児童の健全育成にとくに必要な場合、④国などに協力する場合などでは、本人の同意を得ずに個人データを第三者に提供できるとされている。
- 難しい！
- そうでもないわ。前頁の**表**に示すように、それなりに合理的だとも言える。医療職には「大規模災害や事故等の緊急時に、患者の家族等から医療機関に対して、患者に関する情報提供依頼があった場合」とか、「児童虐待の恐れのある家庭情報を、児童相談所、警察、学校、病院等が共有する場合」などが大切ね。
- 万が一情報が漏れたら？
- 個人情報取扱事業者は、個人データを漏洩したりせず、安全に管理するよう必要かつ適切な措置を講じることが求められている。従業員の監督義務もあるし、第三者への提供も規制されている。これらが守れなければ罰則を受けることになります。情報提供者が刑事罰に問われることもあるのよ。
- 情報を漏らさない、持ち出さないことを徹底しないといけないですね。
- 患者情報や職員情報の管理をみんなで行わないといけない。とくに個人情報を入力してある電子媒体の取り扱いには、十分な注意を要する。
- 過去に、個人情報保護に関する事例は何かありましたか？
- 当院ではないけれど、「看護研究のために患者の個人データをUSBに取り込んで紛失した」「看護学生の氏名・住所・成績などの入ったUSBを紛失した」「個人情報の入ったパソコンを盗まれた」「患者情報をSNSなどに書き込んだ」などの事例があるわ。いずれも懲戒免職の対象になるわね。**個人情報を記載したメモの紛失**などにも注意してね。

---

1) 消費者庁：個人情報の保護
http://www.caa.go.jp/seikatsu/kojin/
（2013年7月2日閲覧）

CHAPTER 3

経営管理の道しるべ

01 看護師も経営に参加する

- 当院でも、看護師が経営に参加する方針が出されたそうですが、具体的には何をすればいいのですか？
- **経営と人事・労務、看護業務は相関しているの。下図**のように、経営状態が厳しいと、①人事（採用）が難しくなる。採用が難しいから労務（有給休暇の取得困難や超過勤務の増加など）に影響する。労務が厳しいと退職する人が出てくる。退職者の数が増えることによって、②入院基本料の維持が困難になり、ランクを落とすことになる。ランクを落とすと病院の収益が大きく減少する（経営に影響する）。すると、③人事・労務でゆとりがないから、看護の質が悪くなる。④看護の質が悪いと、就職を希望する看護師が集まらなくなる。⑤看護の質が落ちると、患者の不満や病院への批判が生じ、病院の信頼性が失われ、患者が病院を避けるようになる。さらに、⑥経営悪化により看護に必要な資源や新たな物品などを購入できず、看護業務に影響する。
- そうか。3つの要素がお互いに影響し合っているんですね。
- そのとおり。**だから看護師が行っている業務を、まずはしっかり維持すること。つまり、不十分な看護によって合併症を引き起こし患者に苦痛を与えないようにすることや、これらによって医師や他の看護師の業務を増やさないことも、経営に参加していることになる。**
- 業務に使用する物品を大切に使うことや、空きベッドが出ないように工夫することなども、経営にかかわることですよね？
- そのとおり。**むだに物品を請求しないこと、物品のコストに関する情報を得て安価な物に変更すること、ゴミを出さない工夫、不要な電気は消すことなど、日常の小さな事柄のなかにも、経営にかかわり、参加できるものはたくさんあるわね。**
- 合併症を起こさないようにすること、こまめに電気を切ることも、経営参加の1つという意識をもつ必要があるということですね。すぐにでもできそうなことがいっぱいあります。
- 電気の基本料金は前年度の電気使用量で決まるから、全部署が徹底するとかなりの電気料削減につながる。
- どれだけ節約できたのか、その成果が示されるとやる気がわくと思います。頑張っても成果が見えないと、長続きしませんよね。
- そうね。成果が見えるようにならないか、看護部長と相談してみるわね。

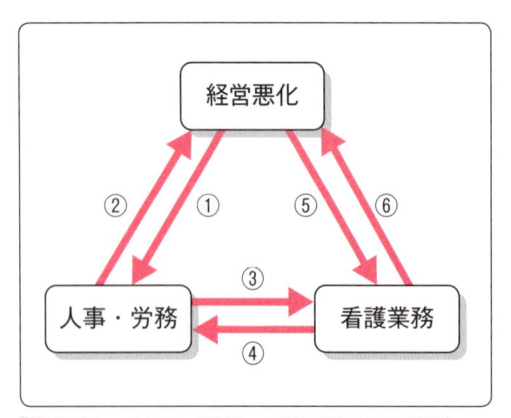

■ 経営、人事・労務、看護業務の関連性

02 病院はサービス業

- 病院はサービス業って言いますね。
- 1990年に病院は、サービス業（第三次産業）として位置づけられ、2002年に総務省・日本標準産業分類のサービス業の改訂によって、医療が大分類とされたのよ（**下表**）。
- サービス業と言われてもピンと来ないですね。
- 「サービス」という言葉のもつ意味のとらえ方、イメージがしっくりしない原因かもしれないわね。「サービス」という言葉にどんなイメージをもってる？
- 何かを無償でもらえるとか、おまけみたいなイメージです。得した気分になれるという感じかしら？
- サービスの本来の意味は、売買後に物が残らず、効用や満足などを提供する形のない財のことで、このような商品を扱う産業分野を、第三次産業というのね。「おまけ」という意味ではないわね。
- つまり、医療そのものが商品でありサービスである、という考えですね。
- いわゆる「サービス業」と呼ばれる場合のサービスとは、サービスという商品を取り扱う産業を分類しているのであって、あなたが今言ったような、日常的に使われる「物をあげる」「安くする」といったイメージ、「満足」を与えるということだけに限定されるようなイメージではないということを、理解しておく必要があるわね。
- 日常的に使用している「サービス」とは違うということですね。
- すべての商品に当てはまるわけではないけれど、商品としてのサービスには、**表**のように、さまざまな特性があるといわれているわ。
- 医療は、すべての特性が当てはまりそうですね。

総務省・日本標準産業分類における医療業の位置づけ（抜粋）

大分類P	中分類	小分類
医療・福祉	医療業 83	831 病院、 832 一般診療所 833 歯科診療所 834 助産・看護業 835 療術業 836 医療に附帯するサービス業

サービスの特性

❶ 同時性	売買後に物が残らず、生産と同時に消費される
❷ 不可分性	生産と消費を切り離すことができない
❸ 不均質性	品質が一定ではない
❹ 非有形性	形がなく、触ることができないので、商品購入前に見たり試すことができない
❺ 消滅性	形がないので在庫にならない

CHAPTER 3 経営管理の道しるべ

03 財務諸表って何？

- 「財務諸表」などの言葉を聞く機会も増えてきましたが、経営とか、よくわかりません。習ったこともないですし。
- くわしいことは別にして、経営に関するポイントについて学んでおけばいいと思う。私たちは経営のプロではないからね。専門的なことは専門家に任せて、私たちは看護のプロとして経営に参画するという姿勢が大切だと思うわ。
- ポイントとして学んでおくものにはどんなものがあるんですか？
- 財務諸表については理解しておいたほうがいいわね。財務諸表というのは、病院がお金をどのように集め、何に使い、また増やしたかを示す書類のこと。損益計算書（Profit and Loss Statement：P/L）、貸借対照表（Balance Sheet：B/S）、キャッシュフロー計算書（Cash Flow Statement：C/S）の3つがあり、これらを総称して財務三表と言います。
- 「損益計算書」って何ですか？
- ある一定の期間のすべての収益と、収益を得るために使った費用を一覧にした書類のこと。
- 「これだけ収入を得るためにこれだけ使ったのか？ フ〜ン」で終わっちゃいそう。
- 1枚だけ見るとそうなるかもしれないわね。でも、前年や前期と比較したり、規模の同じような病院と比較すると違いがわかる。「何がよい点で何が悪い点なのか」や「なぜこのような数値なのか」などを検討するポイントがつかめるのよ。
- 1枚だけ見ても意味がないのですね。2つ目の「貸借対照表」って何ですか？
- ある一時点の病院の財政状況を記載した計算書で、資産と負債（借金）を対照表示したバランスを示す書類。バランスシートとも呼ぶの。資産と負債は必ず同額になるようにつくられている。
- 最後の「キャッシュフロー計算書」とは？
- ある期間に病院が出し入れしたお金の額のことで、現金、および現金とみなされるもの（換金が可能なもの）を合計した額。これが多いと、銀行から借金をしなくてすむ。つまり、病院が自由に使えるお金がいくらあるかを示しているのよ。
- 例えば、ローンを支払って残ったお金と、換金可能な商品券を3万円分もっていたとして、それらを合計した額ということですね。

財務諸表：財務三表

1. 損益計算書（P/L）
ある一定の期間のすべての収益と、収益を得るために使った費用を一覧にした書類

2. 貸借対照表（B/S）
ある一時点の病院の資産と負債（借金）を対照表示した書類。その時点での病院の財政状況が記載されている。バランスシートとも呼ぶ

3. キャッシュフロー計算書（C/S）
ある期間に病院が出し入れしたお金の額を記した書類。現金、および現金とみなされるもの（換金が可能なもの）を合計した額

○○○病院　　　　　　　　　　　　　　　　　　　　　　　単位：千円

科　　　　　目	金	額
売　上　高		100,000
売　上　原　価		40,000
売　上　総　利　益		60,000
販売費及び一般管理費		2,000
営　業　利　益		58,000
営　業　外　収　益		
受　取　利　息	1,000	
雑　　　収　　　入	1,000	2,000
営　業　外　費　用		
支　払　利　息	1,000	1,000
経　常　利　益		59,000
特　別　利　益		
貸　倒　引　当　金　戻　入	1,000	1,000
特　別　損　失		
固　定　資　産　売　却　損	1,000	1,000
税　引　前　当　期　純　利　益		59,000
法　人　税　及　び　住　民　税　等		25,000
当　期　純　利　益		34,000

■ **損益計算書**

○○○病院　　　　　　　　　　　　　　　　　　　　　　　単位：千円

資　産　の　部		負　債　の　部	
科　　目	金　額	科　　目	金　額
【流動資産】		【流動負債】	
現金及び預金		支　払　手　形	
売　掛　金		買　掛　金	
商　　　品		短　期　借　入　金	
有　価　証　券		預　り　金	
未　収　金		未　払　金	
立　替　金		未　払　法　人　税　等	
【固　定　資　産】		【固定負債】	
【有形固定資産】		社　　　債	
建　物　付　属　設　備		長　期　借　入　金	
工　具　器　具　備　品		純　資　産　の　部	
【無形固定資産】		科　　目	金　額
ソ　フ　ト　ウ　ェ　ア		【株主資本】	
【投資その他の資産】		資　本　金	
投　資　有　価　証　券		資　本　剰　余　金	
関　係　会　社　株　式		利　益　剰　余　金	
保　険　積　立　金			
【繰延資産】			
開　業　費			
その他繰延資産			

■ **貸借対照表**

○○○病院　　　　　　　　　　　　　　　　　　　　　　　　　　　　　　（単位：XX円）

	XX期	XX期	XX期
Ⅰ　営業活動によるキャッシュ・フロー			
税金等調整前当期純利益			
減価償却費			
貸倒引当金の増加額			
受取利息及び受取配当金			
支払利息			
有価証券売却益			
有形固定資産売却損			
売上債権の増加額			
棚卸資産の増加額			
仕入債務の増加額			
未払給与の増加額			
役員賞与の支払額			
小計			
利息及び配当金の受領額			
利息の支払額			
法人税等の支払額			
営業活動によるキャッシュ・フロー			
Ⅱ　投資活動によるキャッシュ・フロー			
有価証券の取得による支出			
有価証券の売却による収入			
有形固定資産の取得による支出			
有形固定資産の売却による収入			
貸付金の回収による収入			
投資活動によるキャッシュ・フロー			
Ⅲ　財務活動によるキャッシュ・フロー			
短期借入金の借入による収入			
短期借入金の返済による支出			
長期借入金の借入による収入			
長期借入金の返済による支出			
配当金の支払額			
財務活動によるキャッシュ・フロー			
Ⅳ　現金及び現金同等物の増減額			
Ⅴ　現金及び現金同等物の期首残高			
Ⅵ　現金及び現金同等物の期末残高			

■ キャッシュフロー計算書

04 経常収支率って何？

- 経常収支率って何ですか？
- 経常収支率とは、経常収入を経常支出で割り算した数値のこと。

> 経常収支率（単位：％）
> ＝経常収入÷経常支出×100

- 経常収支率で何がわかるのですか？
- **収支の状況を「経常的な収入」と「経常的な支出」との比率でとらえ、この比率が高ければより経営の安全性が高いとみなされる。** だから、長期借入金、つまり借金の返済能力を判断する指標の1つと考えられているのよ。
- ということは、経常収支率は高ければ高いほどいいんですね？
- **少なくとも100％を超えていなければならない**とされているわ。
- 「経常的な収入」って何ですか？
- 毎年度継続的かつ安定的に確保できる収入のこと。医療機関では、医療を提供することによって得られる「医業収益」とそれ以外の「医業外収益」があるけれど、固定資産の売却収益や、増資や借入による収入は含まれない。
- では、「経常的な支出」とは何ですか？
- 毎年度継続的かつ固定的に支出される、医療材料費（薬品を含む）や、人件費等の支払い、その他の費用のこと。設備の支払い、借入金の返済などは含まれない。
- ふーん。なかなか難しいですね。
- 負債を抱えて破産する病院もあることは知ってるでしょ？（p160 コラム参照）
- えっ！ 病院でも破産するところがあるんですか？
- 医師や看護師不足、病院や設備が古い、近代的な新しい病院が近くにオープンした、質が低くて患者が来ないなど、理由はさまざまだけれども、最終的にはいずれの場合でも、経常収支率が悪化して、病院経営のための資金が回らなくなる。
- ちなみに、この病院の経営は大丈夫ですか？
- みなさんのおかげで、経常収支率103〜105％を維持できています！

経常収支率とは、「経常的な収入」と「経常的な支出」の比率のこと
‖
・経営が安定的、安全に行われていることの指標
・少なくとも100％は超えている必要がある
→ 経営が安定しているから、借金も返済できると信用される！

（「経常」とは、「臨時」ではないこと。つまり「経常的な収入」とは、「臨時収入」ではない！）

■ 経常収支率

05 物品管理の考え方

- 👩 昨夜、患者さんが急変してモニターが必要になったので、○○病棟から借用しました。
- 👩 患者の生命にかかわるような事態が発生しているときに必要な物品がないのは、本当に困るのよね。隣の病棟や関係部署へ連絡をとって、物品確保に駆け回らなければならないんだからね。
- 👩 あせりました。使用しないときはじゃまなんですけどね。たくさんあれば保管管理は大変で、整理整頓や数の確認、使用できるかどうかの作動状況の確認などに、時間や労力を費やさなければなりませんから。
- 👩 ほどほどの数を、日ごろの使用頻度や使用する対象患者数などから把握しておく必要があるわね。中央で一括管理されていると、探す手間は省けるけど。
- 👩 病院として管理されているといいですね。
- 👩 **物品の価値分析**を考慮した保有の検討が必要ね。

- 👩 「物品の価値分析」って何ですか？
- 👩 **物品の価値は、より安価で、しかし高価な物と同様な機能をもち、品質もよく、使い勝手のよい物を保有することを考えて、さまざまな物品を比較することから把握**できるのよ。しかし、いくら安価で使い勝手がよくて生産性がよくても、安全性が確保できない物品は使用できない。他にも、**下表**のようなことに気をつけて、物品管理をする必要があるのよ。

■ 物品購入の基準（要件）

❶	最低価格である（安い）
❷	最高の条件を満たす
❸	最大の効果を発揮する
❹	安全である

■ 物品の価値判断要素

❶	必要性	「あれば便利」「いつ使うかわからないので、あれば安心」といった考え方は、必要性とは関連がない。必要性を把握する
❷	効率性	その物品を使用すると、業務（時間や労力）がどれくらい短縮・軽減できるか、また時間（生産性）をどのような看護業務に割り当てられるのかを把握する
❸	収益性	その物品を使用すると、どれくらい収益が上がるのかを把握する
❹	満足性	使い勝手がよいか、複雑な操作はないか、長持ちするかなどを把握する
❺	廉価性	同様機種より安価であるかを考慮する
❻	安全性	その物品を使うことによる危険性はないかを把握する

06 物品の耐用年数とは？

👩 物品には耐用年数があるということですが、耐用年数って何ですか？

👩 **耐用年数とは、物品がその性質や機能に関して安全に使用できる期間のこと。**使用できなくなる期間や長持ちする期間という意味ではないのよ。

👩 物品が使用に耐えられる時間かと思っていました。

👩 **まだ使えるということと、安全であることは別のこと。**耐用年数が過ぎた物品の安全性確認の管理が重要です。もしも耐用年数を過ぎた物品を使用して事故が発生し、損害賠償金を支払うようなことが

■ 物品購入計画のポイント

①普段から、故障を繰り返す物品をチェックしておく
②耐用年数を過ぎた物品をチェックしておく
③物品の価値分析項目に沿って物品を選定する
④病院内では可能な限り、購入物品を統一する。機種・企画が統一されていないと看護師の配置換えに伴い、使用に混乱が生じる。安全管理面での注意事項が多くなる！

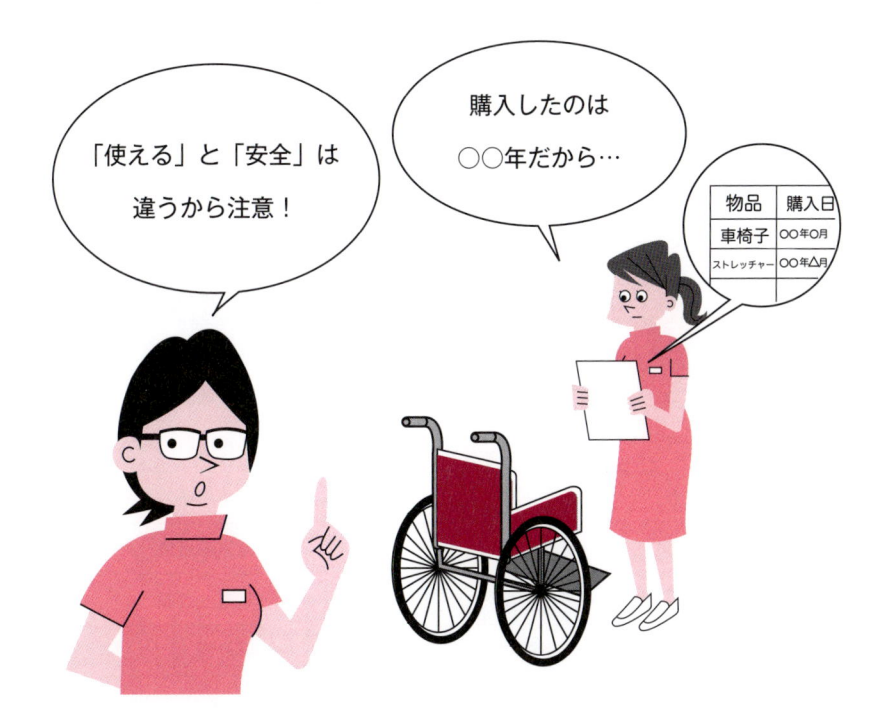

「使える」と「安全」は違うから注意！

購入したのは○○年だから…

物品	購入日
車椅子	○○年○月
ストレッチャー	○○年△月

- 起こったとすれば、新規の物品を購入したほうがいかに安くすんだかということになるし、病院の評判にも影響する。
- 物品は半永久的に使用できるわけではないですものね。耐用年数を過ぎた物品は、どのように把握すればいいのですか？
- 物品台帳を見ればわかるけれど、うちの病院では黄色のテープを貼って表示している物品が耐用年数を過ぎたもので、注意が必要。使用頻度によって、故障もしやすくなる。だから故障する前に、メンテナンスが必要なの。また、次々と安全に配慮しつつ新しい機能を備えた物品が発売されてくる。だから、物品購入計画を立てて、物品管理を行う必要があるのよ。
- 物品や設備に関しては、購入計画を出したり検討会に要望を提出しておかないと購入してもらえないし、診療点数につながらないものは、どうしても後回しにされてしまうって聞いています。
- やっぱり物品購入の必要性を十分に伝えないといけないのよ。更新、つまり買い換えが必要な物品が出てくることはどうしようもない。だから、**物品台帳を作成して、購入年月日やメンテナンス年月日を確認し、時期を逸しない物品管理・安全管理を行うことが、管理者には求められるのよ。**
- 耐用年数の基準となるものはあるんですか？
- 資料は古いけれど、**下表**を参考にしてみてね。

■ 物品の耐用年数表（国立病院課長通知，1968.6.15）

名称	耐用年数	名称	耐用年数	名称	耐用年数
ナースコール	6	物品運搬車	5	ギャッチベッド	8
ストレッチャー	5	リネン交換車	5	マットレス	5
車椅子	5	便尿器交換車	5	床頭台	5
電動車椅子	6	歩行補助器	5	患者用椅子	5
ベビーストレッチャー	5	サイドテーブル	5	テレビ	6
回診車	5	オーバーテーブル	5	便・尿器洗浄機	10
包帯交換車	5	担架	10	手術台	10
カルテ車	5	電気あんか	5	高圧滅菌器	4
悪露交換車	5	スクリーン	7	心電図計	5
与薬車	5	製氷器	8	医療用監視装置	5
ボンベ運搬車	5	冷蔵庫	7	電気冷蔵庫	7
清拭車	5	湯沸かし器	8	電気洗濯機	6
洗髪車	5	ベッド柵	3	麻酔器	5
配膳車	5	ベッド	8		

07 病床利用率と病床稼働率の違い

- 病床利用率と病床稼働率は違うのですか？
- 「病床利用率」は、ある期間（日、週、月、年など）に、すべての病床数（定床数）に対してどれだけの患者さんを入院させたか、24時現在の患者数でベッドの利用状況をパーセントで示したもののこと。

病床利用率（単位：％）
＝ 1日平均在院患者数÷定床数 × 100

- 病床利用率では何がわかるんですか？
- 病院（病棟）の利用度によって、経営水準を計ることができるわ。例えば、50床（定床）に45名の患者が24時に入院していたら、病床利用率は何％になる？
- 45を50で割り算すればよいのだから、90％ですね。
- この数値の高いほうが、経営的にはすぐれているということになるの。
- なるほど。では、病床稼働率とは何ですか？
- 「病床稼働率」は、病床（定床）がある期間（日、週、月、年など）において、入院患者と退院患者を含めた取扱い入院患者がどれくらいいたかを、パーセントで示したもののこと。

病床稼働率（単位：％）
＝ 1日平均取扱患者数÷定床数 × 100

- ということは、病床利用率のように、「24時」という患者数を計る基準時間はないのですね。
- そう。その期間をとおしての入退院患者数ということね。
- その病床稼働率では、何がわかるんですか？
- 病院の社会への貢献度とともに、業務の煩雑さを計る指標になるのよ。
- 病床利用率は、最大でも100％、病床稼働率は100％を超えることもあるんですね。
- そのとおり。病床利用率は高ければ高いほどいいんだけど、診療報酬には平均在院日数も関係していて、その基準日数を満たさないと、経営上はマイナスになることもあるのよ。
- つまり、病床利用率が高くて平均在院日数が短いほうがいいわけですね。では、病床稼働率はどれぐらいがめやすですか？
- 診療科や患者の重症度によって異なるけど、一般病院では、105％程度と言われているわ。

■ 病床利用率

病床利用率とは、「24時現在での病床がどのくらい利用されているか」を示す
- 病院(病棟)の利用度によって、経営水準がわかる
- めやすは90％程度

■ 病床稼働率

病床稼働率とは、「一定期間での入退院患者数がどれくらいいるか」を示す
- 病院の社会への貢献度。業務の煩雑さがわかる
- めやすは105％程度

08 平均在院日数はどのように求める？

- 「平均在院日数」は、患者さんがどれくらいの期間入院したかを表す数値ですね。
- **短いほうが診療報酬上では有利**なのね。
- 例えばどのようなことですか？
- 平成24年診療報酬点数表では、7対1入院基本料だと1日患者1人1,555点に、平均在院日数14日以内だと1日につき450点が加算される。15日以上30日以内だと192点となり、1日1人当たり258点の差となる。50人の患者さんがいて1年間だと、どれくらいの違いになる？
- 258点×50人×365日＝470万8,500点ですね。1点が10円だから4,708万5,000円の違いになります。大きな額ですね。
- 短いほうが有利だとわかった？
- よくわかりました。平均在院日数は、患者さんが入院して退院した期間を患者数分合計した数値を、合計した人数で割り算して求めるのですか？
- 考え方はそうだけど、実際には別の数式で求めるの。

> 平均在院日数（単位：日）
> ＝在院患者数÷〔（新入院患者数＋退院患者数）÷2〕

- 患者さんが短期間で退院するためには、合併症の予防や、患者さんと家族のみなさんの退院への意欲なども必要ですね。
- そうした**患者さんや家族へのはたらきかけは、看護の力で経営に参加することにつながる**でしょう？　患者さんや家族にとっても、早く退院できるのはうれしいことよね。
- 「医療の質が高い」とも言えますね。
- そのとおり！　看護は、入院の効率性や病床管理に寄与する評価指標でもある。
- 入院期間を短くするために工夫できることはありますか？
- クリティカルパスを用いて、プロトコルに沿って医療を提供することで、入院期間は明確になる。しかし、医療の質が大きな課題になるわね。
- どんなことですか？
- クリティカルパスでは12日間の予定の入院期間が、褥瘡が発生したことによって10日間延長になったとする。こういう状況を「バリアンス」、つまり「逸脱」の発生と呼ぶことは知ってるわね？　で、現在の診断群分類（Diagnosis Procedure Combination：DPC）に基づいて評価される入院1日当たりの定額支払い制度では、入院期間によって診療報酬額が異なるため、入院期間が延長すると減収になる。なぜ入院期間が延長になった？
- 褥瘡ができたからです。
- なぜ褥瘡ができたの？
- 褥瘡発生の危険度が把握できていなかったか、把握していても予防策がとられていなかったか。予防策を実施していても確実に行えていなかったとか、予防策そのものが的確でなかったという可能性も考えられますね。
- 医療や看護の質が、平均在院日数や、ひいては収益に大きく影響を及ぼすことが理解できた？

09 病床の効率的運用とは？

- 「病床の効率的運用をするように」と、ある会議で言われたんです。「効率的運用」って、つまり「平均在院日数を短くする」ってことですか？
- **平均在院日数**も1つの要素ね（→ p144）。効率的という言葉の意味をよく理解しないといけないわ。
- 「効率的」という言葉を調べてみたら、経済用語で材料や財をむだのないように使うことって書いてありました。
- つまり、病床という材料をむだのないように使え、ってことになるわね。
- **病床利用率**を上げればいいんですか？
- さっきメグミさんが言ったように、同時に平均在院日数のことも考えないといけないのね。
- 他に効率的な病床運用に関する指標はあるんですか？
- 病床回転数（→ p146）やTI（turnover interval）値（→ p147）があるわね。
- **病床回転数**って何ですか？
- ある期間に1つのベッドを何人の患者さんが使用したかを見る指標よ。
- **TI値**って？
- 空いたベッドがどれくらいの日にちや時間で埋まったかを見る指標よ。ところで、入院患者数には、他の病棟からの転入院がカウントできるか、知ってる？
- わかりません。
- 一度だけカウントできるのよ。他の病棟への転出も同じで、1回だけ退院としてカウントできる。
- 病床管理はいろいろな指標を念頭に置いて行わないといけないんですね。
- 病院経営に力を入れている病院には、「統計部」のような部署があって、それらの数値を日々算出していて、それらの数値を参考にしながら、病床管理を行っています。
- この病院ではあまりデータを見たことがないですね。
- そう、リアルタイムの情報はないので、病棟の数値だけは自分で算出しているわ。ひと月遅れのデータでは対策が間に合わないこともあるからね。みんなには四半月に一度、データを示している。
- あのデータは、師長が自分でとったものなんですか？
- そうなの。みんなが書いてくれている管理日誌のデータをさまざまな資料として活用しているの。今度、管理日誌からのデータ入力を手伝ってもらおうかな？
- わかりました！　その前に病床管理の指標について学んでおかないと、数字の羅列にしか見えなくて面白くないかもしれませんね。
- 指標について、参考資料を準備しておくわ

■ 病床の効率的運用の要素

- 平均在院日数（→ p144）
- 病床回転数（→ p146）
- TI値（→ p147）
- 病床利用率（＝入院患者数÷病床数×100）

10 病床回転数って何？

- 病床回転数とは、何の指標ですか？
- 病床がその期間内に平均何回転したかを表す数値で、病床の有効活用度と業務の繁忙さを示す指標よ。
- 1つのベッドをその期間に、何人の患者さんに使用したかってことですか？
- そのとおり。入退院が多いところでは1ベッドの回転数が多い。多いほど入退院が激しいので、業務が煩雑になる。
- 忙しさは、看護師の配置数や看護師の業務遂行能力に影響を受けているんでしたよね？
- よく覚えてました！　病床回転数は、看護師配置数の参考にする必要はありますが、回転数がどれくらいだから何人の看護師が必要という基準はないのよ。
- 病床回転数の基準はないんですか？
- 例えば50床の病棟が満床状態で、同じ患者さんで1年が経過すると回転数は？
- 同じ患者さんがベッドを1年間占有するということですね。えっ、0回転ですか!?
- そのとおり！　この場合「病床利用率」は100％だけど、有効に活用されたとは言えない。一般病院では15回転以上が望ましいと言われているわ。
- 15回転というのがどんなものか、ピンときません。
- 年間に1つのベッドを15人の患者さんが利用すると考えればいい。1か月当たり1つのベッドを、患者さんが1.25人利用することになる。50床だから1か月あたり約63人となる。病床回転数は、次の式で求められる。

病床回転数（単位：回転）
＝その期間（日数）／平均在院日数

- さて、1年間365日、50床が満床状態だから、延べ患者数は365 × 50 = 18,000（人）として、回転数を15にするためには、平均在院日数が何日であればいい？
- 病床回転数が、「その期間÷〔18,000÷（その期間の新入院患者数＋退院患者数）÷2〕」と等しいわけだから、「その期間の新入院患者数＋退院患者数平均在院日数」をXとすると、365÷〔18,000÷（X/2）〕＝15となりますね。うまく割り切れませんが、Xはおよそ1,500です。
- つまり、365日間の新入院患者数と退院患者数が1,500人ということね。ということは1日当たりの入退院患者数は？
- 1,500人を365日で割り算するから、およそ4.1人です。
- つまり、1日当たり入院患者と退院患者がそれぞれ1日平均4.1人ずついないと、病床回転数が15回転にならない。
- よくわかりました。入退院者数が毎日8人くらいをめやすにしておけばいいですね。

■ **病床回転数**

病床回転数とは、「病床がある一定の期間に何回転したか」を示す
- 病床の有効活用度、業務の繁忙さの指標
- めやすは一般病院で15回転程度

11 TI（Turnover Interval）値って何？

- TI値って何ですか？
- **TI値は、患者が退院した後に、次の患者を何日で入院させたかを示す指標。**
- ということは空床の期間ですね？ 病床の効率的運用を見る指標ですね。
- そのとおり！ 病床管理についてずいぶん理解できてきたようね。TI値は以下の数式で求められます。

> TI値（単位：日）
> ＝ある期間の空床数÷その期間の退院患者数

- ある期間の入院が可能な病床数（空床数）を、その期間の退院患者数で割り算して求めるんですね。
- そう。病床の効率的運用の意味を、もうちょっと考えてみましょう。平均在院日数が短くなると、次の患者が入院するまでの空床期間が延びてしまい、病床を使わない期間が増えて、病床利用率が低下する可能性があるでしょう？ 病床利用率を維持したり高めるためには、空床期間を短くする必要がある。
- 平均在院日数も空床期間も短縮して、病床利用率の低下を防ぐためにはどうすればいいんですか？
- **入院患者を増やすということね。外来の機能を強化して、新規入院患者が増えるようにする。病棟だけでは解決しない。** 病棟の患者数だけを考えれば、何科の患者でも受け入れればいいけれど。
- そうですね。でも、どれくらいの患者数を確保すればいいのですか？
- それでは、平均在院日数が短縮した場合を想定して、何人の入院患者数が必要かを求めてみましょう。現在の病棟の入院患者状況は、平均在院日数14、病床利用率90％で平均在院日数が1日短縮したとして、年間の状況で考えてみて。
- 延べ患者数は、365日×0.9×50病床で、平均在院日数14で割ると、1173.2人になる。平均在院日数が13日に短縮するのだから、延べ患者数を13で割ると1263.5人になる。1263.5－1173.2＝90.3人だから年間に90.3人増やさないと、90％の病床利用率は維持できない。
- 平均在院日数を1日短縮すると、同じ病床率を維持するためには、入院患者数をおよそ7.2％（90.3÷1263.5＝0.0714）増やす必要がある、ということね。
- 簡単に「平均在院日数の短縮」って言えませんね！
- 入院患者が確保できなければ、利用率を下げるか、病床を減らすしかない。しかし病床数を減らすと、看護師数も減らされる可能性がある。
- 入院患者を確保する方法はありますか？
- それがあるのよ！ 次の項を見てね。

■ TI値

TI値とは、「患者退院後、次の患者が何日で入院したか」を示す
- 空床期間を示す。病床の効率的運用の指標
- 平均在院日数を減らすと同時に、入院患者数を増やすことが重要！

12 患者を増やすために看護部が行うこと

- 患者数を確保する方法があるということですけど、どんなことをするのですか？
- その前にまず、外来の新患率を確認しましょう。
- 「新患率」って何ですか？
- 受診する患者さんのうち、何％が初めて受診する患者さんかを表したもの。外来診療の回転率や病院の機能に対する信頼度を評価する指標で、一般病院では15％以上でないと入院患者数を維持できないと言われているわ。

> 外来新患率（単位：％）
> ＝ある期間の新外来患者数÷その期間の延べ外来患者数 × 100

- 当病棟の診療科（外来）では何％でしょうか？
- 統計部に確認をしたら病院全体で12.5％、当該病棟の診療科は13％らしい。
- 患者確保に向けて取り組まないといけないですね。
- 病棟医長とまず相談して、それから看護部長に相談しないとね。病院の名前を背負っているから勝手には活動できないわよ。
- 広告でも出したらいいのでは？
- 病院のコマーシャルは法律によって規制されているからできないのよ。
- では何をすればいいんですか？
- 看護部で、市民のみなさんの健康の維持や増進に向けて、「出張講座」を行いましょう。看護部長に病院の許可をとってもらって了承が得られたら、看護師長会議でみんなに呼びかけて、講座のテーマをいくつか用意する。パンフレットを作成して小・中・高校などの学校や職場などいろいろなところに配って、また市役所や保健センターなどにもお願いして、パンフレットを置いてもらう。
- パンフレットを見た市民のみなさんから依頼を受けて、出かけていくんですね。緊張するけど何か楽しそう。
- そのためには、まず一般の方が理解できる、わかりやすいプレゼンテーションや配布資料を作成しないといけないわね。
- プレゼンテーションと資料づくりは私たちに任せてください。
- 頼もしくなったわね。お願いするわ。問題は、評価をどのように行うかね。
- 患者満足度調査のときに、病院を受診するきっかけについて項目がありますよね？　あれに出張講座の項目を加えてもらってはどうでしょうか？
- いいアイデアね！　企画書に記載して看護部長に提出することにしますね。
- 他にも何か行うことはありますか？
- かかりつけ医のみなさんから、患者さんを紹介してもらうことを強化する。
- それは地域医療連携室の役割ではないですか？
- そのとおり。でも、地域医療連携室に受診率を確認してみたら、統計的には算出していないらしいの。出張講座のパンフレットを、どの地域に重点的に配布すればよいかが決められないし、どの地域の

- かかりつけ医の方々に紹介をお願いしたらよいかがわからない。だから、統計的に出してもらうようにお願いしてきた。
- 重点的にパンフレットを配布する地域を決めるんですね。ところで、「受診率」って何ですか？
- 受診率は、この病院を受診する方はどこの地域の方が多いか／少ないかを把握するもので、地域の人口に対する割合で示す数値。この数値が指標になって、病院の貢献度や信頼度、知名度がわかるのね。

> 受診率（単位：％）
> ＝その地域の初診者件数÷その地域の人口 ×100

- いろんなデータで病院の状況を把握できるんですね！
- 数字に頼りすぎてもいけないけど、数字は客観的でしょう？　だから状況をできるだけ具体的に把握するうえで、管理には必要なツールだと思っているわ。
- 私は数学が苦手なので困ってしまいます。
- 大丈夫、数式に数値を当てはめるだけだから！　大切なことは、算出した数値をどのようにとらえ、分析・判断して、「これから何をどうするか」に生かすかということなの。先ほどの評価の方法なんか、素晴らしいアイデアよ！　数値から今後をどう展開するかが重要なの。かけ算の九九もそうでしょ？
- 暗記するまで何回も復唱しました。
- だから、数式を覚える必要はないということ。問題を明らかにするツールとして、こんな状態が数値で具体的に表せたらいいなと考えることを、何回もトレーニングする。
- 管理を行ううえでの考え方のトレーニングですね。頑張ります！

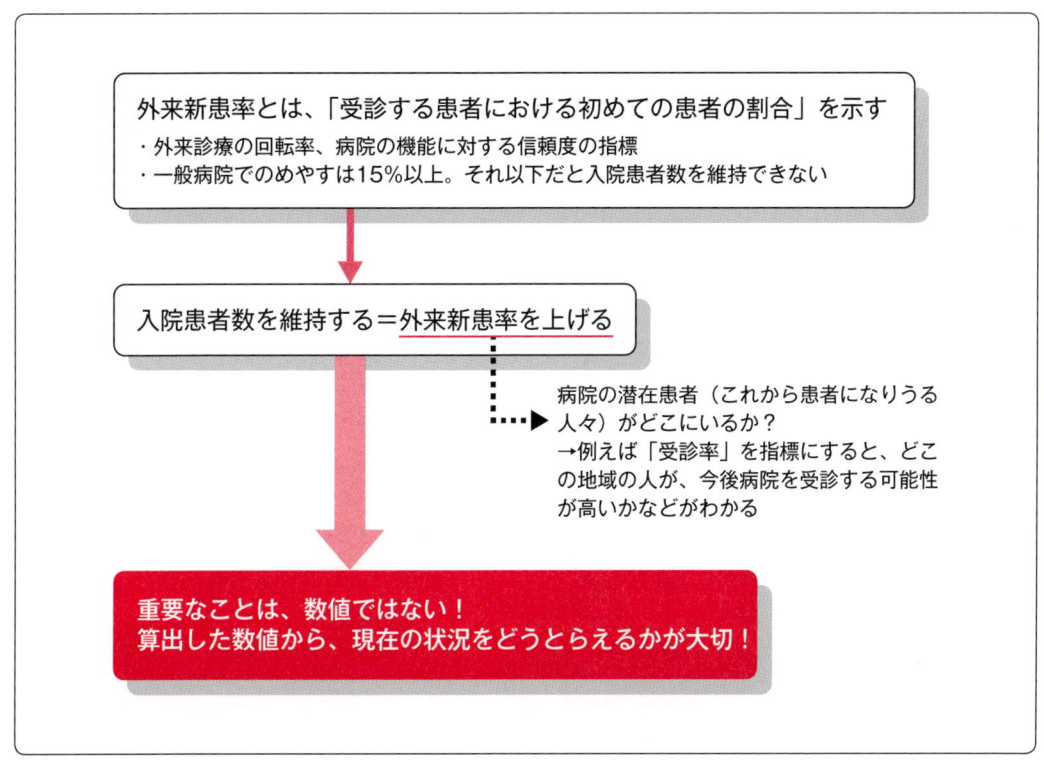

外来新患率とは、「受診する患者における初めての患者の割合」を示す
・外来診療の回転率、病院の機能に対する信頼度の指標
・一般病院でのめやすは15％以上。それ以下だと入院患者数を維持できない

↓

入院患者数を維持する＝外来新患率を上げる

┄▶ 病院の潜在患者（これから患者になりうる人々）がどこにいるか？
　→例えば「受診率」を指標にすると、どこの地域の人が、今後病院を受診する可能性が高いかなどがわかる

↓

**重要なことは、数値ではない！
算出した数値から、現在の状況をどうとらえるかが大切！**

■ 患者を増やす考え方の例

13 周辺病院の情報や、地域の人口動態の把握

- 🧑 当院のまわりにも病院がありますが、その影響は当院にありますか？
- 👩 5km圏内に、当院を含めて5病院がある。A病院は産科を中心とした病院で100床、B病院は総合病院で450床、C病院は脳神経外科を中心とした病院で200床、D病院は精神科の病院で150床です。A病院は病床利用率が高くて90％を超えている。B病院は病床利用率88％、C病院は病床利用率86％、D病院は病床利用率95％と聞いているわ。
- 🧑 ちなみに、当院の産科病棟と脳神経外科病棟の病床利用率はどれくらいですか？
- 👩 産科病棟が85％、脳神経外科病棟が87％ね。
- 🧑 産科病棟の病床利用率は、A病院より低いんですね。
- 👩 A病院は新しい病院で、アメニティやサービスがよいと聞いているわ。
- 🧑 サービスってどんなサービスですか？
- 👩 全病室が個室になっていて、病室で出産ができる。希望があれば出産シーンを動画で録画してもらえる。赤ちゃんの産まれた日時と手形と足形、写真を貼ったバースデイカードがもらえる。出産日の食事がお祝いのお膳になっていて、前もって選択しておくと豪華な食事が提供される。助産師による両親教室はもちろん、アフターケアとしてプライマリーナースが育児相談を行っている。心理療法士によって、母親・父親に子どもの発達について講座が行われ、マタニティブルーの予防が行われている。
- 🧑 すごいですね！　とても勝ち目はなさそうです。
- 👩 最新の環境とともに、出産・育児への細やかな取り組みが提供されている。でも、入院費は相当な額だと聞いている。
- 🧑 その点では当院が利用しやすいですね。
- 👩 産科の分は他の病棟でカバーしなければならない。近隣病院にない新たな医療を検討しなければならない。他の病院と同じことを行って張り合うよりも、確実に患者さんに来てもらえることを検討したほうが安定するからね。そのためには、地域の人口構造や疾病構造をよく研究して、近隣で行われていない医療は何かを把握する必要があるわね。
- 🧑 この地域はどのような人口動態になっているんですか？
- 👩 およそ15万人の人口で女性が7万8,000人、男性が7万2,000人。65歳以上の方が約20％、20～50歳が40％、50～65歳が15％、0～20歳が25％。高齢化はどこでも同じように進んでいて、疾病構造では、生活習慣病が増加傾向にあるわ。
- 🧑 では、肥満外来や人工透析、循環器科などに力を入れたらいいのではないでしょうか？
- 👩 いいこと言うわね！　この次の経営戦略会議で病院の将来構想の話し合いがあるから、提案してみようかしら。

14 外来は病院の顔？

- 「外来は病院の顔」とよく言われますけど、どうしてですか？
- 入院する患者さんに比べると、外来を受診する患者さんはダントツに多い。当院では、入院患者さんの2～3倍の患者さんが受診している。
- そんなに多いんですか！？
- そのうち、平均しておよそ12％の人は、初めて当院を受診した人たちだった。
- ということは、外来受診患者1,000人中120人が新しい患者さんということですね。残りの人たちが再来の患者さんですね。
- 初めて受診する人に、この病院はどういう印象を与えると思う？
- 「外来は広くてきれいで明るい」と言っているのを聞いたことがあります。
- 患者さんや家族の方への医師や看護師、放射線技師や薬剤師、検査技師、窓口の事務職員の対応などはどうかしら？
- 特定の医師や看護師には、クレームがあるようですね。
- 外来の待ち時間は？
- 長い人はずいぶん待っているようです。診療科によって待ち時間は異なるようですが。
- 患者さんにとって外来の状況を評価する基準はいろいろあると思うけれど、**印象もよく、病状も好転すれば、病院の評価は高くなる**と思う。印象を構成する要素の評価が悪いと、全体の印象も悪くなって、継続して受診しようと思わない。
- **「外来の状況が病院全体を表している」**ということですね？
- **外来は、経営的には集客に影響する大きな役割を担っている**ところなの。だから、病院の鏡、つまり病院のありようを映し出すところ、ということになる。入院患者のように滞在していないので、一度の失敗はやり直しがきかない。それだけに業務は慎重にていねいにやさしく、スピーディに行う必要がある。悪い話（噂）は、よい話の2～10倍速く、広範囲に伝わっていくと言われているわ。
- 怒りや不満などの感情は、誰かに話したくなる。そんな外来を評価する指標はあるのですか？
- 先に話した外来患者新患率や、再来患者受診率で把握することができます。評判が悪ければ新規患者数は増えないし、再来患者も減少するからね。

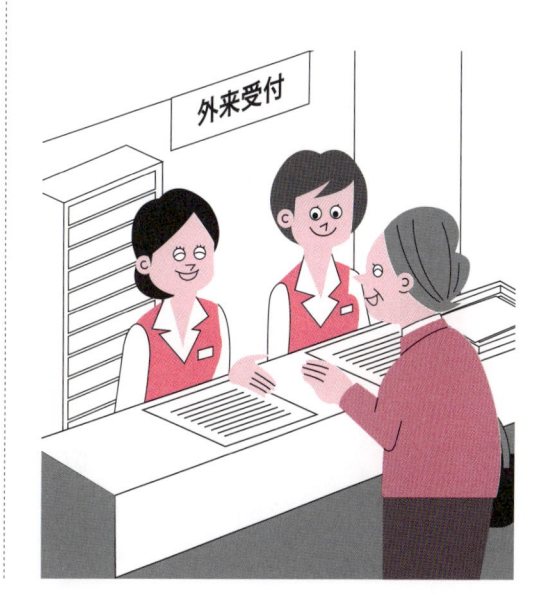

15 目標患者数の設定の仕方

- 👩 目標患者数を設定するときには、どのようなことに気をつければいいですか？
- 👨 過去の患者数データを用いて、統計的に処理をする。まず日曜から土曜日までの患者数を、1年の場合であれば52週間分、曜日ごとに並べてみる。52週の合計を見ると、最も多い曜日や最も少ない曜日、患者数に変動の大きい曜日（標準偏差）がわかる。さらに処理をして、患者数の最も少ない曜日から期待する患者数になるには、最も少ない曜日に何人の患者さんが在院していれば、どれくらいの確率で期待する患者数に回復するかを見定めておく。これをやっておかないと、目標患者数の設定に無理があるのかどうかがわからなくなる。
- 👩 統計的な処理が必要なのですね？　数字は苦手だな。
- 👨 足し算・引き算、かけ算・割り算ができて、過去の患者数がわかっていれば難しくはないわよ。
- 👩 具体的に教えてもらわないと難しそうで

ユニット1

■ 分散分析：一元配置

	データ数	平均値	不偏分散	標準偏差	標準誤差
日	142	639.8944	716.4639	26.76684	2.246224
月	142	671.3732	883.8242	29.72918	2.494818
火	142	686.7394	692.2366	26.31039	2.207919
水	142	688.8099	709.0345	26.6277	2.234547
木	142	700.5563	681.6528	26.10848	2.190975
金	141	686.0567	749.8539	27.38346	2.306103
合計	851	678.8966	1111.639	33.34125	1.142923

■ 分散分析表

変動要因	偏差平方和	自由度	平均平方	F値	P値	F (0.95)	F (0.99)
全変動	944892.9	850					
群間変動	320580.4	5	64116.09	86.78042	1.19E-73	2.224699	3.038919
誤差変動	624312.5	845	738.8313				

在院患者の平均値

(グラフ: 曜日別平均値)
- 日: 639.9
- 月: 671.9
- 火: 686.6
- 水: 688.8
- 木: 700.6
- 金: 686.1

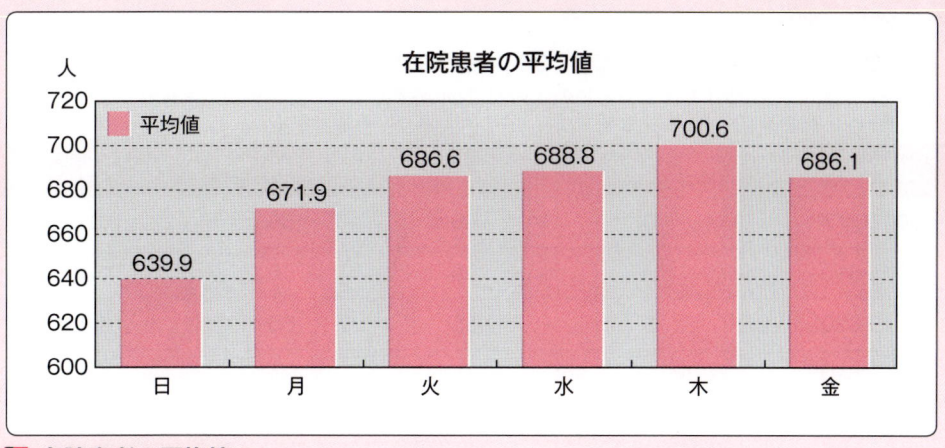

■ 在院患者の平均値

■ 多重比較検定（Scheffe's F test）の結果

	平均値の差	危険率5%棄却値	危険率1%棄却値
日,月	-31.4789	10.75881	12.57442
日,火	-46.8451	10.75881	12.57442
日,水	-48.9155	10.75881	12.57442
日,木	-60.662	10.75881	12.57442
日,金	-46.1624	10.77786	12.5967
月,火	-15.3662	10.75881	12.57442
月,水	-17.4366	10.75881	12.57442
月,木	-29.1831	10.75881	12.57442
月,金	-14.6835	10.77786	12.5967
火,水	-2.07042	10.75881	12.57442
火,木	-13.8169	10.75881	12.57442
火,金	0.682699	10.77786	12.5967
水,木	-11.7465	10.75881	12.57442
水,金	2.753122	10.77786	12.5967
木,金	14.4996	10.77786	12.5967

すね。

図表を使って説明するわね。**ユニット1**は、142週のデータを曜日ごとにまとめた結果、日曜日が最も患者数が減少していること、そして最も多いのが木曜日であることがわかる。さらに、患者数のばらつき（標準偏差）が多いのが、月曜日となっていることがわかります。

グラフで見ると一目瞭然ですね。

ユニット2（p154）では、仮に年間の患者目標を700人と設定した場合、日曜日に減少していた患者数を10人ごとの階級に分けて、曜日に関係なく、その週に700人を超えた回数と超えなかった回数を示している。日曜日に651人が在院していると、その週に700人を超えた回数が50％を超えるようになっていることがわかる。

本当だ。日曜日の患者数が650人以上というのが、基準になりそうですね？

700人を超えた曜日を、回数とその割合で示したのが、**ユニット3**（p155）ね。先ほどの日曜日の患者数651人という基準を見ると、全週数21週のうち月曜日から金曜日までの20週（95.2％）が、いずれかの曜日で700人を超えた。月曜

ユニット 2

■ 日曜日の在院患者数と入院患者 700 人超えの特徴

平成 22 年度から平成 24 年度 2 月までの 1 週間ごとの在院患者と、その週の入院患者 700 人を超えた日数から、特徴を見出す。年末年始・ゴールデンウィーク、土曜日を除く

日曜日の在院患者	700 人超え回数	700 人以下回数	計	700 人超えの%
600 人以下	0	66	66	0
600〜610	11	49	60	18.3
611〜620	5	55	60	8.3
621〜630	2	106	108	1.9
631〜640	16	116	132	12.1
641〜650	26	70	96	27.1
651〜660	64	62	126	50.8
661〜670	55	47	102	53.9
671〜680	47	19	66	71.2
681〜	35	1	36	97.2

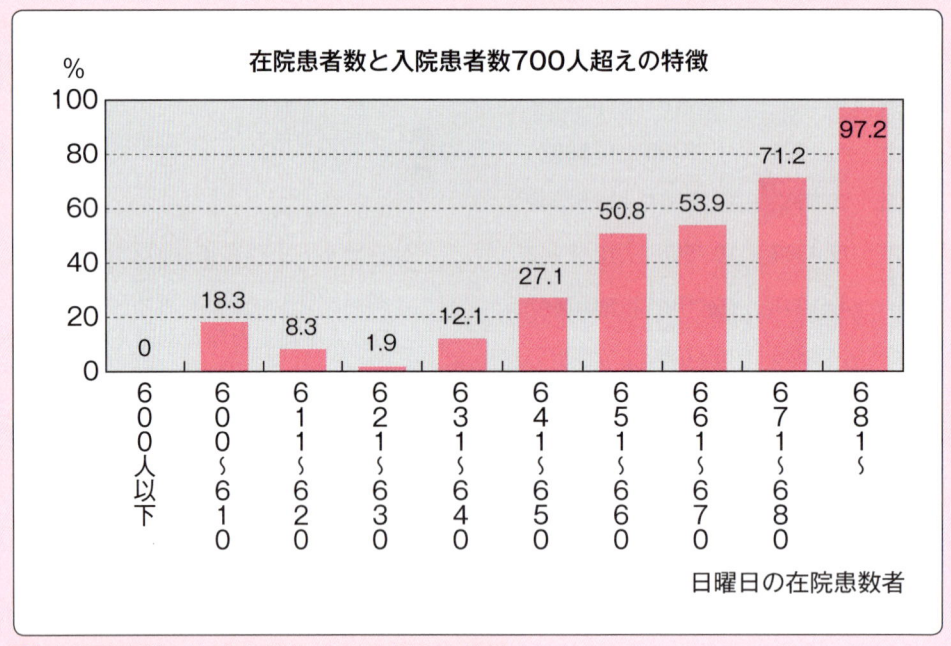

在院患者数と入院患者数700人超えの特徴

（棒グラフ：横軸 日曜日の在院患数者、縦軸 %）
- 600人以下: 0
- 600〜610: 18.3
- 611〜620: 8.3
- 621〜630: 1.9
- 631〜640: 12.1
- 641〜650: 27.1
- 651〜660: 50.8
- 661〜670: 53.9
- 671〜680: 71.2
- 681〜: 97.2

■ 在院患者数と入院患者数 700 人超えの特徴

＊1　3 日連休明けの月・火曜日は、在院患者が 600〜610 人でも 2 割弱で 700 人を超える日がある
＊2　日曜日の在院患者数が 651〜660 人で、週の約半分の日数が 700 人を超える
＊3　日曜日の在院患者数が 671〜680 人で、週の約 7 割の日数が 700 人を超える
＊4　日曜日の在院患者数が 681 人を超えると、ほぼ 100％の日数が 700 人を超える

が4回、火曜が8回、水曜が3回、木曜が5回、金曜が0回となっている。日曜日の患者数が多いほど、曜日の早いうちに700人を超えていくことがわかる。木曜日までに700人を超えなければ、その週に700人を超えることがないこともわかる。

― なるほど。明快ですね。その**次の表**は何ですか？

― ユニット3の**二つ目の表**（p156）は、日曜日の患者数を基準にしたとき、その週のどの曜日で患者数が700人を超えたかを、割合で示している。**三つ目の表**は、患者数が700人を超えた日数がどこまで継続したかを示している。患者数が月曜日に700人を超えると、700人を継続するか、または徐々に増える傾向が見られる。

― 日々の患者数だけを見ていてもわからないことが、整理をするといろいろとわかってくるものなのですね。

― 最後に**ユニット4**（p157）。これは、142週の曜日ごとの特徴を表わしている。日曜日の在院患者数が650人以上の日は142週のうち41.5％で、それ以下の日が58.5％。だから、日曜日の患者数を650人以上にするための対策を考えないといけないという結論が導かれる。日曜日のこの患者目標値は困難なことだと思う？

― ウ〜ン、どうでしょうか？　どこを見て判断すればいいですか？

― ユニット4を見ると、日曜日の標準偏差は±26.7なので、平均患者数が639.9人で、範囲を求めると613.2〜666.6人の範囲であることがわかる。この範囲は68.2％の範囲にある数値なので、日曜日の患者数が651以上になる可能性は十分にある。**けっして無理でない数値目標であることがわかる**のよ。

― どこに着眼して、目標患者数を設定すればよいかがよくわかりました！

ユニット3

■ 在院患者数が700人を超えた曜日と回数、割合

単位：回

日曜日の在院患者	月	火	水	木	金	計	週数	対週の700人超えの%
600人以下	0	0	0	0	0	0	11	0.0
600〜610	0	1	0	4	0	5	10	50.0
611〜620	0	1	0	1	0	2	10	20.0
621〜630	0	0	0	1	0	1	18	5.6
631〜640	0	1	2	6	0	9	22	40.9
641〜650	1	2	2	4	0	9	16	56.3
651〜660	4	8	3	5	0	20	21	95.2
661〜670	8	3	3	3	0	17	17	100.0
671〜680	8	2	1	0	0	11	11	100.0
681〜	6	0	0	0	0	6	6	100.0
	27	18	11	24	0	80	142	56.3

日曜日の在院患者数が661人以上では700人超えは月曜日に集中し、少ないと木曜日に集中する
木曜日までに700人を超えなければ、700人確保はない
年間52週中43.7％（23週）は、入院患者700人を超えない

■ 700人を超えた曜日と割合
単位：％回

日曜日の在院患者	月	火	水	木	金
600人以下	0	0	0	0	0
600〜610	0	20	0	80	0
611〜620	0	50	0	50	0
621〜630	0	0	0	100	0
631〜640	0	11.1	22.2	66.7	0
641〜650	11.1	22.2	22.2	44.4	0
651〜660	20	40	15	25	0
661〜670	47.1	27.3	17.6	17.6	0
671〜680	72.7	18.2	5.9	0	0
681〜	100	0	0	0	0
平均	33.7	22.5	13.8	30.0	0.0

日曜日から木曜日まで在院患者600人代では、金曜日に700人に達した日はない
日曜日の在院患者数が681人以上であると、月曜日に入院患者数が700人を超える（100％）

■ 曜日別700人超えの日数
単位：日

日曜日の在院患者	月	火	水	木	金	計	総日数計	％
600人以下	0	0	0	0	0	0	55	0.0
600〜610	0	1	1	5	4	11	50	22.0
611〜620	0	1	1	2	1	5	50	10.0
621〜630	0	0	0	1	1	2	90	2.2
631〜640	0	1	3	9	3	16	110	14.5
641〜650	1	3	5	10	7	26	80	32.5
651〜660	4	12	14	19	15	64	105	61.0
661〜670	8	11	13	15	8	55	85	64.7
671〜680	8	10	10	10	9	47	55	85.5
681〜	6	6	6	6	5	29	30	96.7
計	27	45	53	77	53	255	710	35.9

患者数が月曜日に700人を超えると、700人以上を継続するか、徐々に増える傾向にある。ただし、金曜日には減少する

ユニット4

■ 142週の在院患者数の特徴

	日	月	火	水	木	金
平均	639.9	671.4	686.7	688.8	700.6	686.1
標準偏差	26.7	29.6	26.2	26.5	26.0	27.3
±δ	613.2〜666.6	641.8〜701.0	660.5〜712.9	662.3〜715.3	674.6〜726.6	658.8〜713.4
最高人数	693	726	743	746	754	742
最低人数	556	595	626	577	617	589
Range	137	131	117	169	137	153

在院患者が650人以下の日曜日の数は83（全体の58.5%）
在院患者が650人以上の日曜日の数は59（全体の41.5%）
→日曜日の在院患者数650人以上を目指す！

COLUMN

10年後の日本の看護師割合は先進諸国なみになるか？

2010年のOECDデータによると、日本の病床100床あたりの看護師数（74.3人）は、もっとも多いアメリカ（350.8人）に比べると、約5分の1である。ところが、人口千人に対する看護師数は、日本（10.1人）、アメリカ（11.0人）で大きな差はない。

日本の看護師が少ないと言われることには、2つの理由がある。1つは、人口千人に対する病床がもっとも少ないイギリスが3床なのに対して、日本は13.6床と4倍強も病床数が多いことである。そして、なぜそれほど病床が必要なのかということがもう1つの理由で、平均在院日数（患者が1人当たり何日間入院しているか）が長いことがあげられる。平均在院日数は、日本では32.5日であるのに対して、もっとも少ないアメリカでは6.2日、イギリス7.7日、ドイツ9.6日である。そして、その背景には、保険制度（医療費の自己負担率）の違いや、入院患者の平均年齢（高齢患者は自然治癒力や抵抗力が減弱している）、診療報酬制度（入院期間の基準など）などがある。

いずれにしても、日本は2025年の医療提供体制のビジョンに向けて、「施設」から「地域」へ、「医療」から「介護」へと進めていくことが求められている。

16 出来高払い方式と包括払い方式

- 入院費用はどのように算定されているんですか？
- 現在は、**出来高払いとDPC（包括支払い）** で算定されているわ。
- DPCという名前は聞いたことがあります。
- 「診断（Diagnosis）と手技（Procedure）を組み合わせる（Combination）」という意味で、「診断群分類」というの。この支払い方式は正式には、「DPC（診断群分類）を用いた包括支払い制度（定額支払い制度）」のことで、略してDPCと呼ばれています。
- DPCでは、入院費があらかじめ決まっているんですね。
- 今までの出来高払い方式と包括支払い方式が、組み合わされたものになっているのよ。
- 何となくピンとこないけど。
- **右の図**に示すように、診断名によって包括評価されているものは、入院料や検査料、画像診断料、投薬料、注射料、処置料（1,000点以下）などで、これらは定額で決まっている。一方、内視鏡検査料や処置料（1,000点以上）、手術・麻酔料等は出来高払いになっている。
- 何日入院していても、入院費が定額で決まっているのですか？
- 入院日数が長くなると、診療報酬点数が減点される。例えば、肺炎で入院した場合で特別な処置がない場合、入院7日までは2,780点／日であるのに対して、8～14日では2,054点／日、15～30日では1,746点／日、それ以上になるとDPCの包括支払いから外れて、出来高払い方式に変わってしまうのよ。
- 入院が長くなると病院の収益は減少するわけですね。日本のすべての病院がこういう方式をとっているんですか？
- こうした方式は2003年4月から始まっていて、DPC対象病院としての要件を満たす必要がある。
- どんな要件があるのですか？
- ①一般病棟の入院基本料が7対1か10対1の病院で、②診療録管理体制が整って認められていること、③標準レセプト電算処理マスターに対応したデータを提出し、また厚生労働省のDPC評価調査にデータを提出していること、④調査期間1か月のデータ数／病床が0.875以上であること、⑤適切なコーディングの委員会を設置し年2回以上開催していること、などね。
- けっこう厳しいですね。
- そうかしら？　加えて、3か月以上これらの要件を満たさなくなると、DPC対象病院でなくなるの。毎年10月～翌年9月の1年分が調査されて判断されている。
- ところで、出来高払いとDPCではどんな違いが出てくるんですか？
- **出来高払いだと、医療を行えば行うほど入院費が高くなり、短いと入院費が低くなるという矛盾があった。DPCだと、①患者さんにとってむだな医療が削減される、②採算割れの傾向にあった急性期病院の経営の安定化が図れる、③医療情**

報により病気に対する医療が標準化され、医療の質を評価できるようになる、④医療サービスの標準化により医療費抑制が期待できる、といったメリットが考えられている。

- 👩 DPCとして標準化された診断分類は、どれくらいあるんですか？
- 👩 2012年4月改訂で2,927分類あって、改訂ごとに増加している。でもDPCで入院費が算定されない場合もあるのよ。
- 👩 どんな場合ですか？
- 👩 外来受診の場合や労働災害補償保険（労災保険）による入院の場合、自賠責保険による入院の場合は、DPCの対象とならない。また、DPCは1診断群に対する1入院中の定額支払いなので、複数の疾患の治療を行う場合は、主たる診断群分類で算定することになっているの。
- 👩 金額はどのように決めるのですか？
- 👩 診断群としては定額料金だけど、病院によって基礎係数などの算定方法が変わるので、同じ病名で同じ治療が行われても入院費用は違ってくる。

> DPC入院費用の計算式
> ＝（1日の包括診療点数×入院日数×係数）＋出来高診療費用＋食事療養費＋室料

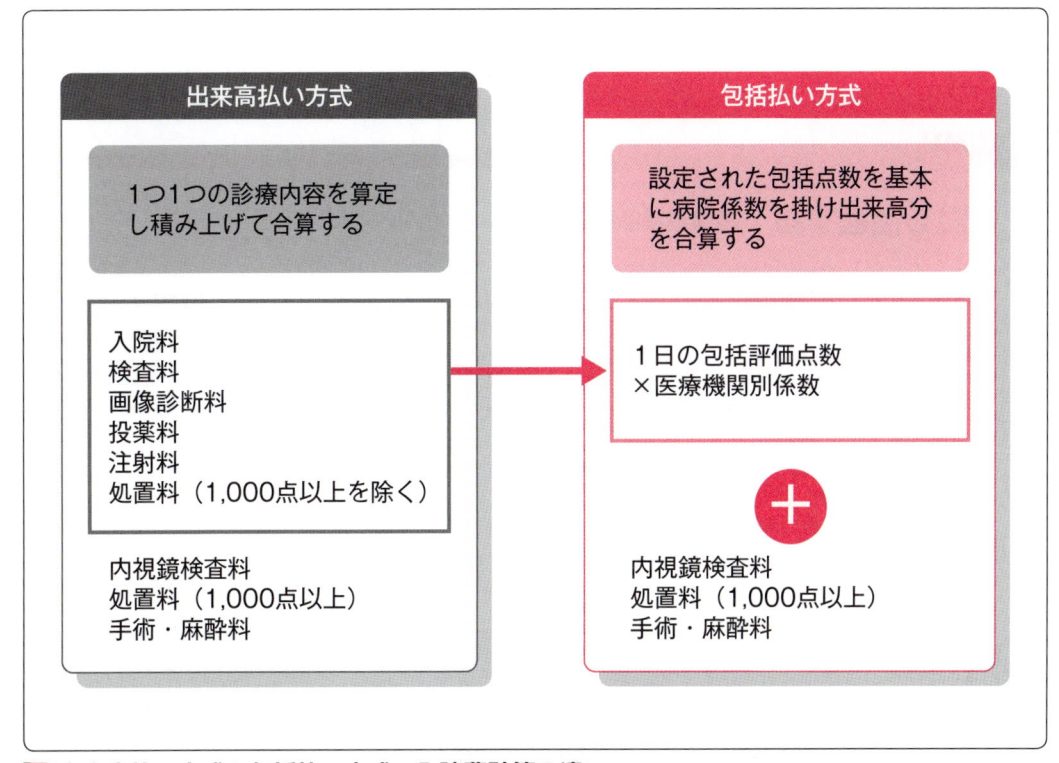

出来高払い方式

1つ1つの診療内容を算定し積み上げて合算する

- 入院料
- 検査料
- 画像診断料
- 投薬料
- 注射料
- 処置料（1,000点以上を除く）

- 内視鏡検査料
- 処置料（1,000点以上）
- 手術・麻酔料

包括払い方式

設定された包括点数を基本に病院係数を掛け出来高分を合算する

- 1日の包括評価点数
- ×医療機関別係数

＋

- 内視鏡検査料
- 処置料（1,000点以上）
- 手術・麻酔料

■ **出来高払い方式と包括払い方式：入院費計算の違い**

- 単純ではないんですね。DPC の導入による看護への影響はありますか？
- 入院期間が定められていることから、入院して午後に手術ということが起こってくる。そのため外来で手術や前処置の説明を行うことや、承諾書を受領すること、現在服用している薬の確認や入院時に持参してもらうことの説明、術前検査などを行う必要が出てきているわね。
- 時間との勝負ということが起こってくるんですね。外来看護師も、手術や処置などに精通する必要が出てきますね。
- DPC 対象病院になると、看護の質も求められることになるからね。

COLUMN

病院も倒産する ―施設選びは慎重に―

2000〜2012 年の医療機関の倒産件数は 437 件（病院 100 件、診療所 202 件、歯科医院 135 件）、老人福祉事業者の倒産は 164 件である。そのうち、2012 年は医療機関 37 件（病院 3 件、歯科医院 15 件、診療所が 19 件）、老人福祉事業者が 29 件であった。

倒産態様別の累計では、診療所（170 件、構成比 84.2％）、歯科医院（112 件、同 83.0％）、老人福祉事業者（141 件、同 86.0％）の 8 割超が「破産」となっている。病院では 45 件（構成比 45.0％）が破産している。

負債規模別では、病院の 10 億〜30 億円未満がもっとも多く 40 件（構成比 40.0％）、歯科医院では 1 億円未満がもっとも多く 77 件（同 57％）、老人福祉事業者では、1 億円未満がもっとも多く、115 件（同 70.1％）である。

負債額の多い年別では、2007 年の病院（369 億 4000 万円：18 件；1 件あたり 20 億 5222 万円）、2010 年の診療所（129 億 5400 万円：16 件；1 件あたり 8 億 963 万円）、歯科医院（31 億 4200 万円：12 件；1 件あたり 2 億 6183 万円）、2008 年の老人福祉事業者（78 億 9300 万円：26 件；1 件あたり 3 億 358 万円）である。

業歴別（設立から倒産までの期間）では、病院は 30 年以上（38 件、構成比 38％）が、診療所は 5〜10 年未満（40 件、同 19.8％）が、歯科医院は 10〜15 年未満（36 件、同 26.7％）が、老人福祉事業者は 5〜10 年未満（70 件、同 32.7％）がもっとも多い。

医療施設数は、2002 年の病院（9,187）が 2011 年（8,605）と推移している。同じく診療所は 9 万 4,819 が 9 万 9,547 に、歯科医院は 6 万 5,073 が 6 万 8,156 に推移し、病院以外は増加している。

17 月次決算書って何？

- 毎月、「月次決算書」が提示されますけど、月次決算書って何ですか？
- 幹部職員や医長、看護師長、その他の職場長が集まって行う「管理診療会議」で示される、月ごとの病院の収支状況（決算）をまとめた書類です。
- 1か月ほど遅れた決算書になっていますけど？
- 前月診療分のレセプトの提出日が、翌月5日か10日（国保連扱いの場合は5日、社会保険の場合は10日）と定められているの。レセプトに何らかの不備や、存在しない被保険者の請求がなされた場合などには、レセプトが医療機関に返戻されたり、請求点数が減点されるんだけれど、審査を受けて請求が確定するまでに1か月くらいの時間が必要になる。
- 審査を受けてから請求をする、ということですね。ところで「レセプト」ってどういうものですか？
- 行った診療に対する診療報酬点数を合算した、保険者への医療費の請求書のこと。医療機関が被保険者ごとに月単位で作成するのよ。
- レセプトの「返戻」という言葉が出てきましたが、どのようなことですか？
- レセプトが正しくないと、返されてしまうこと。返戻で一番多いのは、病名と使用している薬剤がマッチしないこと。薬剤には適応疾患、つまり使用してもかまわない病気があって、その病名が記載されていないと使ってはならないんだけれど、病名が記載されないまま薬剤が使用されて請求すると、返戻されてしまう。また、薬品使用の回数も決まっていて、それを超えて使用すると返戻となる。月当たりの検査やX線撮影の回数も決まっていて、限度回数より多く行うと返戻されることもある。その他、いろいろな保険請求の審査を受けているのよ。
- ところで、月次決算書はどうして必要なのですか？
- 病院が病院としての役割を果たすためには、経営的に黒字でなければならない。現在、病院がどのような状況であるかを、できるだけタイムリーに把握する必要がある。赤字の場合や目標に達していない場合は、早めにその後の月ごとの目標額を修正して、目標達成に向けて、収入を得たり支出を減らす努力をする。と考えると、決算書が四半期や半年などのスパンで作成されても、軌道修正がなかなか難しい。だから毎月、月遅れであっても、対策を講じるためには必要なの。
- そうか、経営を考えるうえでは、なくてはならないものなんですね。ところでレセプトの説明で、「存在しない被保険者の請求がなされた場合」と言っていましたけど、実際にそのようなことがあるのですか？
- 今までに2回経験したことがあるんだけど、他人の保険証を使って入院していた人がいたわ。保険者に請求して判明したんだけど、患者の名前も生年月日も住所もまったく違う人だったと聞いて、本当にびっくりしたわね。

18 看護単位って何？

- 「看護単位」という言葉は、知ってるわよね？
- 何となくはわかっているのですが……。

- 看護単位は「nursing unit」の訳語なんだけど、いろいろな解釈がある。しかしおおよその意味は、「各病棟」とか「外

■ 看護単位の例

部門	看護単位	病床数	内容と病床数
病棟部門	東病棟2階	25	救急病棟
	東病棟3階	45	産婦人科、肛門科、内科
	東病棟4階	50	内科、共通病床
	東病棟5階	45	消化器外科、消化器内科
	東病棟6階	40	消化器内科、内分泌・代謝内科
	東病棟7階	40	循環器内科、呼吸器外科
	東病棟8階	46	整形外科、耳鼻科
	西病棟2階	45	脳神経外科、眼科
	西病棟4階	45	外科、呼吸器外科
	西病棟5階	44	心臓血管外科、皮膚科
	西病棟6階	48	消化器外科、共通病床
	西病棟7階	48	消化器外科
	西病棟8階	30	小児科、無菌病床
	南1階	50	精神科
	集中治療部	20	ICU、CCU
	新生児集中治療室	15	NICU、GCU
外来部門	外来	—	
中央診療施設部門	手術部	—	
	中央診療棟1階	—	救命救急センター
	中央診療棟2階		放射線部、血液浄化療法部

来」「手術室」といったような意味ね。もう少し専門的な言い方をすると、「**特定の場所・施設・設備において、看護の機能を果たす看護職員集団**」となる。

- 看護単位にはいろんな内容が含まれているんですね？
- 病棟における看護単位は、受け持つ患者が40人を超えないことが望ましいとされているんだけれど、施設での理念や単位の考え方によって異なるのが現状。また、看護単位の看護要員の定数については、基準に応じた要員と看護必要度に応じて計画することになっているわ。
- なるほど。
- 日本医療福祉建築協会によれば、**看護単位とは「患者集団、看護集団および施設の1つのまとまり」**であって、看護集団の大きさは、患者集団に対して責任のもてる規模、構造と設備を有するものとされている。
- いろいろな解釈があるんですね！
- まあ、さっき言ったみたいに、一般的には「病棟」と同じ意味として用いられることが多くて、このほか、外来、手術室、中央材料室、集中治療室などの特殊領域も看護単位に含まれるということね。
- これが一番しっくりくるかな。漠然としたものだった看護単位の意味がずいぶん、明確になりました。

COLUMN

高額療養費制度の見直し

　厚生労働省は2013年9月9日、社会保障審議会（厚労相の諮問機関）医療保険部会に対し、医療費の自己負担が上限額を超えた分を払い戻す「高額療養費制度」の持続を脅かす給付の膨張（全体の年間払戻額約2兆円の8割近くを70歳未満の世代と70〜74歳の世代で占める）に歯止めをかけるため、きめ細かい仕組みに切り替える方針を示した。

　高額療養費の負担上限額は、2013年現在、70歳未満では、「上位所得者」（年収約790万円以上）で1か月15万円、「一般所得者」（同約210万〜790万円）で8万円、「低所得者」（住民税非課税）の高額療養費3万5,400円で、3区分ごとに自己負担限度額を設定しているが、見直し後は上位所得者と一般所得者の区分を細分化し、70歳未満と70〜74歳の世代で、所得の高い人の月々の上限額を引き上げ、2013年内に同部会で見直し内容をまとめる予定である。

　実施時期は、70〜74歳の医療費窓口負担を現行の1割から本来の2割に引き上げる時期を踏まえて決める方針となっている。月々の療養費が上限額を超える場合で、支払いが困難な場合は、該当する健康保険課に申請し月々の上限額を支払えば、療養できる制度があることを理解しておくと患者の相談にのることができる。

19 職員充足率って何？

- 「職員充足率」って何ですか？
- 職員充足率は、ある時期、ある期間の職員定数に対する職員の充足状況を見る数字。過少・過多がなく充足されていることが望ましく、病院の魅力を計る指標となるのよ。

> 職員充足率（単位：％）
> ＝ある時期、期間の職員数／その時期、期間の職員定数 × 100

- 魅力がないと、100％を下回ってしまうということですね。
- そのとおり。人材を確保するのは大変なこと。1人の看護師がいるかいないかで、経営にも看護の質にも、ワーク・ライフ・バランスにも大きくかかわってくる。
- 看護師がいなくなって、職員充足率が低くなると、例えば経営にはどのような影響が出るんですか？　人件費がかからないだけ支出が少なくなるから、経営にはプラスに貢献すると思うんですけど。
- 確かに人件費は支出が少なくなる。例えば看護師1人がいないことで、7対1入院基本料を10対1に降格せざるをえなくなったとすると、どれぐらいの損失になるでしょう？
- えっと、7対1入院基本料の1日患者1人あたりの診療点数は1,555点、10対1入院基本料の診療点数は1,300点。1日患者1人当たりで255点の差になります。1日平均患者数は全体で300人だから、病院の収益は1日当たり7万6,500点分減少する。月額にすると7万6,500点×30日×10円で……、2,295万円の減少になる！　看護師1人当たりの人件費がプラスになるなんて、とんでもなかった!?
- そうでしょう？　それ以外にも考慮すべきことがあるけれど、わかる？
- ウ～ン、わからない……。
- 看護師の人件費に関して、7対1入院基本料と10対1入院基本料では、看護師は何人必要？
- 1勤務帯で患者7人に対して看護師1人、患者10人に対して看護師1人。1日平均患者数300人だと、7対1入院基本料の場合は1勤務帯最低約43人必要。1日3交代勤務として、1日に看護師が129人必要です。さらに、4週8休として、不在日の人数も加味しなければいけませんね。10対1だと1日に看護師90人が必要。1日の看護師必要数だけでも39人の差となる。看護師1人当たりの平均月額報酬を35万円として、ざっと計算しただけでも1,365万円の差になりますね。
- それだけ人件費は圧縮できるということ

一般病棟入院基本料（1日につき）（2013年4月現在）

7対1入院基本料　：1,555点
10対1入院基本料：1,300点
13対1入院基本料：1,092点
15対1入院基本料：　934点

だけど、つまり看護師1人が充足できないと、ひと月1,000万円近い損失になるということ。大きな額よね。

会議や委員会、研修会、申し送りの時間など直接患者に接していない時間は、勤務をしていない時間としてカウントされるんでしたね？ そのことも加味して看護師の必要数が確保されているわけですね。

COLUMN

離職を減少させる要因

　離職率の高い施設の離職率が減少したとき、何がどの程度改善されたのかを調査した結果を示す。看護職員（399名）の回答は、以下の表のとおりだった。
　看護師の経験年数で多少の差はあるが、一番改善されたのが「サポート・相談相手の欠如」である。サポート体制を整備し、相談相手を明確にして相談しやすくしたことが、離職率減少に大きく影響していた。
　次いで「不十分な状態での看護実践の苦悩」や「能力に対する自信のなさ」に関して、個別の教育・指導の機会を設けたことや、OJTを強化したことが、離職率減少に大きく影響していた。

■ 離職率を減少させた要因

	一番大きい変化	変化率(%)	二番目の変化	変化率(%)	三番目の変化	変化率(%)
2年目	不十分な状態での看護実践の不安	61	サポート・相談相手の欠如	59.7	自己の自信のなさの苦悩	45.8
3年目	サポート・相談相手の欠如	50	自己の自信のなさの苦悩	48.5	不十分な状態での看護実践の不安	47
4年目	不十分な状態での看護実践の不安	48.3	サポート・相談相手の欠如	40.1	職場の人間関係の悪さ	39.1
5年目	不十分な状態での看護実践の不安	56	サポート・相談相手の欠如	48	能力に対する自信のなさ	44
6～10年目	サポート・相談相手の欠如	51.1	職場の人間関係の悪さ	48.9	組織の期待喪失	46.7
11年目以上	1人で看護を実践する重圧	63.4	サポート・相談相手の欠如	56.1	自己の自信のなさの苦悩	53.7

20 診療報酬点数はどのように決まる？

- 「診療報酬」って本当にわからないんですけど、どのように決められているんですか？
- 診療報酬とは、医療機関が行った健康保険適用の医療サービスに対する対価として、医療機関が受け取る報酬のことね。**診療報酬の改定はおおむね2年ごとに行われていて、国の予算案を作成する際に、診療報酬全体の平均改定率が決められるのよ。**
- 「診療報酬点数」という言葉は聞いたことがあります。
- 診療報酬は、診療報酬点数表に基づいて計算されるの。診療報酬点数は1点10円として計算される。厚生労働省の社会保障審議会で[1]、診療報酬に関する基本方針が審議されて、それらを受けて厚生労働省の諮問機関である中央社会保険医療協議会（**中医協**）で議論が行われ[2]、個々の診療報酬の点数について答申を出す。これをもとに、厚生労働大臣が決定する手続きになっているのよ。
- 中医協という言葉もよく聞きますね。
- 中医協には部会や委員会などの関連組織があって、それらからの報告を受けて、総会で答申案が決定される。中医協は支払い側委員7名（健康保険協会、健康保険連合、患者・市民、事業主、船員保険、国民健康保険の各代表者）、診療側委員7名（開業医、中小病院、大学病院、民間中小病院、公立・大学病院、歯科診療所、調剤薬局の各代表者）、公益委員6名（有識者・学識者）、専門委員10名（製薬会社、医療器材会社、日本看護協会など）の30名で構成されています。
- 診療報酬を改定するときの理念や方針はあるんですか？
- **医療現場の実態と国民のニーズに合った診療報酬にすることを目的に、改定年の方針（重点課題と改定の視点）が決定されて、厚生労働大臣に答申が出されます。**
- いろんな立場の人で組織され、検討されているんですね。
- 各部会や各委員会が、現在の診療報酬点数を見直したり、新たな診療報酬点数を定めてもらうために根拠となる資料をそろえる。それを検証して総会で承認されれば、診療報酬点数に反映される。
- 看護の点数はどう改定するんですか？
- **看護に関する診療点数は、看護系学会等社会保険連合（看保連）が中心になってまとめています。30以上の看護の団体の代表で組織され、そこで看護に関する診療点数とその根拠となる資料を検討して、提出している。それが中医協で審議され、妥当性があれば認められるわけ。**
- 仕事が大変だから診療報酬点数で認めてほしいというだけでは、診療報酬点数には反映されないんですね！

---

1) 厚生労働省：厚生労働省関係審議会議事録等　社会保障審議会
http://www.mhlw.go.jp/stf/shingi/2r98520000008f07.html（2013年7月1日閲覧）
2) 厚生労働省：厚生労働省関係審議会議事録等　中央社会保険医療協議会
http://www.mhlw.go.jp/stf/shingi/2r98520000008ffd.html（2013年7月1日閲覧）

21 どこの病院でも看護学生の実習を受け入れる？

- 👩 看護学生の実習受け入れはどのように決められるんですか？
- 👩 まず、病院が実習施設としての要件を備えているかどうかを審査される。
- 👩 どこの病院でも受け入れられるわけではないんですか？
- 👩 看護学校は、カリキュラムに沿った分野（基礎看護学、成人看護学、老年看護学、小児看護学、母性看護学、精神看護学）と、「看護の統合と実践」（災害看護、医療安全など）に関して、実習を行う病院を確保しないといけないことになっている。看護学校も、学校設立時や定期的な監査で条件を満たしているかが審査され、承認されていないといけないの。
- 👩 6つのそれぞれの分野で実習施設を確保してもいいんですか？
- 👩 基礎看護学と成人看護学の実習を行う施設（主たる実習施設）は分けられない。また、主たる実習施設は、**表**のような要件を満たしておく必要があるわ。
- 👩 患者3人に対して1人以上の看護職員配置ということは、50床で看護職員17人以上ということになりますね。そのうち9人は看護師でなくてはならない。
- 👩 定期的に看護基準や看護手順を見直して、改訂年月日を明記しているでしょう？これは私たちのためだけに見直しているのではないということも、知っておいてね。改訂した看護基準や看護手順は、看護学校にも提供されているのよ。
- 👩 いろいろな要件があるんですね。これらを満たしていないと実習施設にはなれないなんて知らなかったです。実習の受け入れ、また実習施設としての申請は、どのような手順で行われるんですか？
- 👩 まず看護学校が病院などの施設に、実習受け入れに関して相談に来る。病院などの施設が承諾すると、看護学校が都道府県に承認申請書を提出する。承認申請書は県から厚生労働省（国）へと渡って、最終的に承認されることになるの。
- 👩 その間に、病院が実習施設としてふさわしいかの審査も行われるんですね？
- 👩 そう。都道府県が実地調査を行う。看護学生が学びを深められる教育施設としての承認基準以外にも、1回に受け入れられる実習生の数は10人以内が望ましいことや、実習に必要な物品を備えていることなども、実地調査では求められるのよ。

■ 実習施設に必要とされる条件

❶ 入院患者3人に対して1人以上の看護職員が配置されていること（精神病床においては患者4人に対して看護職員1人以上、療養病床では、患者6人に対して看護職員1人以上）
❷ 看護職員の半数以上は看護師であること
❸ 看護組織が明確に定められていること
❹ 看護基準、看護手順が作成され、活用されていること
❺ 看護に関する諸記録が適正に行われていること
❻ 看護学生が実習する看護単位には、実習指導者が2人以上配置されていることが望ましい
❼ 診療所における実習指導に関しては、学生指導を担当できる適当な看護師を実習指導者とみなすことができる
❽ 看護職員に対する継続教育が計画的に実施されていること

CHAPTER 3 経営管理の道しるべ

22 医療機関の広告規制緩和

- 病院の広告を、新聞やテレビとかで行えるといいと思います。
- 知っていると思うけれど、病院の広告は、医療法などの法令によって規制されている。2007年に、患者が自分の病状に合った適切な医療機関を選択できるように、患者に対して必要な情報を正確に提供するという観点から、一部の規制が緩和されたけど、いわゆる一般的な商品やサービスのような広告はできない。新聞などに広告を掲載することはできないわけではないけど、内容はかなり規制される。
- どんな内容なら広告を出してもいいんですか？
- 改正前は、病床数、従業員数、患者に対する配置割合、診療録の電子化のこと、機能訓練室に関することなどの個別事項を列挙する方式だけが認められたの。改正後は、施設、設備、従業員に関する事項、提供される医療の内容に関する事項、管理、運営に関する事項などを、包括的に規定するという方式になったわ。
- 何だか難しいですね。
- そうね。医療従事者の専門性、施設・医療従事者の写真、映像、治療方針、治験薬の一般名、提供している診療、治療内容のわかりやすい提示、医療機器に関する事項などが広告できるようになったんだけれど、何でも自由なわけではなくて、法令やガイドラインに沿った内容でないといけないの。
- ガイドラインを超えた内容だと「違法」とされるわけですね
- 広告してもかまわないこと以外のことを掲載すると、都道府県の行政指導を受け、広告の中止命令や是正命令、さらに命令違反があれば間接罰（6か月以下の懲役または30万円以下の罰金）を受けることになる。虚偽の内容に対しては、直接罰、つまり、指導や命令を経ない罰則が適用される。
- なぜ広告を出してはいけないのですか？
- 受診する患者等の利用者保護の観点から、患者を誘引する内容が禁止されているの。
- 例えばどんな内容ですか？
- 「治癒率99%」「日本一の手術成功数」など、提供する医療が優良であることを示す情報や、「芸能人などの著名人の受診」などの情報は、たとえ事実であっても掲載してはならないとか。
- 世界的に有名な医師がいたとしても、それを広告することはダメなんですね？
- 氏名や写真を掲載することはできるけれど、個別にそれ以外のことを掲載することはだめ。例えば、「○○医師手術成功率○○%」といったことね。詳しくは厚生労働省のホームページで確認してね[1]。
- 事実であっても誘引性があるからダメなんですね。病院の「売り」を全面に出せないのか。やっぱり口コミにまさるものはないんですかね？

1) 厚生労働省：医療法における病院等の広告規制について
http://www.mhlw.go.jp/seisakunitsuite/bunya/kenkou_iryou/iryou/kokokukisei/index.html
（2013年7月3日閲覧）

23 バランスト・スコアカードって何？

- 🧑 バランスト・スコアカード（Balanced Scorecard：BSC）を病院で使っていますが、これはどういうものですか？
- 👩 病院のミッション（使命）やビジョン（目標）を、①財務の視点、②顧客の視点、③業務プロセスの視点、④学習と成長の視点、の4つの視点でとらえて、戦略的に病院運営（経営を含む）を行うために用いるカードのことね。もともとは一般企業の業績評価方法の1つで、1992年にハーバード・ビジネス・スクール教授のロバート・キャプランと、コンサルタント会社社長のデビッド・ノートンが考案したのよ。

- 🧑 病院としてのビジョンやミッションがまず示されて、それを達成するために、4つの視点から「どう行動するか」の行動指標を設定するわけですね。目標設定の構造と同じでしょうか？
- 👩 目標設定と、それを達成するための手段と評価基準を考えるという意味では似ているわね。バランスト・スコアカードでは、4つの視点から考えるというところが特徴よ。
- 🧑 バランスト・スコアカードの全体像が見えるとわかりやすいと思います。
- 👩 具体例を挙げるので、参考にしてね。

■ バランスト・スコアカードの4つの視点

❶ 財務の視点：病院の業績を財務上どのように成功させるか、その行動指標を設定する
❷ 顧客の視点：病院のビジョンを達成するために、顧客である患者に対する行動指標を設定する
❸ 業務プロセスの視点：財務上の目標達成や患者満足度を向上させるために、優れた業務プロセスを構築する行動指標を設定する
❹ 学習と成長の視点：病院のビジョンを達成するために、組織や個人が何をどのように改善し能力向上を図るか、その行動指標を設定する

■ 組織のミッションとビジョン（記入例）

ミッション（組織の存在理由や役割）	職員が働き続けられることにより、質の高い医療を提供する
ビジョン（組織が目指す将来像）	高度総合診療施設として、全国でトップレベルの技術と治療成績を誇る診療科において、良質な看護を行うためのキャリアアップを図るとともに、生活との両立を図り、働きやすい職場をつくる

看護部で作成するバランスト・スコアカードの例

● ビジョン
高度総合診療施設として、全国でトップレベルの技術と治療成績を誇る各診療科において、良質な看護を行うためのキャリアアップを図るとともに、生活との両立を図り、働きやすい職場をつくる（経常収支率100％以上、患者満足度日本一）

● 年間目標
① 患者満足度の向上を図り、満足度調査の総合評価順位を上げる（入院10位以内、外来5位以内）
② 地域医療支援病院としての役割を果たすべく、地域医療機関との連携を強化する
③ 高度総合医療施設にふさわしい、安全で質の高い看護を提供するために、教育の充実を図る
④ 経常収支の改善に向けた取り組みを実行し、収益増に寄与する

区分	目標	具体的計画	指標	担当者（委員会など）
財務の視点	1. 医業収支への寄与	①入院基本料7：1、看護補助加算を維持する ②効率的な病床管理を行う ③退院調整の役割を果たすべく、地域医療機関との連携を積極的に行う ④救命センターから一般病棟への転床を効率的に行い、救急患者を受け入れる ⑤適正な物品管理を行う	配置数　途中退職数 病床利用率　回転数 長期入院患者数　退院支援加算・特定入院料増収 転棟件数　救急医療管理加算・特定入院料増収 棚卸し	各看護単位 各看護単位　地域医療連携室 各看護単位　救命センター 中材　各看護単位　感染　褥瘡
顧客の視点	2. 患者満足度の向上	①患者（家族）に必要な説明を十分に行う ②患者（家族）参加型看護を実践する ③適切な療養環境を提供する ④待ち時間の短縮に努める ⑤個別的・継続的な看護提供方式を実施する ⑥患者満足度調査を行い、サービス向上に活用する ⑦接遇のポイントに従い、実践する	患者満足度 記録監査 患者満足度 待ち時間　患者満足度　クレーム件数 業務委員会調査結果　改善件数 患者満足度　改善件数 自己評価・他者評価	サービス向上　記録 記録 サービス向上　感染 サービス向上　外来 各看護単位 サービス向上 サービス向上
	3. 地域医療機関と連携	①地域の保健・医療・福祉機関と連携する ②地域医療支援病院の維持に協力する ③在宅移行において看護職の役割を明確にする ④地域連携パスの活用を推進する	連携回数 紹介率・逆紹介率 在宅支援件数　在宅支援アセスメントシートの活用 パス作成の件数	地域医療連携室 地域医療連携室 地域医療連携室 地域医療連携室　CP
	4. 地域の保健医療への貢献	①出張講座の依頼件数を増やす ②専門コース研修の公開を地域に拡大する ③"ふれあい看護体験"の企画を充実させる ④災害時医療体制の充実に向けて、教育コースを稼働させる	出張講座件数 公開研修　参加者数 参加者数 災害訓練参加者数　研修参加者数	各看護単位　看護部長室 教育　認定看護師連絡会 教育　看護研究会 災害対策

区分	目標	具体的計画	指標	担当者（委員会など）
業務プロセスの視点	5. 安全で質の高い医療を実現するための看護の充実	①看護ケアの標準化を適切に行う ②助産師外来を安定稼働し拡大する ③院内助産を安定して稼働する ④救急外来受け入れ体制を強化する ⑤ベッドサイドケアを充実させる ⑥医療安全を推進する ⑦看護記録の充実と効率化を図る	CP新規作成数・更新数　基準見直しと評価実施数 受診件数 院内助産件数 救急外来の人員配置　救命センター応諾率 患者満足度　転倒転落・褥瘡防止対策（件数） 摂食嚥下 事故・クレーム数　研修会開催数 記録監査　代行入力者の活用	基準　CP 産科病棟　外来 産科病棟　外来 救命センター　外来 各看護単位　感染　褥瘡　リスク リスク　褥瘡 事故・クレーム　感染 看護記録　システム　業務
	6. 効果的な医療資源の投入	①看護関連機器の計画的な整備を図る ②看護必要度を活用し、適正な人員配置を図る	保有数 看護必要度入力時間　精度　人員配置活用数	各看護単位 記録　システム
	7. 業務効率化向上	①働きやすい勤務体制について評価・検討する ②看護業務に専念できる体制を検討する	二交代制の評価　勤務シフトの見直し　病棟数 予約変更拡充　メッセンジャー活用　シーツ交換 クラーク業務	各看護単位 業務　各看護単位
学習と成長の視点	8. 職員の知識・技術の向上、職員満足度の向上	①職員満足度の向上を図る ②業務評価を適正に活用し、個々の職員の成長と業務遂行意欲の向上を図る ③教育資格取得の充実を図る ④教育体制の充実を図る ⑤学生指導体制の充実を図る ⑥院外研修の受講推進、研究活動の支援とその成果の共有を図る ⑦専門職として自主的に教育へ参加する体制を確立する	満足度調査 目標達成状況　ヒアリング回数　職員満足度 有資格者数 看護実践能力　新人離職率　病休数　ラボ活用 学生指導基準作成数　就職者数　学生の評価 受講者数　研究発表数　研究成果の活用 自主的参加応募者数と出席率	業務　各看護単位 各看護単位 各看護単位 各看護単位　教育　教育専任 各看護単位　教育　実習指導者 各看護単位　教育　看護研究 各看護単位　教育
	9. 倫理観の醸成	①規律を守る ②個人情報管理が徹底できる	研修参加人数　身だしなみ監査 個人情報管理の活用底　USBの紛失件数	サービス向上 各看護単位
	10. 派遣制度の活用	①認定看護師の当院での活用のありかたを検討する	認定看護師の活動時間（院内外） 主催研修数	認定看護師　業務　教育

24 日本医療の将来像

🙋 少子高齢化に歯止めがかからないなかで、これからの日本の医療はどうなるのでしょう？

👨 国立社会保障・人口問題研究所の試算では、2025年には75歳以上の後期高齢者人口が、2,180万人（総人口の18.1％）に達すると予測されている。また、労働人口が減少するなかで、高齢者による医療費は高騰して財政が厳しい状況にある。そうしたことから、2025年（平成37年）の医療・介護機能の将来像が示されているわね[1]。

🙋 2025年を目指して、病院や在宅の状況が変わるんですね。

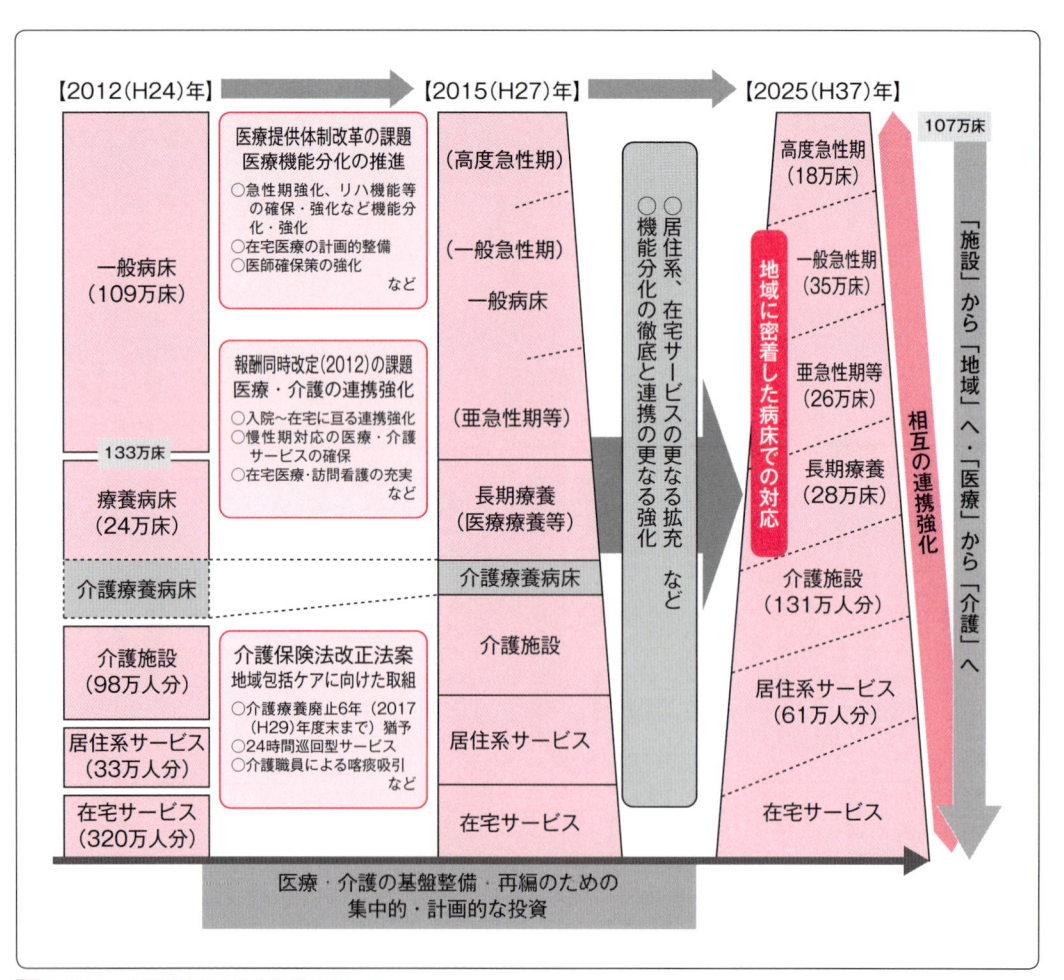

【2012(H24)年】

- 一般病床（109万床）
- 療養病床（24万床）
  - 133万床
- 介護療養病床
- 介護施設（98万人分）
- 居住系サービス（33万人分）
- 在宅サービス（320万人分）

医療提供体制改革の課題　医療機能分化の推進
- 急性期強化、リハ機能等の確保・強化など機能分化・強化
- 在宅医療の計画的整備
- 医師確保策の強化　など

報酬同時改定(2012)の課題　医療・介護の連携強化
- 入院〜在宅に亘る連携強化
- 慢性期対応の医療・介護サービスの確保
- 在宅医療・訪問看護の充実　など

介護保険法改正法案　地域包括ケアに向けた取組
- 介護療養廃止6年（2017(H29)年度末まで）猶予
- 24時間巡回型サービス
- 介護職員による喀痰吸引　など

【2015(H27)年】

- （高度急性期）
- （一般急性期）
- 一般病床
- （亜急性期等）
- 長期療養（医療療養等）
- 介護療養病床
- 介護施設
- 居住系サービス
- 在宅サービス

機能分化の徹底と連携の更なる強化
居住系、在宅サービスの更なる拡充　など

【2025(H37)年】

- 高度急性期（18万床）
- 一般急性期（35万床）
- 亜急性期等（26万床）
- 長期療養（28万床）
- 介護施設（131万人分）
- 居住系サービス（61万人分）
- 在宅サービス

107万床
地域に密着した病床での対応
相互の連携強化

「施設」から「地域」へ・「医療」から「介護」へ

医療・介護の基盤整備・再編のための集中的・計画的な投資

■ 医療・介護機能の将来的な再編

- 医師不足、看護師不足、入院期間が長い、病床が多いということも影響していると言われているわね。
- **病院の未来**はどうなっていくんでしょうか？
- 現在の一般病床109万床を、高度急性期（18万床）・一般急性期（35万床）・亜急性期（26万床）・地域一般病床（24万床）に機能分化する。療養病床を長期療養病床として5万床増やし、28万床にする。介護施設（特養・老健）を39万人分増やし131万人分にする。居住系サービスを30万人分増やし、61万人分にする。つまり、**在宅医療の充実、在宅介護の充実に向けた形に移行していくことになっ**ているのね。
- 当院ではどういう病床をもつ病院になるのでしょうか？
- 少しずつ検討がなされているんだけれど、まだメグミさんにもお話しできるほどの内容には煮詰まっていないのよ。
- 2025年は、あっという間にやってきそうです。今から取り組んでいかないと間に合わないですね。

---

1) 厚生労働省：在宅医療の推進について
http://www.mhlw.go.jp/seisakunitsuite/bunya/kenkou_iryou/iryou/zaitaku/
（2013年7月2日閲覧）

COLUMN

なぜ2025年を目指して医療改革が行われるか

　一般病棟の7対1入院基本料の導入当初は、病床数は「最大2〜3万」との予測であったが、病床を減らして（患者数を減らして）看護師1人当たりの患者数割合を増やしたり、クリニカルパスのスケジュールを短縮して平均在院日数を短くしたり（入院患者・退院患者数を多くする工夫）して、現在、予測の10倍以上の病床が承認されている。いっぽう、国民医療費はそのぶん赤字となって、国家予算（財政）を逼迫させている。医療現場では診療報酬改定のたびにいち早く改定内容の情報を収集し、対策を講じて病院経営の維持・向上の手立てを考えなければならない。
　2014年度の改定では、2025年に向けた病床の機能分化が強力に推し進められる。特に一般病棟の入院基本料7対1の承認要件は厳しくなる。2025年は団塊の世代（1947〜1949年ごろの第一次ベビーブーム時代に生まれた世代）700万人が後期高齢者（日本国内に住む75歳以上の後期高齢者全員と、前期高齢者65〜74歳で障害のある者）となり、65歳以上の高齢者数は3,700万人となる。年金・医療・介護・福祉の社会保障給付金だけで140兆円（2013年度の国家予算を40兆円ほど上回る）となる。
　65〜84歳人口は、2025年がピークで徐々に減少するが、85歳以上の人口は、2060年には1,149万人と試算され、介護サービスや医療サービスの需要が高い人口層が今後半世紀は増加し続ける。こうした国家予算上の打開策が「病院から施設へ、施設から在宅へ」という地域医療連携であり、消費税の増税や国民の医療費負担の増額、年金の減額や対象年齢の引き上げなどである。病院ではこのような情報収集とスピーディな対応が2年に一度求められる。

25 先進諸国のなかでの日本医療事情

- 日本の医療供給が、先進諸国に比べてどういう状況にあるのかを比較したデータがあるのよ。
- 知ってます。以前に勉強したことがあるんです。日本の平均在院日数は、先進諸国に比べて4～5倍長いうえ、人口1,000人に対する病床も2～4倍多いことは知っています。
- それに比べて、病床で働く医師の数は？
- はい。病床100床当たりの日本の臨床医師は、先進諸国に比べて1/3～1/5と少ない。先進諸国では、手厚い臨床医師数が配置されている。
- 臨床看護師の数はどう？
- 病床100床当たりの日本の臨床看護師は、先進諸国に比べて1/2～1/5で日本の医師と同じように少ない。ただし、人口1,000人当たりだと先進諸国と遜色がない。
- 一気に医師を増やしたり看護師を増やすことはできない。だから先進諸国並みにするには、病床を減らせばいいという計算になるのね。
- 病床を減らすには平均在院日数を短くしないと、今のままでは病気で入院できない人が出てきますね。
- 早く退院してもらうためには、在宅医療や在宅介護を充実させないと、患者さんの行き場所がなくなってしまうわね。
- だから2025年までに整えていくということですね。
- そのとおり。

■ 医療提供体制の各国比較（2010年）

国名	平均在院日数[*1]	人口1,000人当たり病床数	病床100床当たり臨床医師数	人口1,000人当たり臨床医師数	病床100床当たり臨床看護職員数	人口1,000人当たり臨床看護職員数
日本	32.5（18.2）	13.6	16.4	2.2	74.3	10.1
ドイツ	9.6（7.3）	8.3	45.2	3.7	136.7	11.3
フランス	12.7（5.2）	6.4	50.9[*2]	3.3[*2]	131.5[*2]	8.5[*2]
イギリス	7.7（6.6）	3.0	91.8	2.7	324.7	9.6
アメリカ	6.2（5.4）	3.1	79.4	2.4	350.8[*2]	11.0[*2]

*1 カッコ内は急性期病床の平均在院日数
*2 臨床で働く人数に研究機関などで働く人数も含まれている
*3 米国のデータは2009年のもの
（OECD Health Data 2012）

参考にしていただきたい本 (発行年順)

1. 江口恒夫：会議の開き方進め方．中央経済社，東京，1985．
2. 加藤和昭：ほめ方・叱り方・教え方．経営実務出版，東京，1992．
3. 畠山芳雄：人を育てる100の鉄則．PHP研究所，東京，1997．
4. 田島 一，中野新之祐，福田須美子：やさしい教育原理．有斐閣，東京，1998．
5. 鎌原雅彦，竹綱誠一郎：やさしい教育心理学．有斐閣，東京，1999．
6. 佐伯 胖：「わかる」ということの意味．岩波書店，東京，1999．
7. 中谷彰宏：なぜあの人はリーダーシップがあるのか．ダイヤモンド社，東京，2002．
8. 安藤清志：見せる自分／見せない自分．サイエンス社，東京，2002．
9. 中谷彰宏：なぜあの人は部下をイキイキさせるのか．ダイヤモンド社，東京，2003．
10. 田中義厚：「口コミ」の経済学．青春出版社，東京，2003．
11. 田坂広志：仕事の報酬とは何か．PHP研究所，東京，2003．
12. 岡村久道，鈴木正朝：これだけは知っておきたい 個人情報保護．日本経済新聞社，東京，2005．
13. 本間正人，青木安輝，髙原惠子，他：コーチング一日一話．PHP研究所，東京，2005．
14. 金児 昭：「財務諸表」の読み方・活かし方．PHP研究所，東京，2005．
15. 山﨑武也：「品格」の磨き方．講談社，東京，2006．
16. 牧村あきこ・きたみあきこ：仕事につかえるExcelの便利ワザがマスターできる本．インプレスジャパン，東京，2009．
17. ポーポー・プロダクション：人間関係に活かす！使うための心理学．PHP研究所，東京，2010．
18. P.F.ドラッカー：マネジメント 基本と原則．ダイヤモンド社，東京，2010．
19. 北川博一：データでわかる 病院経営の実学．マスブレーン，兵庫，2012．
20. 小宮一慶：本質をつかむ思考力．中経出版，東京，2012．
21. 医学通信社編：診療点数早見表2013年4月増補版．医学通信社，東京，2013．

付録 1 よく使う言葉と管理者の課題

文言・語彙		意味	管理者の課題
安心	ease	心が安らか（穏やか）になること	どうすれば安心させられるか
育成	training	育て上げること	どこまで育て上げればいいのか
意欲	will	意志と欲望。何かをしようと思うこと	どのように欲求をもたせるか。どのように志をもたせるか
課題	problem	命じてさせる問題。与えられた問題	どうすれば課題を自分のものにできるか
活性化	activity	活発な性質をもつ傾向	生き生きと元気のよい状態をどのようにもたせるか
関心	interest	心にかける。心を惹かれる	心が惹かれるようにするにはどうするか
帰属意識	a sense of belonging	つき従う気持ち	帰属意識を構成する要素は何か
期待	expectation	あてにして待っていること	どうすれば誘意性（やればできる気持ち）をもたせ、もち続けさせる（時間）ことができるか
希望	hope	願い望むこと	何に希望を見いだすか
キャリア	career	経験	経験とは？　どのような経験を積ませるか
教育	education	未成熟者の心身の諸機能を発達させる目的で、そのための刺激や影響を、一定の方法で一定の期間続けて与えること	人が変化しないとするなら、教育はいらない。何を学ばせるか。継続させるにはどうしたらよいか
共有	share	二人以上の者が共同してもつこと	どのように、何を共有させるか
協力→連携	cooperation	力を合わせること	１＋１＝３にするにはどうするか
効果的	effective	でき栄え。仕上げ。効き目	当を得たかかわりをするためのレディネス把握が必要
効率的	efficient	仕事の能率	安全・確実に時間を短縮するにはどうするか
コミュニケーション	communication	言語や文字、その他の方法により思いやアイデアを交換する。伝達	お互いが相手を思いやりつつ理解し合うためには。交流分析を学ぶ
根拠	evidence	よりどころ。基づくところ	結果は前提（理由や原因、根拠）により生じる
時間	time	過去・現在・未来の引き続き	時間は無限であるが、生産するときは有限となる。どのように使うか
志気→やる気	morale	"こと"をしようとする意気込み	意気込みをもたせるにはどうすればよいか
自己研鑽	self improvement	ものごとの道理を自らが深く調べ究めること	知りたい欲求を刺激するにはどうしたらよいか
質	quality	中身、内容。価値	何が質を構成するか。その要素は何か

文言・語彙		意味	管理者の課題
指導	conduct	教え導くこと	正しく導き学んでもらうためにはどうするか
充実	fulfillment	力や内容が豊かに備わること	充実感をもたせるにはどうするか
承認	approval	正しいと認めること	できなくても、まず人として認めることから始める
自律	autonomy	自分で立てた規律に従って、他に縛られないこと	自らをコントロールするためには adult を成長させる
信頼	trust	信じて頼ること	頼られるための要素は何か
積極性	push	ものごとに対して自ら進んではたらきかける性質	積極性をもたせるにはどうするか
組織	organization	団体または社会を構成して有機的な（多くの部分が結びついて全体をつくり各部分の間に統一と関連がある様子）活動を行う統一体	組織力は役割を果たす能力が高いことが重要。そのためには何をすればいいのか
達成感	accomplishment	目的を遂げること	達成感を得られるようにするにはどうすればよいか
動機づけ	motivation	意志・行動を決定する直接の原因を与えること	どのように動機づけするか
能力	ability	仕事ができる力	まずは早さより確実性。応用より基本
ビジョン	vision	見えるもの。あるべき姿	あるべき姿だけを振りかざさない。そこに到達するために何をすべきかを考える。なぜそこに行きつけないでいるのか、現状を具体的に把握し、原因を分析する
マンネリ化	mannerism	一定の技巧・方法が癖になって新鮮味がなく独創性を欠く傾向	マンネリ化している行動は作業となり生産だけを求める。自尊心にはたらきかける
魅力	appeal	人を引きつける不思議な力	何に魅力をもたせるかを考える
目的	purpose, aim	到達したいと思うところ。実現しようと目指すところ。ねらい	目的の達成は条件に制約を受け、方法に依存する
目標	object	行動の目あて。目印。目指すところ	なぜその目標を掲げるのかを十分に理解できるようにするにはどうするか
モチベーション	motivation	行動するように動機を与えること	行動したくなるようにするにはどうすればよいか
やりがい	challenge	再び"こと"を行うことを誘発する気持ち	価値を見いだすためにはどうすればよいか
やる気	morale	"こと"を実行したい気持ち	やることの意義を見いだす
豊かさ	sense of satisfaction	満ち足りた様子	何に喜びを感じるかを了解する
余裕	allowance	ゆったりとしてあせらないこと	余裕はどのように生まれるか
連携	cooperation	同じ目的をもつ者どうしが協力し合って行動すること	目的が同じであることを理解し合うことが大切。何のためにどこを目指すか
理念	vision	ものごとの最も正しい状態についての考え	理念を浸透させるにはどうしたらよいか

文言・語彙		意味	管理者の課題
原因	cause	ものごとが起こったり変化したりするおおもと	原因は現状にある。どのように把握するか
結果	effect, result	ある原因によってできた終わりの状態	その結果は成果を導いたか否か
スローガン	slogan	団体の主義や主張を短い言葉で表したもの	目標を達成すれば、スローガンに掲げた結果に行き着くか
概念	conception	同類の中から共通する特徴を抜き出してまとめてできた考えや感じ	概念化能力がないと管理はできない。どのように身につけるか
イノベーション	innovation	既存のものに新しいものを吹き込み新たな価値を創造すること。ラテン語の「innovare」が語源。in（内部へ）＋novare（変化させる）	変革と改革の違いを理解し、改善を図るように心がける
クリティカル・シンキング	critical thinking	ものごとを批判的に見る考え方。疑って見る考え方	本当にそうなるか否か、本当にこれでいいのか、という考えをもつ
アサーション	assertion	相手のことを理解し、思いやり、素直に自分の思っていることを伝えること	アサーションのできる職場環境づくりのためにどうすればいいか
キャッチフレーズ	catch phrase	標語。簡潔で効果的なうたい文句	意味が伝わりやすく、心に残る文句を考える
エンパワーメント	empowerment	権限を与える	誰にどのような権限を与えるか。それは何のためか
プリセプターシップ	preceptorship	新人の能力育成を図る教育方法の1つ。1人のプリセプターが1人の新人看護師（プリセプティ）に対し、一定期間、マンツーマンで指導する	プリセプター、プリセプティともに学びになっているか。プリセプターがオーバーワークになっていないか
メンバーシップ	membership	自分の仕事を確実に遂行する、他のメンバーに協力する、面倒な仕事を進んで引き受ける、自発的に役割を形成するといった行動をとり、全体に貢献する	メンバーシップを理解しているか。メンバーとしての意識づけはできているか
フォロワーシップ	followership	集団の目的達成に向けてフォロワー（補助者）がリーダーの指示に従って成果を上げたり、自発的に意見を述べたり、リーダーの誤りを修正したりすること	リーダーとフォロワーの人間関係や達成感を味わえているか。役割認識をしっかり理解しているか
リーダーシップ	leadership	集団をまとめながらその目的に向かって導いていく機能	リーダー本人やメンバー個々がお互いの役割を認識し、目的に向かって行動をしようとしているか
コンピテンシー	competency	成果につながる行動特性	どういう成果を上げようとしているか
パターナリズム	paternalism	強い立場の者が、弱い立場の者の意に反して行動に介入したり、干渉したり、決定すること	患者や家族と医療従事者、医師と看護師、看護部長と看護師長、看護師長と看護師、看護師どうしの関係でこのような人はいないか

付録 2 医療関係用語の解説

[医療施設の種類]

用語	説明
病院	医師または歯科医師が医業または歯科医業を行う場所で、患者20人以上の入院施設を有するもの
一般診療所	医師または歯科医師が医業または歯科医業を行う場所（歯科医業のみは除く）であって、患者の入院施設を有しないもの、または患者19人以下の入院施設を有するもの

[病院の種類]

用語	説明
精神病院	精神病床のみを有する病院
結核療養所	結核病床のみを有する病院
一般病院	上記以外の病院

[病床の種類]

用語	説明
精神病床	精神疾患を有する者を入院させるための病床
感染症病床	感染症予防および感染症患者に対する医業に関する法律に規定する一類感染症、二類感染症および新感染症の患者を入院させるための病床
結核病床	結核の患者を入院させるための病床
療養病床	病院の病床（精神病床、感染症病床、結核病床を除く）または一般診療所の病床のうち、主として長期にわたり療養を必要とする患者を入院させるための病床
一般病床	精神病床、感染症病床、結核病床、療養病床以外の病床

[その他の用語]

用語	説明
在院患者	24時現在、病院の全病床および診療所の病床に在院している患者
新入院患者 退院患者	新たに入院した患者、退院した患者をいい、入院してその日のうちに退院した患者も含む
外来患者	新来、再来、往診および巡回診療患者の区別なく、すべてを合計したものをいい、同一患者が2つ以上の診療科で診療を受け、それぞれの科で診療録が作成された場合はそれぞれの診療科の外来患者として取扱う
医療従事者	10月1日24時現在に在籍し免許を有して医療に携わる者

付録 3 労働基準法第39条　有給休暇

使用者は、雇入れの日から起算して6か月間継続勤務し、全労働日の8割以上出勤した労働者に対して、継続しまたは分割した10労働日の有給休暇を与えなければなりません（6か月間8割以上の出勤で10日の有給休暇を付与）。

また、使用者は、1年6か月以上継続勤務した労働者に対しては、雇入れの日から起算して6か月を超えて継続勤務する日から起算した継続勤務年数1年ごとに、次の労働日を加算した有給休暇を与えなければなりません。

しかし、継続勤務した期間を6か月経過日から1年ごとに区分した各期間の初日の前日の属する期間において、出勤した日数が全労働日の8割未満である者に対しては、初日以後の1年間においては有給休暇を与えることを要しません。

[加算する日数]

6か月経過日からの継続勤務年数	加算する労働日
1年	1日
2年	2日
3年	4日
4年	6日
5年	8日
6年以上	10日

この規定は休日の他に毎年一定日数の有給休暇を与えることによって、労働者の心身の疲労を回復させ、労働力の維持培養を図ることを目的として設けられたものです。

継続勤務とは労働契約の存続期間（在籍期間）をいいます。継続勤務か否かについては勤務の実態に即して判断すべきものですが、次の場合は継続勤務とみなします。

(1) 定年退職による退職者を引き続き嘱託等として採用している場合（所定の退職手当を支給した場合を含む）。ただし、退職と採用との間に相当期間があり、客観的にみて労働関係が断続していると認められる場合は継続勤務とはなりません。
(2) 日雇労働者、試みの使用期間中の者等解雇予告が必要でない者、または臨時工が一定期間ごとに雇用契約を更新され6か月以上に及んでいる者で、実態よりみて引き続き使用されていると認められる場合
(3) 在籍出向をした場合
(4) 休職していた者が復職した場合
(5) パート等を正規労働者に切り換えた場合
(6) 会社が解散し、労働者の待遇等を含め権利義務関係が新会社に包括承継された場合
(7) 全員を解雇し、その後改めて一部を再採用したが、実態は人員を縮小しただけの場合

全労働日とは、雇入れ後6か月（6か月経過後は継続する1年）の総暦日数から所定の休日を除いた日数をいいます。出勤日数の計算に当たって、業務上の傷病による療養のための休業期間、育児・介護休業法による育児・介護休業期間、産前産後の休業期間および前年度に年次有給休暇を請求して休んだ日は出勤したものとみなされます。

しかし、使用者の責めに帰すべき事由による休業の日、正当な争議行為により労務の提供がまったくなされなかった日は全労働日には含まれません。

6週間以内に出産する予定の女性が産前休業した場合、出産予定日より遅れて分娩し、結果的に休業が産前6週間を超えた場合でも、出勤したものとして取扱わなければなりません。また、生理日に就業が著しく困難な女性が休暇を請求して就業しなかった期間は出勤したものとはみなされませんが、出勤したものとして取扱っても差し支えありません。

年次有給休暇の付与日数計算において、例えば、1年6か月間継続勤務した時点で、直前の1年間に8割以上出勤していなかったため、年次有給休暇権が発生しなかった労働者について、1年6か月から2年6か月までの1年間に8割以上出勤した場合には、2年6か月継続勤務した時点で発生する年次有給休暇の日数は、11日ではなく12日となります（途中の1年間年次有給休暇権が消滅しても、継続して2年6か月間勤務しているので12日となります）。

年次有給休暇は一労働日を最小単位とするものです。したがって、分割が認められる最低単位は1日とされ、時間単位の分割は認められません。なお、労働者が半日単位で有給休暇を請求したときは、使用者は、半日単位で付与する義務はありませんが、半日単位で付与しても差し支えありません（半日単位の請求を認めなくても問題ありません）。

パートタイム労働者であっても、実質6か月以上勤務すれば有給休暇を与えなければなりません。

■ 原則的な付与日数

　6か月経過後の1年間に10労働日で、その後継続勤務年数1年ごとに一定の労働日が加算され、20労働日が限度となります。年次有給休暇は、2年の消滅時効にかかり、前年分が繰り越されてくるので、最大で40労働日となります。

　初年度は、6か月経過で権利が発生しますが、その後1年ごとに権利が発生し付与日数が増加していきます。

　常に直前の1年間の出勤率が8割以上であることが権利発生の要件となります。直前の1年間の出勤率が8割未満である場合にはその年の年次有給休暇の権利は発生しません。

■ 年次有給休暇の斉一的取扱い・分割付与

　年次有給休暇を法律どおりに付与すると、基準日が労働者ごとに異なり複雑になる等から、一定の要件に該当する場合には、斉一的取扱い（原則として全労働者につき一律の基準日を定めて年次有給休暇を与える取扱い）・分割付与（初年度において、法定の年次有給休暇の一部を、法定の基準日以前に付与すること）をすることが認められています。

　斉一的取扱いや分割付与により法定の基準日以前に年次有給休暇を付与する場合、その付与要件である出勤率は、本来の基準日までの全労働日について、短縮された期間を全期間出勤したものとみなして算定する必要があります。

■ 年次有給休暇の比例付与（法第39条）

　短日数労働者の有給休暇日数は、通常の労働者の1週間の所定労働日数（5.2日として計算する）と短日数労働者の1週間の所定労働日数または1週間当たりの平均所定労働日数との比率により与えなければなりません。

（例）週所定労働日数が4日、雇入れの日から起算して6か月間継続勤務した場合
　　　10日×（4日／5.2日）＝ 7.7
　　　→ 小数点以下切り捨て → 7日

［短日数労働者の要件］
(1) 1週間の所定労働時間が30時間未満、かつ、1週間の所定労働日数が4日以下
(2) 1週間の所定労働時間が30時間未満、かつ、1年間の所定労働日数が216日以下

　したがって、所定労働日数が4日以下であっても1週間の所定労働時間が30時間以上の労働者には、比例付与ではなく、通常の労働者と同日数の年次有給休暇を付与することが必要です。

■ 時季指定権と時季変更権（法第39条）

　使用者は、年次有給休暇を労働者の請求する時季に与えなければなりません。労働者が有するこの権利を時季指定権といいます（時期ではなく時季です）。

　請求された時季に年次有給休暇を与えることが事業の正常な運営を妨げる場合は、他の時季に与えることができます。使用者が有するこの権利を時季変更権といいます。

　年次有給休暇を与える時季は、原則として労働者の請求する時季としていますが、同時に経営者の経営権との調整を図っています（時季指定権と時季変更権）。すなわち、労働者から請求された時季に休暇を与えることが事業の正常な運営を妨げる場合には、使用者の時季変更権が認められています。

　事業の正常な運営を妨げるとは、例えば、年末などのとくに業務繁忙な時期の請求などがこれに当たり、時季変更権の使用を考慮することができます。また、同一時期に多数の労働者が休暇請求をしたため全員に休暇を与え難いという場合なども同様です。

　派遣労働者の年次有給休暇については、事業の正常な運営が妨げられるかどうかの判断は、派遣先ではなく、派遣元の事業についてなされます。派遣先で業務を行っているにもかかわらず派遣元の事業で判断されるのは間違っているような気もしますが、労働契約は派遣元と締結しているためこのようになります。

　労働者は年次有給休暇を病気欠勤等に充当することが認められているため、負傷または病気等による休業期間中に労働者が年次有給休暇を請求した場合は、使用者はこれを与えなければなりません。ただし、病気休職（例えば就業規則等の定めによる休職）の期間中は、労働の義務のない日であるため年次有給休暇を請求する余地はありません。

　年次有給休暇は、労働義務のある日についてのみ請求できるのもであるため、育児・介護休業法による育児・介護休業申出後に、育児・介護休業期間中の日について年次有給休暇を請求することはできません。ただし、育児・介護休業申出前に育児・介護休業期間中の日について時季指定や計画付与が行われた場合には、年次有給休暇を取得したものとみなされます。

　原則として、労働者は、年次有給休暇をどのような目的で取得してもよく、使途を述べる必要もありません。連続して取得しても、1日のみでも構いません。事前に指定することが原則ですが、欠勤日を事後に年次有給休暇に振り替えることも、使用者が合意すれば差し支えありません。

■ 計画的付与(法第39条)

　使用者は、労使協定により、有給休暇を与える時季に関する定めをしたときは、有給休暇の日数のうち5日を超える部分は、その定めにより与えることができます。

　例えば、休日日数の関係で4月30日、5月1日、5月2日を出勤日としなければならないとき、労使協定により、この3日を事業場全体で一斉に有給休暇を付与することにして(計画的付与)、事業場の操業を停止することができます。

　年次有給休暇の取得は、個々の労働者が、時季を指定して請求することになっていますが、年次有給休暇の取得日数を増やすために、計画的に有給休暇を付与する制度が導入されています。これを年次有給休暇の計画的付与といいます。この計画的付与を行う場合は、労使協定で、具体的な方法を定めなければなりません。

　年次有給休暇の計画的付与を行うための労使協定は、事業場全体の一斉休業の場合は、具体的な付与日を協定で決めなければならず、職場グループごとの場合には、グループごとに具体的な付与日を決めなければなりません。また、個人単位の場合は、年次有給休暇付与計画表による付与であれば、計画表を作成する時期、作成の手続等を協定しなければなりません。

　計画的付与の対象となるのは、年次有給休暇のうち5日を超える部分です。すなわち、年次有給休暇の日数が10日の労働者は5日、20日の労働者は15日まで計画的に付与することができます。もし、継続勤務年数の少ない労働者を含めて、事業場全体を一斉付与により休業しようとする場合には、勤続年数の少ない労働者の年次有給休暇日数を増やすか、不足する日数分の休業手当の支払いが必要になります。

　計画的付与において、特別の事情により付与日をあらかじめ定めることが適当でない労働者については、年次有給休暇の計画的付与に関する労使協定で除外することもできるので、労使間で十分検討することが必要です。なお、年次有給休暇の日数のうち、計画的付与の対象となる5日を超える部分には、前年度からの繰り越された年次有給休暇も含まれます。

　計画的付与が労使協定で決まった場合、この日数分については労働者の時季指定権がなくなります。また、同様に使用者は時季変更権の行使ができなくなります。したがって、事業場全体を年次有給休暇の計画的付与により一斉休業とした場合には、例え予想に反して業務が繁忙になったとしても、労働者の一部または全部を出勤させることはできず、休業としなければなりません。

■ 買上げ

　年次有給休暇においては「買上げ」が問題となることがあります。労働基準法では、年次有給休暇の買上げの予約をし、これに基づいて年次有給休暇の日数を減らしたり、請求された日数を与えないことは、違反となるためできません。

　ただし、法定付与日数を超えた部分については買上げも認められます。6か月継続勤務で10労働日が法定付与日数ですが、就業規則で15労働日与えるとしていれば、5労働日は法定付与日数を超えた部分となります。この分については、時間単位で分割しても、買い上げても認められます。また、時効となった日数分を買上げることも問題ありません。

■ 年次有給休暇の賃金(法第39条)

　使用者は、有給休暇の期間については、就業規則その他これに準ずるもので定めるところにより、平均賃金または所定労働時間労働した場合に支払われる通常の賃金を支払わなければなりません。

　労使協定により、健康保険法に定める標準報酬日額に相当する金額を支払う旨を定めたときは、これによらなければなりません。

　ただし、平均賃金または所定労働時間労働した場合に支払われる通常の賃金を建前とし、いずれを選択するかは就業規則その他に明確に規定することが必要であり、定めた場合はその定めに従わなければなりません。

　健康保険法に定める標準報酬日額に相当する金額を支払うことを労使協定で定めた場合は、例外的に認められます。この場合は必ず標準報酬日額に相当する金額を支払わなければならず、平均賃金等を支払うことはできません。また、標準報酬日額を支払う旨を就業規則等に定めておかなければなりません。

　平均賃金とは、算定すべき事由の発生した日以前3か月間に、その労働者に対して支払われた賃金の総額を、その期間の総暦日数(休業日も含む)で除した金額をいいます。例外として、賃金締め切り日がある場合は、直前の賃金締め切り日から起算します。なお、1円未満の端数が生じた場合は切り捨てます。

■ 不利益取扱いの禁止

　使用者は、有給休暇を取得した労働者に対し、賃金の減額その他不利益な取扱いをしてはなりません。

　賞与を実出勤日数に応じて支給するため、年次有給休暇を通常の欠勤と同じようにみなして賞与を査定したり、年次有給休暇を取得した月の皆勤手当を減額または不支給にすることは不利益な取扱いになります。

索 引

あ

あいさつの大切さ	57
亜急性期	173
アクシデント	30
アサーション（assertion）	27
アサーティブ（assertive）	27
アセスメント	64
アドルフ・ポルトマン	39
アフターケア	150
アルダーファのERG理論	56
アルバート・バンデューラ	56
アルバート・メラビアン	59
アレックス・オズボーン	55
安心	68
安全性	68、98、140
安全の欲求	107
アンダーマイニング効果	56
安定性	68
安楽性	68

い

医業外収益	139
医業収益	139
一次評価（評価方法）	84
逸脱した部分（マイナス面）	22
一般急性期	173
一般病棟入院基本料	164
医療安全係	29
医療安全対策チーム	60
医療監視	128
医療機関の広告規制緩和	168
医療事故の発生	32
医療事故発生後の負のサイクル	31
医療提供体制	174
色の心理的影響	71
インシデント	30
印象	70
院内（外）研修参加率	130

え

栄養サポートチーム（NST）	60
疫学研究における倫理指針	75
エビデンス	39
円滑性	68

お

応用	54
応用力	16
オズボーンの法則	54
オプトアウト	131

か

会議	90
外見	70
改善計画の立案	7
ガイドライン	168
概念化能力	16、36
外来	151
外来新患率	148
科学的思考	62
学生のレディネス	50
拡大	54
隔離	125
過小な要求	125
家族（価値観の要素）	107
過大な要求	125
カテゴリー化	64
金（管理の対象）	2
過労死	119
環境	2
関係欲求（Relatedness）	56
看護学生の実習指導	50
看護基準	46
看護系学会等社会保険連合（看保連）	166
看護研究	72
看護研究における倫理指針	75
看護実践能力	65
看護師としての将来計画	129
看護師の意識	18
看護師の能力	18
看護師満足	2
看護師免許の更新、再交付の手続き	115
看護者の倫理綱領	47、48
看護職員数	18
看護単位	162

看護の奥深さへの気づき	15
看護の質	66
看護部の年度目標	3
看護部の方針	3
看護部の理念	3
看護文化	47、72
看護文化の伝承	47
看護マニュアル	46
患者の権利	74
患者満足	2、10
感情の安定性	86
感情のコントロール	24
間接罰	168
完全習得学習	42
感染制御チーム（ICT）	60
寛大化傾向	85
管理診療会議	161
管理当直	88
緩和ケアチーム	60

き

既婚有子率	117
既婚率	98、116
議事進行の法則（起承転結）	92
期待	43
期待理論	56
逆転	54
キャッシュフロー計算書（C/S）	136、138
ギャップ	4
キャリア	107
教育	36
教育状況	98
行政指導	168
業績評価	83
脅迫・名誉毀損・侮辱・ひどい暴言	125
業務改善	77、78
業務遂行性	127
業務の質	18
業務の繁忙	32
業務引き継ぎ	78
業務命令	120
業務量	18
共有	34
勤務調整	88、117
勤務表	100
勤務表のチェックリスト	101

く

空床数	147
クリティカルパス	144
グループワーク	42

け

経営	5、134
経営悪化	134
経営戦略会議	150
経常支出	139
経常収支率	139
経常収入	139
形成的評価	84
継続性	68
欠勤	122
欠勤率	122
結合	54
結婚・離婚状況	116
月次決算書	161
原因追究	7
厳格化傾向	85
研究計画書	72
健康	107
言語情報	59
研修受講状況	130
研修状況	130
現状分析	6
権利	74

こ

公開叱責	125
高額療養費制度	163
講義による教授法	42
講師派遣率	98
行動	34
行動力（Motion）	20
高度急性期	173
効率性	140
声かけ	31
声の質・活気	71
コーチング	59
呼吸ケアチーム	60
国際労働機関（International Labour Organization：ILO）	105
国立社会保障・人口問題研究所	172
個人情報	131

個人情報取扱業者	132
個人情報保護	131
個人情報保護法	131
個人データ	131
個人データの第三者提供の例外	132
個人的好悪による誤差（評価法）	85
個人内評価	84
個人の年度目標	3
固定観念と思い込みに関するゲーム	53
個の侵入	125
コミュニケーション	58
コミュニケーション能力	86
コンセプチュアル・スキル（概念化能力）	16

さ

サービス業	135
サービスの特性	135
再確認	31
在宅ケアチーム	60
財務諸表	136
36（サブロク）協定	118
参加者の心得	91
三交代制	105

し

司会者の心得	91
視覚情報	59
時間	2
——外労働時間	98、118
——外労働の概念化	18
——確保	78
しぐさ・姿勢	71
自己効力感	56
自己実現の欲求	107
自己存在感	11
仕事中毒	112
仕事と生活の調和	112
仕事の充実感	15
自己評価	83
自信	11
システム	5
事前準備	91
七情六欲	25
じっくり型	41
しつけ	57
実習施設	167
実習指導者	65

実習指導者研修	130
実践の科学	62
質の高い看護	15
失敗	80
質評価項目	111
疾病構造	150
シフト	18
シミュレーション研修	51
使命（Mission）	20
シャドウイング	16
収益性	140
就業時間	120
充実感	11
習熟学習	42
十三無	25
収束	94
重労働	119
手技（Procedure）	158
就業前出勤時間	120
縮小	54
受診率	149
主張	27
準備段階	94
上手な話し方	91
承認と自尊心の欲求	107
情報	2、5、34
——の収集	64
——の整理	64
——の分析	64
消滅性	135
職員確保	10
職員管理	96
職員健康診断	98
職員充足率	98、164
職員定着率	98
職員満足	10
職業倫理	74
食事量の確認	80
褥瘡対策チーム	60
職場環境	14、15
職場の安全性	124
職場風土	28
初婚年齢	116
所属と愛の欲求	107
所定労働日数	122
初頭効果	70
自律	44

自立	44	相対評価	83
自立・自律の低下	45	組織	20
自立した看護師	47	組織満足	2、10
自律の原則	74	損益計算書（P/L）	136、137
人格否定	125	尊厳	74
新患率	148		
人口動態	150		

た

人事管理	96	第一印象	85
新人看護師	44	対価型	124
新人看護師の心得	49	貸借対照表（B/S）	136、137
診断（Diagnosis）	158	退職者の増加	32
診断的評価	84	代用	54
人的資源	96	対話による問答法	42
人的損失	32	他者評価	83
シンポジウム	92	多重比較検定	153
信頼感	86	達意性	68、81
信頼関係	68	達成感	11
信頼できる看護師	67	ダブルチェック	31
心理的リアクタンス	56	短期記憶（ゲーム）	52
診療の補助	45	男女雇用機会均等法	124
診療報酬	60、166		
診療報酬点数	166		

ち

す・せ

推論	13	地域一般病床	173
スタッフ教育	31	地域医療連携室	148
性悪説	40	地域でのチーム医療	60
正規雇用者	125	チーム医療	60
正義の原則	74	置換（オズボーンの法則）	54
正規労働日数	122	知識の想起	64
誠実の原則	74	中央社会保険医療協議会（中医協）	166
性善説	40	中心化傾向	85
生存欲求（Existence）	56	忠誠の原則	74
成長欲求（Growth）	56	超過勤務時間	119
性的な言動	124	聴覚情報	59
生理的欲求	107	長期記憶（ゲーム）	52
責任感	86	長期病欠率	123
セクシュアルハラスメント	124	直帰	126
絶対評価	83	直行	126

つ・て

切迫流産	127	通勤災害	126
先行研究	72	通勤率・宿舎利用率	98
善行の原則	74	抵抗（リアクタンス）	56
全体的な印象	85	提出時期	114
専門技術力	36	テーマの設定	94

そ

		適性とモチベーション	129
		出来高払い方式	158
総括的評価	84	できる	38

「できる」と「わかる」を統合する ……………… 46
テクニカル・スキル（専門技術）……………… 16
デビッド・ノートン ……………………………… 169
伝承（教育の方法）……………………………… 42
転用 ……………………………………………… 54

と

動機づけ ………………………………………… 56
同時性 …………………………………………… 135
突発的事態 ……………………………………… 88
整える …………………………………………… 29
トレーニング …………………………………… 49

な・に

内発的動機づけ ………………………………… 56
仲間外し ………………………………………… 125
なぜ・なに学習会 ……………………………… 14
ニーズ …………………………………………… 12
二交代制 ………………………………………… 105
二次評価 ………………………………………… 84
日常生活の世話 ………………………………… 45
人間関係からの切り離し ……………………… 125
人間関係構築能力 ……………………………… 36
人間関係調整能力 ……………………………… 86

ね

熱意（Passion）………………………………… 20
ネットワーク …………………………………… 107
年休消化率（年次休暇消化率）……………… 123

は

パーソナルファイナンス ……………………… 107
配置換え ………………………………………… 129
配置換えの意向 ………………………………… 129
配置転換率 ……………………………… 98、129
ハキハキ型 ……………………………………… 41
バズセッション ………………………………… 92
発見学習 ………………………………………… 42
発散 ……………………………………………… 94
話す内容 ………………………………………… 71
パネル討議 ……………………………………… 92
パフォーマンス機能 …………………………… 100
バランスト・スコアカード（BSC）………… 169
バリアンス ……………………………………… 144
ハロー効果 ……………………………………… 70
ハワード・ベッカー …………………………… 22
パワーハラスメント …………………… 124、125

判断力 …………………………………………… 86
範例方式 ………………………………………… 42

ひ

ピグマリオン効果 ……………………………… 43
非正規雇用者 …………………………………… 125
必要性 …………………………………………… 140
人（管理の対象）…………………………… 2、5
人を育てる3要素 ……………………………… 24
非有形成 ………………………………………… 135
ヒューマン・スキル（人間関係能力）……… 16
ヒューマンエラー ……………………………… 30
病院の年度目標 ………………………………… 3
病院のビジョン（目標）……………………… 169
病院の方針 ……………………………………… 3
病院のミッション（使命）…………………… 169
病院の理念 ……………………………………… 3
評価基準 ………………………………………… 38
病気の進行 ……………………………………… 45
病欠 ……………………………………………… 123
病欠率 …………………………………………… 123
標準偏差（SD）………………………… 110、152
標準予防策 ……………………………………… 34
表情・視線 ……………………………………… 71
病床回転数 ……………………………… 145、146
病床稼働率 ……………………………………… 143
病床の回転数 …………………………………… 61
病床の効率的運用 ……………………………… 145
病床利用率 ……………………………… 143、145
病棟会議 ………………………………………… 77
表明 ……………………………………………… 27

ふ

フォーラム ……………………………………… 92
不可分性 ………………………………………… 135
不均質性 ………………………………………… 135
服装規定 ………………………………………… 70
物品 ……………………………………………… 18
――管理 ………………………………………… 140
――購入計画 …………………………………… 141
――台帳 ………………………………………… 142
――の価値判断要素 …………………………… 140
――の価値分析 ………………………………… 140
――の耐用年数 ………………………………… 141
不平不満 ………………………………………… 104
プライマリーナース …………………………… 150
プリセプター会議 ……………………………… 90

プリセプティ……………………………39、52
ブレーン・ストーミング法………………54
プログラム学習……………………………42
雰囲気・外見………………………………71
分散分析：一元配置……………………152
分散分析表………………………………152
文章表現の流れ……………………………82
分析…………………………………………64

へ

平均欠勤日数……………………………123
――在院日数……………………………144
――在院日数の短縮………………61、147
――在職年数……………………106、109
――準夜勤実施回数……………………105
――深夜勤実施回数……………………105
――病欠日数……………………………123
――夜勤実施回数………………………105
変更…………………………………………54
返戻（へんれい）………………………161

ほ

包括払い方式……………………………158
暴行・傷害………………………………125
報酬管理……………………………………96
ポジティブ…………………………………80
ほめる………………………………………43

ま

マスタリー・ラーニング…………………42
マズローの欲求 5 段階説…………43、107
マタニティブルー………………………150
「学び方」学習……………………………42
マニュアル遵守……………………………31
マニュアル人間……………………………46
マネージングトライアングル
（Managing Triangle：MT）……………8
満足性……………………………………140

み・む・め

未婚有子率………………………………117
ミステイク…………………………………30
魅力的な病棟・病院……………………108
無視………………………………………125
無断欠勤…………………………………122
無断離院……………………………………88
メラビアンの法則…………………………59

メンテナンス機能………………………100
メンバーシップ研修……………………130

も

申し送り……………………………………78
孟母三遷……………………………………40
目的…………………………………………12
目的・意義…………………………………7
目標（あるべき姿）………………………4
目標（到達点）……………………………7
目標患者数………………………………152
目標設定……………………………………3
モチベーションの維持・向上……………56
物（管理の対象）………………………2、5
問題解決……………………………………6
――解決思考プロセス……………13、62
――解決能力………………………………86
――解決力…………………………………16
――点の明確化……………………………7
――の構成…………………………………7
――の本質……………………………4、12

や・ゆ・よ

夜勤回数…………………………………102
夜勤実施状況………………………………98
やる気………………………………………56
有給休暇…………………………113、123
有子率……………………………98、117
指差呼称……………………………………31
よい看護……………………………………69

ら

ライフイベント…………………………116
ライフスタイル…………………………107
ラプス／スリップ…………………………30
ラベリング（理論）………………………22

り

リーダー業務………………………………86
リーダーシップ研修……………………130
リーダーナース……………………………86
リーダーナースの役割……………………87
リーダーのサポートシステム……………87
リーダーの適性……………………………86
離職の危機…………………………………26
離職率………………………106、108、165

リスクの把握	32
──の分析	32
──への対処	32
──への対処の評価	32
倫理	74
倫理委員会	72

れ・ろ

レセプト	161
レッテルを貼る	22
廉価性	140
労災	126
労災保険	127
労使協定	113
労働環境改善	97
労働基準法第36条	118
労働基準法第39条	180
労働災害	126
労働喪失状況	98
労務管理	97
ローテーション	96
ロールプレイ	49
ロールプレイング	92
ロバート・ローゼンタール	43
論証	13
論理的思考力	16

わ

| ワーカホリック | 112 |
| ワーク・ライフ・バランス | 112、164 |

欧文

3S（3-satisfactions）	10
3Vの法則	59
7-38-55のルール	59
TI値	145、147

本書をお買い上げの方に

照林社のホームページから、下記データの算出表がお使いいただけます。すべてEXCELデータですので、コピーしてご自分の病院・病棟用にアレンジしてお使いください。下記アドレスにアクセスしてください。

http://www.shorinsha.co.jp/books/ext/9784796523103/

■ 看護職員の必要数
■ 看護師一人当たりの夜勤回数
■ 看護師一人当たりの年休取得可能日数
■ 看護師名簿
■ 勤務予定表作成のための公平性データ
■ 目標入院患者数の達成状況
■ 予測患者数（最低目標とする入院患者数）
■ 経営・病床管理に関する統計
■ 病棟別病床の運用効率実績

看護師長・副看護師長・ベテランナースにやさしい
楽しくなる 看護管理の道しるべ

2013年11月30日 第1版第1刷発行	著 者	野中 廣志
2017年7月10日 第1版第3刷発行	発行者	有賀 洋文
	発行所	株式会社 照林社
		〒112-0002
		東京都文京区小石川2丁目3-23
		電話 03-3815-4921 （編集）
		03-5689-7377 （営業）
		http://www.shorinsha.co.jp/
	印刷所	株式会社 美松堂

●本書に掲載された著作物(記事・写真・イラスト等)の翻訳・複写・転載・データベースへの取り込み、および送信に関する許諾権は、照林社が保有します。
●本書の無断複写は、著作権法上の例外を除き禁じられています。本書を複写される場合は、事前に許諾を受けてください。また、本書をスキャンしてPDF化するなどの電子化は、私的使用に限り著作権法上認められていますが、代行業者等の第三者による電子データ化および書籍化は、いかなる場合も認められていません。
●万一、落丁・乱丁などの不良品がございましたら、「制作部」あてにお送りください。送料小社負担にて良品とお取り替えいたします。(制作部🆓0120-87-1174)

検印省略（定価はカバーに表示してあります）
ISBN978-4-7965-2310-3
©Hiroshi Nonaka/2013/Printed in Japan